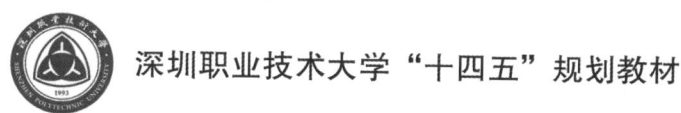
深圳职业技术大学"十四五"规划教材

护理导学

主　编　徐　晨　薛　梅　叶秋萍
副主编　曾德建　李文红　龚　雪　廖雨风　高丽玲　钟文菲

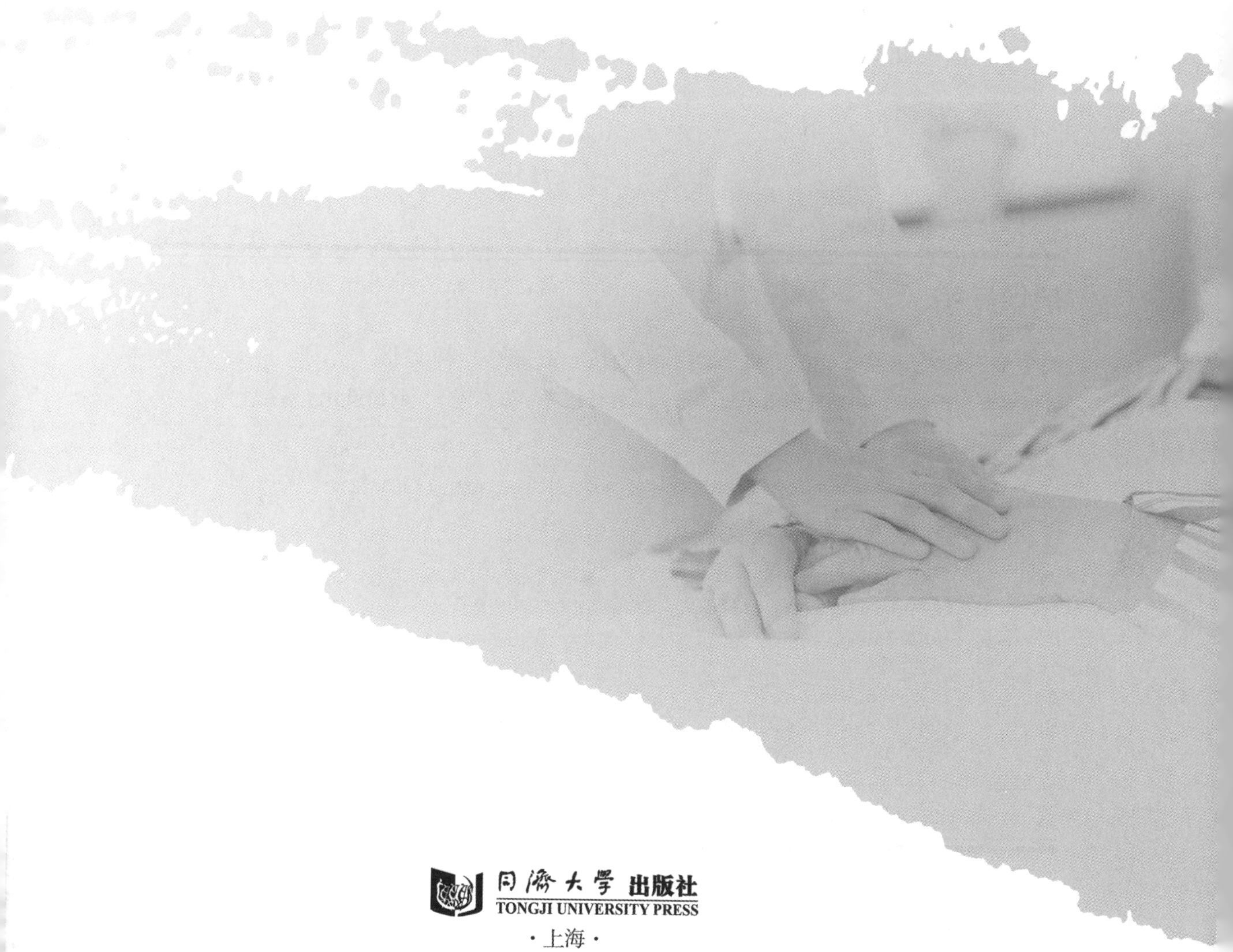

同济大学出版社
TONGJI UNIVERSITY PRESS
·上海·

内 容 提 要

为了充分体现护理学的价值观,领会一名优秀护理人员所应具备的护理至真、至善、至美和批判性、预见性的哲学思维,本书按照真、善、美的逻辑设计三大模块,让护理专业学生在学习和实践中不断地提高、升华职业素养,培养出内外兼修的优秀品质,为后续专业课程学习打下坚实的人文基础。

本书作为具有指导意义的护理专业素养教材,是十余年教学改革的成果体现。特点之一,具有实用性,为后续专业课学习提供强有力的人文素养的支撑;特点之二,具有思想性,把护理真善美的价值追求贯穿全书,并结合学生熟悉的或身边的案例予以说明,对当代护理专业学生的价值观树立有很好的引导作用;特点之三,具有科学性,既注重内容的全面性与准确性,又避免多门人文课程内容交叉、教学安排欠逻辑性的问题。

本书可作为高等职业院校、普通本科院校的护理专业学生教材,也可供相关人士参考借鉴。

图书在版编目(CIP)数据

护理导学 / 徐晨,薛梅,叶秋萍主编. -- 上海:同济大学出版社,2023.8
ISBN 978-7-5765-0739-3

Ⅰ. ①护… Ⅱ. ①徐… ②薛… ③叶… Ⅲ. ①护理学 Ⅳ. ①R47

中国国家版本馆 CIP 数据核字(2023)第 159080 号

护理导学

主　编　徐　晨　薛　梅　叶秋萍
副主编　曾德建　李文红　龚　雪　廖雨风　高丽玲　钟文菲
责任编辑　任学敏　　**助理编辑**　夏晗丹　　**责任校对**　徐春莲　　**封面设计**　陈益平

出版发行	同济大学出版社　www.tongjipress.com.cn
	(地址:上海市四平路1239号　邮编:200092　电话:021-65985622)
经　销	全国各地新华书店
排　版	南京月叶图文制作有限公司
印　刷	启东市人民印刷有限公司
开　本	787 mm×1092 mm　1/16
印　张	15.25
字　数	381 000
版　次	2023年8月第1版
印　次	2024年8月第2次印刷
书　号	ISBN 978-7-5765-0739-3
定　价	59.00元

本书若有印装质量问题,请向本社发行部调换　　　版权所有　侵权必究

编委会名单

主　编　徐　晨　薛　梅　叶秋萍

副主编　曾德建　李文红　龚　雪　廖雨风　高丽玲　钟文菲

编　委　（以姓氏笔画为序）

　　　　　　王亚玲　（江苏医药职业学院）

　　　　　　叶秋萍　（贵阳康养职业大学）

　　　　　　刘秀松　（广州康大职业技术学院）

　　　　　　刘　俊　（深圳市南山区医疗集团总部）

　　　　　　阮宏兵　（深圳职业技术大学）

　　　　　　李文红　（深圳市南山区人民医院）

　　　　　　李振南　（深圳职业技术大学）

　　　　　　李熙照　（深圳职业技术大学）

　　　　　　吴孝妃　（海南卫生健康职业学院）

　　　　　　宋文娟　（广州卫生职业技术学院）

　　　　　　陈雪红　（肇庆医学院）

　　　　　　周雪贞　（中山大学孙逸仙纪念医院）

　　　　　　钟文菲　（海南卫生健康职业学院）

　　　　　　徐　晨　（深圳职业技术大学）

　　　　　　高丽玲　（惠州卫生职业技术学院）

　　　　　　龚　雪　（深圳职业技术大学）

　　　　　　曾志芳　（广州康大职业技术学院）

　　　　　　曾德建　（南方科技大学医院）

　　　　　　廖雨风　（深圳职业技术大学）

　　　　　　薛　梅　（天津医学高等专科学校）

前　言

党的十九届五中全会通过的《中共中央关于制定国民经济和社会发展第十四个五年规划和二〇三五年远景目标的建议》明确提出了"全面推进健康中国建设"的重大任务，并对"十四五"时期全面推进健康中国建设的国家战略作出了明确部署。党的二十大报告提出人民至上，生命至上，提高人民生活品质。提升护士人文素养成为新时代建立优质高效医疗卫生服务体系、增强人民群众幸福感和安全感的必然要求。

护士人文素养课程旨在加强理想信念教育，在护士的职业价值抉择、政治取向和行为能力培养中扮演重要的角色。良好的人文素养可以使护士拥有正确的职业价值观，自觉地关怀他人、关心社会，形成健全的人格，提升综合能力，并可营造良好的护患关系，有助于加速病人康复。

高职护理专业课程体系中的人文素养课程一般包括"护理学导论""护理礼仪与沟通""护理伦理与法律"等多门课程，承担着培育护理专业学生人文素养的重任，引导学生树立正确的职业信念、价值观和行为准则。然而，上述课程为单独开设，使人文课程间的逻辑性和系统性不足，同时内容时有交叉，会导致重复教学。

本书编写团队在保持护理专业人文素养课程目标不变的前提下，创造性地对各门护理人文课程的内容进行"解构"与"融合"，遵循"教师导，学生学"的理念，联合临床专家一起编制护理职业教育的入门教材《护理导学》，使学生对护理职业有一个初步认识。内容虽浅显，但融通了各门人文课程，综合性强，为帮助学生主动、全面树立护理职业人的价值观打下坚实的基础，扣好职业生涯的"第一粒扣子"。本书融合护理专业所有人文课程内容，按照中华优秀传统文化中对"真、善、美"的理解，设计三大模块：护理的真、护理的善以及护理的美。

"护理的真"模块中，"真"指科学，主要阐述"护理是一门科学"和"护理是一个专业"，辅以思政案例，深入开展社会主义核心价值观宣传教育，以培养学生的职业信念和专业认同感。此模块内容涵盖了护理学科多个核心领域，包括护理学的发展历程、护理学的基本概念、护理组织的结构与功能、护理程序，以及护理理论和法律法规。

"护理的善"模块中，"善"指感受并给予，主要阐述护理活动中的护理文化、护患关系和护理伦理等，结合思政案例，坚持人民至上的原则，培养学生甘于奉献的职业价值观。此模块内容包括护士的人际关系、护理伦理以及护理安全与质量管理等。

"护理的美"模块中,"美"指护理职业气质,是在科学照料病人时彰显的人性之美,包括行为、语言、环境的合理性和可接受性。此模块内容坚守中华优秀传统文化立场,提炼展示中华文明的精神标识和文化精髓,培养学生在护理活动中应遵循的礼仪、应掌握的沟通技巧以及应具备的人文修养等,最终形成良好的职业气质。

我们期望本教材新的结构和内容,能提高护理专业人文素养课程内容的融通性、综合性、人文逻辑性、思政教育的系统性、案例的形象性和课程的实践性,为医学院校培养具有社会主义核心价值观的护理专业人才提供参考。

由于编者水平有限,书中难免有缺点和不足,恳请读者批评指正。

编 者

2023 年 4 月

目 录

前言

模块一 护理的真

第一章 护理概述 3
- 第一节 护理发展史 3
- 第二节 护理学 11
- 第三节 护理专业 13
- 第四节 护理职业 15

第二章 医疗卫生组织 21
- 第一节 组织的概述 21
- 第二节 卫生行政组织 23
- 第三节 卫生服务组织 25
- 第四节 卫生第三方组织 28

第三章 护理程序 31
- 第一节 护理程序概述 31
- 第二节 护理程序 35
- 第三节 护理实用理论与护理程序 50
- 第四节 评判性思维与护理程序 64

第四章 护理相关法律法规 69
- 第一节 法律概述 70
- 第二节 卫生法 72
- 第三节 护理法律法规 77
- 第四节 护患双方的权利与义务 82
- 第五节 护理工作的法律责任 88

模块二　护理的善

第五章　护理文化 · 97
第一节　文化概述 · 97
第二节　护理文化 · 100
第三节　跨文化护理 · 103

第六章　护理伦理 · 109
第一节　伦理概述 · 110
第二节　护理伦理学的基础理论 · 113
第三节　护理伦理学的规范体系 · 119
第四节　医学新技术临床应用伦理规范 · 126

第七章　护理安全与质量管理 · 129
第一节　管理概述 · 129
第二节　护理安全管理 · 135
第三节　护理质量管理 · 140

第八章　护士的人际关系 · 153
第一节　人际关系概述 · 154
第二节　护患角色 · 158
第三节　护患关系 · 164
第四节　护士与其他人员的关系 · 167

模块三　护理的美

第九章　护理沟通 · 173
第一节　人际沟通概述 · 173
第二节　沟通技巧 · 178
第三节　护患沟通 · 188
第四节　健康教育的技巧 · 191

第十章　护理礼仪 · 195
第一节　礼仪概述 · 195
第二节　社交礼仪 · 199
第三节　护士基本礼仪 · 207

第四节　护理实践礼仪 ………………………………………………… 213

第十一章　护士修养 …………………………………………………… 219

　　第一节　护士性格 ……………………………………………………… 219
　　第二节　护士气质 ……………………………………………………… 224
　　第三节　护士素质 ……………………………………………………… 225

参考文献 …………………………………………………………………… 233

模块一

护理的真

第一章 护理概述

> **学习目标**
> 1. 能理解护理概念的演变过程、护理学的基本概念,阐述护理4个概念的相互关系。
> 2. 能总结各时期护理发展特点。
> 3. 能阐述护理人员的角色和护理专业的发展趋势。
> 4. 能阐述层级管理、护理工作模式、排班模式、职业生涯规划。
> 5. 能解读南丁格尔事迹和南丁格尔精神。
> 6. 能从学习"英雄"的角度,培养职业认同感。

情境导入

《"健康中国2030"规划纲要》提出创新医疗卫生服务供给模式,"建立专业公共卫生机构、综合和专科医院、基层医疗卫生机构'三位一体'的重大疾病防控机制,建立信息共享、互联互通机制,推进慢性病防、治、管整体融合发展,实现医防结合"。

请思考
1. 在上述"三位一体"重大疾病防控体系中,护理人员的角色有哪些?
2. 为应对护理人员角色的转变,护理人员需具备哪些专业能力?

护理,可以简单理解为"照顾",包括照顾他人和照顾自己。护理与人类的生存繁衍、社会的文明进步息息相关。只要有人类活动,就会衍生出有关照顾的经验和思想。

第一节 护理发展史

护理(nursing science)是古老的艺术,同时也是年轻的学科,它经历了漫长的历史演变过程。一切生命都有生、老、病、死。年长者照顾年幼、年老者,健康者照顾生病、残疾者,护理便自然而然产生了。

一、国外护理发展概况

(一) 人类早期的护理

在人类早期历史中,为了适应自然环境并确保生存,人们在与自然斗争的过程中积累了丰富的生活和生产知识。这些经验逐渐演变为一种原始的自我护理方式。例如,人们发现使用溪水清洗伤口可以有效防止感染,从而避免伤口恶化。人们发现火,不仅改变了饮食习惯,还意识到熟食有助于减少胃肠道疾病。此外,遇到腹部不适时,人们通过轻柔的抚摸可以缓解疼痛。这些行为虽然简单,却体现了护理行为的初步形态,为后来护理学科的发展奠定了基础。

在原始社会,由于缺乏对疾病的科学理解,人们往往从迷信的角度看待疾病,认为疾病是灾难,或受到神灵或魔鬼的影响。因此,治疗疾病的方法多依赖巫术和其他迷信手段,比如采用祷告、念咒、捶打或冷热水浇浸等方式,试图获得神灵的庇护,以缓解病痛。早期的医疗护理与迷信活动和宗教仪式紧密相连,形成了一种独特的文化现象。

随着人类文明的发展,医学中以巫术和宗教为根据的观念逐渐改变。在一些文明古国,如中国、埃及、希腊、印度、罗马等,都有关于医疗及护理活动的记载。当时的医师往往身兼数职,负责医、药、护等工作。他们不仅对伤口进行专业的包扎和止血处理,还运用催吐、灌肠等传统方法来治疗伤痛和疾病。此外,医师还就疾病的治疗、预防和公共卫生问题提出建议,为后来的医学和护理学科奠定了基础。

(二)中世纪的护理

中世纪的护理工作以宗教和战争为背景,基督教堂和修道院的兴起带动了医院的建立。这些医院多数由教会管理,作为慈善机构,为社会弱势群体如孤儿、寡妇、老人、病人和贫困者提供必要的医疗照护。根据病情的严重程度,病人被安排在不同的病房中接受治疗。在这一时期,护理工作主要由修女来执行,她们具有丰富的护理经验和高尚的道德情操,不仅提升了护理人员在社会中的地位,也促进了护理学科的进步。护理的重点转向改善医疗环境,包括优化病房的采光、通风和空间布局,以创造一个更有利于病人康复的环境。

中世纪,罗马帝国分裂,人民被迫迁徙。疾病、战争及天灾,使得社会混乱,民不聊生,医院更是条件艰苦。连年战争,伤病员不断增多,护理人员的需求大大增加,但护理培训及实践内容很不正规,也没有足够的护理设备,护理工作仍由修女及地位低下的仆役承担。

在这一时期,宗教、军队和民俗团体开始为病人提供初步的护理服务,标志着护理实践从传统的家庭自助和互助模式,逐步向规模化、社会化和组织化的方向发展。这些团体的出现不仅促进了护理服务的普及,也为护理学科的专业化和系统化奠定了基础。

(三)文艺复兴时期的护理

文艺复兴时期,医学领域在文艺复兴、宗教改革和工业革命的推动下取得了显著的发展。这一时期涌现出许多杰出的医学科学家,如比利时的安德烈亚斯·维萨留斯(Andreas Vesalius)撰写了第一部人体解剖学专著,为医学教育奠定了基础;英国的威廉·哈维(William Harvey)则发现了血液循环的原理,为现代医学的发展作出了巨大贡献。这些进步推动了医学向科学化、专业化的转变。尽管医学领域取得了显著进步,护理事业却因当时的社会观念和宗教改革的影响,遭遇了长达200年的停滞期。直到1576年,慈善姊妹会在巴黎成立,不再要求其成员为教会人员,从此,护理逐渐摆脱教会的束缚。

(四)近代护理

19世纪见证了科学和医学领域的显著进步,这一时期医院数量的增长促使人们对专业护理人员的需求变大。在欧洲,护理教育开始得到重视,多个护理训练班相继开设。这些训练班不仅提高了护理服务的质量,也提升了护理人员的专业地位。随着护理实践逐渐融入科学原理,护理学科的内涵开始展现出科学性,标志着护理专业向现代化迈进。1836年,德国的一名牧师开设了被视为世界上第一个较为正规的护理人员训练班,包括授课、医院实习和家庭访视。佛洛伦斯·南丁格尔(Florence Nightingale)曾在此接受了短期的培训。

南丁格尔1820年5月12日出生于意大利的佛罗伦萨,她不顾家庭的阻挠和社会舆论压力,坚持从事护理行业。为此,她到法国、德国、希腊等地考察护理工作,其间也坚定了她投身护理事业的决心。她自学护理知识,积极参加各种护理活动。1853年,她再次去法国学习,回国后被任命为英国伦敦妇女医院的院长。

1854—1856年,英国在战争期间,由于前线医疗条件较差,士兵的死亡率高达42.0%。1854年10月,南丁格尔率领38名护理人员到前线救护伤病员,通过整理医疗档案、调查伤者情况,应用统计学原理分析数据,找到了大量英军士兵死亡的真实原因,并创新了改善环境、补充营养、加强巡视等举措,使得死亡率降至2.2%。南丁格尔在她的著作里指出病人过多、空间狭小、通风不良、光线不足以及食物缺乏会直接影响救治效果。她的服务得到了医护人员的信任和伤员的尊敬,士兵们称颂她为"提灯女神"(图1-1)。

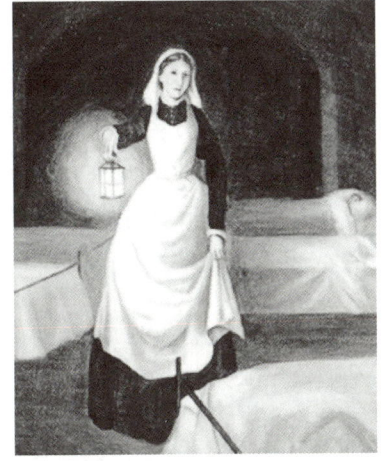

图1-1 南丁格尔的"提灯女神"形象

弗洛伦斯·南丁格尔以其卓越的护理事业贡献,被世人铭记。她不仅将一生献给了护理,还创立了科学的护理专业,推动了护理学的发展。国际护士会为了纪念她,将她的生日5月12日定为国际护士节,并成立了南丁格尔基金会。1912年,红十字国际委员会设立了南丁格尔奖,以表彰全球护理人员的杰出贡献。1983—2023年,中国有90名护理工作者获此殊荣,彰显了她们在护理领域的卓越成就。

南丁格尔的贡献主要体现在以下五个方面:

(1) 护理专业化:她将护理提升为一门科学,强调护理不仅是一门艺术,更需组织性、实务性和科学性。她确立了护理学的概念和护士的职责,提出了公共卫生护理的理念,重视病人的生理和心理护理,并发展了护理环境学说。

(2) 护理教育:1860年,南丁格尔在英国圣托马斯医院创办了世界上第一所护士学校,开创了现代护理教育的先河。她的教育理念和课程设置影响了欧亚大陆的许多护士学校。

(3) 护理著作:南丁格尔撰写了包括《医院札记》和《护理札记》在内的多部著作(图1-2),为护理实践提供了理论指导,至今仍对护理工作具有重要的指导意义。

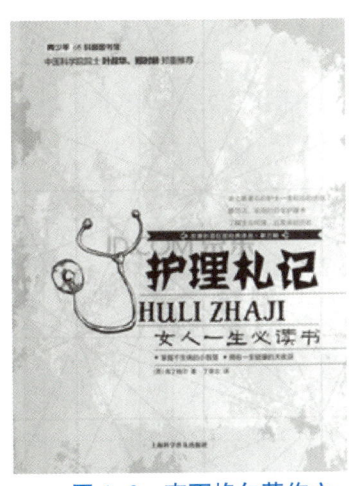

图1-2 南丁格尔著作之护理札记

(4) 护理制度:她倡导系统化的护理管理,强调护士的责任和权利,推动了护理组织和医院管理的规范化。

(5)护理伦理:南丁格尔提倡人道主义护理理念,主张平等对待所有病人,无论信仰、种族或贫富,提供同等的护理服务。

 阅读材料

中国第一位南丁格尔奖章获得者——王琇瑛

1983年5月12日,红十字国际委员会公布第二十九次奖章颁发通告,授予中国优秀的护理工作者王琇瑛国际护士最高荣誉奖——南丁格尔奖章。这是中华人民共和国护理工作者首次荣获的最高荣誉。

1908年5月28日,王琇瑛出生于河北省保定府定县(今河北省定州市),后全家迁居北京。1926年9月至1931年9月,王琇瑛在北京协和医学院和燕京大学合办的护士学校学习,获理学学士学位和护理专业文凭。她曾经这样描述协和的生活:"在学习中,我认识到人生的价值在于奉献,护理专业是救死扶伤、维护人类健康的一门应用科学,有着广阔的天地,我找到了终身为之奋斗的目标。刻苦攻读5年,顺利完成学业后,我感到前所未有的欣慰。"

毕业后她留校任助教、讲师。1935年5月至1936年6月由北京协和医学院保送到美国哥伦比亚大学师范学院护理系进修,获硕士学位。留美期间,王琇瑛沉浸在她所热爱的护理学业中,学习国外的先进理念和方法。毕业后,她立即启程回到祖国,踏踏实实地留在了祖国,默默地用自己朴素的情感、踏实的行动建设自己的祖国。

早在几十年前,王琇瑛就意识到护理是一项专门的学问,护理工作不应局限于医院而应走向社会。为此,她申请了北京协和医院公共卫生护理和健康教育课的教学工作,任讲师兼护理主任。在医院工作时,她发现内科病房中有半数以上是患感冒、伤寒、疟疾、肺结核、皮肤病和性病等传染病的病人,这更使她认识到,必须把预防工作做在治病之前。因此,她申请到北京协和医学院公共卫生教学区第一卫生事务所去从事公共卫生护理及健康教育课程的教学工作。为了宣传卫生防病知识,她组织编写了《卫生广播演讲集》,定期在电台广播。她非常关心少年儿童的卫生教育,从1937年起陆续编写了《小学卫生实验教材》(学生用)1~7册和《小学卫生实验教材教学法》(教师用)1~7册。

1943年6月,她随协和护校迁至成都,在华西大学医学院协助筹备护校复校事宜。在四川工作期间,她不忘少数民族同胞,曾利用暑假与华西大学社会系数人同往彝族地区考察。那里人烟稀少,交通极为不便。她们翻山越岭,才找到几户人家,她们就住在彝族人家中。当地缺水,她们同彝族姑娘一同到小山沟里去提水,帮助当地人搞好个人卫生,并普及防病知识。

自1931年毕业后至1950年,近20年间,王琇瑛为北京协和医学院护士学校和卫生护理进修班培养了公共卫生护士近500名,她终身未婚,但她桃李满天下。她爱学生如子女,学生也敬她如亲人。解放后,王琇瑛的工作范围更加广泛,她在工作中探索开创我国自办高等护理教育的途径。

1952年11月抗美援朝期间,她代表中华护理学会带领第一支护士教学队伍奔赴沈阳,为后方医院培训了一批护理骨干,并到鸭绿江边考察战场救护工作,向领导反映情况,提出改进意见。

1954年4月,她到北京市卫生局教育科、医政科工作,同年《护理杂志》创刊,她一直担任主编之职。1956年,她创办了北京市第三护士学校,并任校长。1961年,新中国第一个护理系在北京第二医学院创建,王琇瑛任系主任,为国家培养了一批高级护理人才。之后,她又担任图书馆顾问、附属北京同仁医院护理顾问。

年逾古稀的王琇瑛,为了发展祖国的护理事业,应邀到28个省、自治区、直辖市作报告60余次,她还通过各种媒体进行护理知识的科普宣传和教育。1980年,她兼任中华护理学会科普委员会的主任委员。1987年,王琇瑛主编出版专著《家庭护理》,对于30多年前的中国民众来说,这是一本名副其实的家庭生活指导手册。同年,她编著了《护理发展简史》一书,成为我国第一部较全面地介绍护理工作发展历史的参考书。

王琇瑛把自己的一生都献给了祖国,献给了人民,献给了护理事业,生前还留下遗愿,把遗体献给首都医科大学。"国家不可一日无兵,亦不可一日无护士。护士的工作必须像田园中的水一样灌注到人们生活中的每个角落。"这是1947年王琇瑛在"5·12"护士节的感言。在王琇瑛的心中,护士是一个崇高的职业。她曾写下了这样的诗句:"万众护士一条心,卫民健康献终生。"这正是她一生追求强国健民,不畏艰难、甘于奉献的真实写照。

(五) 现代护理的发展

19世纪后期,受到南丁格尔的启发,全球护理事业迎来了迅猛发展。护理专业在不断探索与调整中取得了显著成就,主要表现在以下五个方面。

1. 护理教育的系统化

自1860年起,欧美多国护士学校纷纷成立,护理高等教育体系日趋完善。例如,美国约翰斯·霍普金斯大学于1901年开设护理课程,耶鲁大学于1924年成立护理学院,并在1929年开设硕士课程。1964年,加利福尼亚大学旧金山分校开设了首个护理博士课程,1965年,美国护士协会提倡专业护士应具备学士学位。

2. 护理理论的深化

随着教育体系的完善,护理理论的研究不断深入,形成了具有专业特色的理论体系。20世纪50年代以来,护理理论经历了借鉴、创建和应用三个阶段。20世纪90年代后,护理学更加注重理论在实践中的应用,教育模式也由记忆性学习转变为推理和应用性学习。

3. 护理管理的专业化

世界各国采纳并发展了南丁格尔的管理模式,将管理学原理应用于护理管理,强调人性管理和质量管理。美国护士协会对护理管理者设定了明确的资格和角色要求。

4. 临床护理的专科化

随着科技和医疗技术的进步,护理专科化趋势日益明显。除了传统分科,还出现了重症监护、职业病、社区及家庭护理等新兴领域。

5. 专业团体的国际化

1899年,国际护士理事会(ICN)在伦敦成立,总部现设于日内瓦。ICN作为全球护士的代表组织,致力于推动护理专业的发展和卫生政策的制定,成员国已扩展至130多个。

二、中国护理的发展概况

(一) 古代护理的孕育

古代中国的护理实践与中医药学紧密相连,形成了一个综合的医学护理体系。《黄帝内经》作为医学与护理理论的基石,提出了疾病与情绪、饮食的关联,并系统总结了古代的护理原则和方法,如根据寒热虚实进行调护,以及观察病人和日常生活护理的指导。东汉张仲景不仅在医疗技术上有所创新,如灌肠术和人工呼吸,而且通过其著作推动了护理技术的发展。华佗的"五禽戏"则强调了身体锻炼在疾病预防中的作用。孙思邈在《备急千金要方》中提出隔离预防措施,体现了对传染病防控的早期认识。宋代陈自明的《妇人大全良方》专注于孕产妇的护理,为这一特殊群体的健康管理提供了宝贵的知识。口腔护理的重要性也在古代文献中有所体现,推崇睡前漱口以维护口腔卫生。到了明代,李时珍的《本草纲目》不仅是药物学的巨著,也反映了他在临床护理中的实践,包括为病人煎药和喂药。同时,胡正心提出的蒸汽消毒法,以及使用艾叶和雄黄酒进行环境消毒的做法,展示了古代护理在卫生防疫方面的应用。这些古代护理实践和理论的发展,不仅丰富了医学护理的内容,也为现代护理学的发展提供了深厚的文化底蕴和实践基础。《备急千金要方》"避瘟"篇中记载了井水消毒和空气消毒的方药,首创了葱管导尿方法,对消毒技术、疮疡切开引流术和换药术等护理操作均有很详细的记载。

早在汉朝,我国就有了医院组织。最早的是因瘟疫流行而设置的临时医院。战争的出现催生了军人医疗组织"庵庐",即野战医院。后来有了慈善医院。唐朝的医院叫"病坊",设在庙宇里。宋朝的医院规模扩大,有的规定病人限额为 300 人,近似现代的综合性医院。北宋文学家苏轼曾在杭州做官,办了一所医院,称为"安济坊",三年医好了一千多名病人,成为他的一大政绩。由于医院的建立以及治病的需要,传统的医、药、护模式开始发生变化,许多郎中的学徒主要从事照护病人服药、起居、调养工作,这便是中国护理人员的雏形。

(二) 中国近代护理

1. 早期西方医学与护理学的传入与影响

从唐朝开始,早期的西方医学传入中国,且有教徒在华行医的记录。明末清初,来华传教士一边行医一边翻译少量的医学书籍。19 世纪初,一批英美传教士在广州、澳门等地行医,并训练了一些中国助手。

2. 鸦片战争以后西方医学与护理学的传入及影响(1840—1915 年)

自 1840 年起,随着西方医学和护理学的传入,许多传教士、医生和护理人员在中国修建了教堂、医院和学校,为中国的医疗和护理教育奠定了基础。这些早期医疗机构和教育机构不仅带来了先进的医疗技术,还带来了西方的宗教文化,宗教和护理伦理成为必修课程,英语成为教学和实习的主要语言。

1887 年,美国护理人员麦克奇尼(Elizabeth M. Mckechnie)在上海西门妇孺医院开创了护理教育的先河。随后,1888 年,约翰逊(Johnson)在福州成立了中国第一所护士学校,标志着中国护理教育的正式起步。进入 20 世纪,护理教育进一步发展,1900 年,汉口普爱医院成立护士学校,并编写了《护理技术》教材,为学生提供系统的 3 年培训。1905 年,北平伦敦医院也设立了护士学校。1907 年,中国第一名女医生金雅梅在天津开设医科学校,培养医学和护理人才。1915年,上海仁济医院的护士学校正式成立,进一步推动了护理教育的专业化和系统化。

当时成立了许多教会学校或医院,而中国的公立学校很少。1914年,第一届全国护士会员代表大会开始规范护理教育。1915年开始在全国范围内实施护士毕业会考,会考合格的毕业生才有资格从事护理工作。

3. 中国近代护理的发展(1915—1937年)

1915年,美国洛克菲勒基金会下属的罗氏基金会出资购买了北京协和医学堂,扩充改造后更名为北京协和医学院(Peking Union Medical College,PUMC)。1920年,北京协和医学院成立了国内首个本科级别的护理教育机构——协和高等护士专科学校,这所学校招收高中毕业生,提供3至4年的课程,并与燕京大学、金陵女子文理学院、东吴大学、岭南大学和齐鲁大学五所大学合作,为学生提供预科教育,毕业后颁发正式文凭。1920—1953年,协和高等护理专科学校成功培养了大量高水平的护理师资和专业护理人才,为中国护理事业的发展作出了重要贡献。1932年在南京,我国第一所正规公立护理学校建立,同样实行3至4年的学制。1934年12月,中央护士教育委员会成立。1936年,原卫生部开始管理护理人员注册事宜。

4. 抗日战争到全国解放(1937—1949年)期间的发展

(1) 解放区。延安解放区的护理人员完成了救治伤病员的任务,并且有很多知识分子在延安开办医院,培养护士。在土地革命时期,开始了中国人民解放军的护理工作。1928年,井冈山的红军医院设有看护训练班。1931年年底,在傅连暲的主持下,创立了我军第一所医校——中国工农红军中央看护学校。1932年又成立了中央红色医务学校,毛泽东同志分别在1941年、1942年国际护士节到来之际亲笔题词:"护理工作有很大的政治重要性""尊重护士,爱护护士"(图1-3)。

(2) 国民党统治区。一些地区被日军占领,部分护校迁到后方继续培养人才。

(3) 日军占领地。中华护理人员会总干事田粹励留在了沦陷区与日军周旋,完整地保存了总会在南京的会所,并继续坚持相关的护理工作。至1949年,全国共有183所护士学校,培养了一批护士,但仍不能满足社会需要。

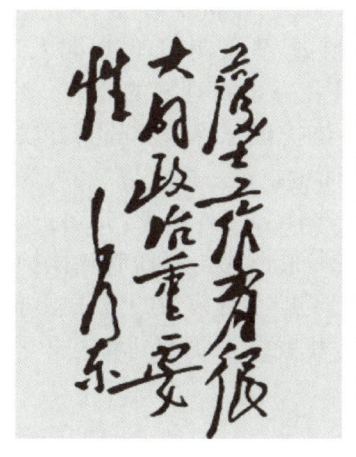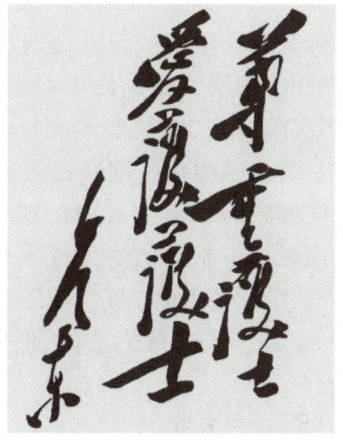

图1-3 毛泽东同志为护理工作题词

(三)中国现代护理(1949年至今)

1949年中华人民共和国成立后,政府积极接管并改革中等卫生学校共计228所,为护理事业的发展奠定了基础。随着国家卫生事业的蓬勃发展,护理工作翻开了新的篇章。国家卫生工作提出了"面向工农兵、预防为主、团结中西医、卫生工作与群众运动相结合"的总方针,护理工作实现了快速进步。

1. 形成了完善的护理教育体系

1950年,全国卫生工作会议将护理教育纳入中等专业教育,使之正式成为正规教育体系的一部分。到了1980年,南京医学院及原南京军区总院联合开设了首个高级护理进修班,标志着护理教育向高层次发展。1983年,天津医学院(现天津医科大学)率先开设了5年制护理本科专业,毕业生可获得学士学位。随后,多所高等院校纷纷开设了护理本科专业。到了1992年和1993年,北京医科大学和第二军医大学的护理系分别设立护理硕士学位授予点。2004年,我国首个护理学博士点由中国协和医科大学(中国医学科学院北京协和医学院)护理学院和美国约翰斯·霍普金斯大学护理学院联合创建,护理学博士教育在我国起步。截至2021年,全国共有22所高校拥有护理学科博士点。2011年4月,护理学由临床医学下的二级学科升级为一级学科,护理事业发展翻开崭新的一页。

2. 护理模式不断改革、完善

20世纪50年代,经济的发展使人们对疾病的治疗和护理需求有所提升,出现了医院数量的不断增长和护理人员严重不足的矛盾,功能制护理应运而生。功能制护理是以各项护理活动为中心的工作方法,将护理工作按照工作的特点及内容分类,再根据本科室护理人员的个人能力、特点分派工作。在此模式下,每位护理人员负责一系列相对固定的任务,例如,治疗护士专注于治疗程序,而基础护理护士则负责病人的日常护理需求。这种方法类似于工业生产线的工作流程,强调以任务为导向,提升了工作效率,确保了人力资源的合理分配。其明显优势在于高效率和明确的分工,这不仅加强了护理工作的组织性和管理性,也有助于提高护理质量和病人满意度。但是,该工作模式是分段式,不利于护士了解病人的病情,缺乏对病人整体的护理。长期应用功能制护理易导致护士只对自己从事的工作任务熟练,阻碍其专业的发展。

1980年,美国波士顿大学护理专家李式鸾博士来华讲学,将护理程序、护理诊断等现代护理观引入我国,传统的功能制护理模式受到挑战,责任制护理、以病人为中心的整体护理等崭新的护理观念和护理模式在临床中得到应用并取得理想的效果。20世纪90年代,袁剑云博士根据我国医院的情况,提出系统化整体护理思想,使理念、方法、管理各个环节相互配合、协调一致。责任制整体护理模式应运而生。这一模式以"病人为中心"的理念为核心,全面关注病人的健康需求。它采用护理程序作为工作框架,每名护士对分配给自己的病人群体负责,从而确保了护理服务的连贯性和个性化。责任制整体护理的实施,标志着护理理念与工作方法的深度融合。它不仅强化了护士对病人的责任感,而且通过责任到人的护理模式,有效地促进了护患关系的和谐,优化了护理流程,提升了护理服务的整体质量。

3. 专科护理发展方兴未艾

随着医疗护理技术的不断发展,专科护理逐渐成为护理学科发展的主要方向。20世纪

50年代,专科护理在美国起源。我国香港于1995年开始发展专科护士,香港医院管理局和香港大学负责专科护士的培养,并于2001年5月制定并颁布了专门针对专科护士的工作标准及相应工作职责。2002年起,中华护理学会与香港危重症护士协会合作,每年举办全国ICU专科护士培训班。随后,全国各地大力开展专科护士的培养,促进专科护理的快速发展。例如,目前广东省护理学会共有52个护理专业委员会,在ICU、急诊、静脉治疗、伤口造口等42个专科护理领域培养专科护士,自2012年至2020年共培养专科护士8 667名。2003年,江苏省成立了全国首家糖尿病专科护士培训基地,截至2018年,全国共有23个省、自治区、直辖市设有糖尿病专科护士培训基地,共有36个理论培训基地和119个实习培训基地,各地逐步大力培养糖尿病专科护士。专科护士队伍逐渐壮大,专科护士在提高专科护理质量,提升护理服务能力等方面发挥了重要作用。

4. 建立护理新兴学科、交叉学科和边缘学科

随着自然科学、社会科学以及护理学科的发展,护理心理学、护理伦理学、护理社会学、护理经济学等一大批代表着护理未来发展方向的护理新兴学科、交叉学科和边缘学科开始建立并不断得到完善和发展。

5. 建立护士职称序列

1979年,经国务院批准,原卫生部颁发了《卫生技术人员职称及晋升条例(试行)》,其中明确规定了护士的技术职称分为主任护师、副主任护师、主管护师、护师和护士五级。这一规定使护士与所有类别的专业技术人员具有了平等的地位。护士职称制度的建立和不断完善,调动了广大护士学习和工作的积极性,并为学科的发展奠定了坚实的基础。

6. 护士立法逐步完善

1994年1月1日,《中华人民共和国护士管理办法》正式实施,建立了规范的护士资格考试制度和护士执业许可制度,这对于加强护士管理,提高护理质量,保证医疗护理安全,保护护士的合法权益,促进我国护理与国际护理接轨,都有重要的意义。1995年,全国举行了首届执业护士考试,护士须持证上岗。2008年5月12日,国务院第517号令发布,开始实施《护士条例》,为维护护士的合法权益,规范护理行为,促进护理事业发展,保障医疗安全和人民健康提供了重要法律依据。

第二节 护 理 学

护理的概念随着护理学科的进步而不断发展。护理(nursing)一词来源于拉丁语"Nutricius",原意为哺育小儿,保护、养育、供给营养等。

一、护理学的基本概念

护理学是一门综合性应用学科,它在自然科学和社会科学理论的指导下,研究护理理论与技术在预防保健和疾病防治中的应用。随着社会的发展,护理学已从医学辅助学科成长为健康科学中的重要独立学科。

(一) 人的概念

护理学将人视为服务和研究的核心对象,强调人是生理、心理和社会因素的统一体。护理理论的发展和实践的深化均基于对人的本质及其健康保健活动的理解。护理服务不仅面向病人,也扩展至健康人群,涵盖个人、家庭、社区和社会各个层面。护理的终极目标是提升整个社会的健康水平。

(二) 健康的概念

健康被定义为机体的一种安适状态,影响护理人员的行为和服务方式。1989年,世界卫生组织(WHO)扩展了健康的概念,提出健康不仅指无疾病,还包括躯体健康、心理健康、社会适应良好和道德健康。这一定义强调了健康的多维度,为护理实践提供了更广阔的视野和领域。

(三) 环境的概念

在护理学中,环境分为内环境和外环境。内环境涉及生理和心理状态,而外环境包括自然环境、社会环境和治疗性环境。环境对护理实践具有重要影响,护理人员需考虑环境因素以提供更全面的护理服务。

(四) 护理的概念

护理创始人南丁格尔在1859年提出"护理的独特功能在于协助病人置身于自然而良好的环境下,恢复身心健康"。她又在1885年提出"护理的主要功能在于维护人们良好的状态,协助他们免于疾病,达到他们最高可能的健康水平"。1966年,弗吉尼亚·韩德森(Virginia Henderson)提出"护理是帮助病人或健康人进行保持健康和恢复健康(或在临死前得到安宁)的活动,直到病人或健康人能独立照顾自己"。1980年,美国护士协会(American Nurses Association,ANA)又将护理定义为"护理是诊断和处理人类对存在的或潜在的健康问题所产生的反应"。这一定义被大多数国家护理界认同和采用。

三、护理学概念的发展

(一) 以疾病为中心的阶段(19世纪60年代至20世纪40年代)

现代护理的萌芽期,医学开始独立于宗教和神学的束缚。当时的护理工作专注于辅助医生进行疾病治疗,护理被视为一门新兴的专业,要求从业者接受专业培训,以执行医嘱和护理技术操作为核心任务。南丁格尔的观点"护理是创造最佳环境以利病人自然恢复"成为这一时期的指导思想。然而,这一阶段的局限在于忽视了人的整体性,将护理人员仅视为医生的助手。

(二) 以病人为中心的阶段(20世纪40年代至20世纪70年代)

经济和科技的发展推动了对健康更为全面的认识,社会心理因素和生活方式开始受到关注。1948年,WHO提出了新的健康定义,美国护理界扩展了护理服务对象的概念,强调护理教育应涵盖人文和心理课程,并引入了科学的护理程序。护理学开始形成自己的理论体系,提倡全面、系统的整体护理,护理模式逐渐转向"以病人为中心"。

(三) 以人的健康为中心的阶段(20世纪70年代至今)

由美国恩格尔(G. L. Engel)教授于1977年提出的生物—心理—社会医学模式,强调在考虑健康和疾病时,需综合心理和社会因素。这一模式促进了护理模式的进一步转变,护理学发展为一门独立的应用学科,服务对象扩展到所有年龄段的健康和患病人群,服务范围从医院延伸至社区、家庭和各类机构。护理学科发展强调独立性、科学性和高等护理教育的重要性,护理理论和概念模式也更加注重研究护理现象本身。

四、整体护理

整体护理(holistic nursing)是护理学的核心理念之一,它指导我们在理论和实践中全面考虑个体的健康需求。

(一)整体护理的含义

整体护理是一种护理模式,它遵循现代护理理念和程序,全面考虑病人的生理、心理、社会和文化需求,旨在提供综合性的护理服务,以支持个体在生命各阶段的健康和福祉。护理人员在实践中需关注病人的全面需求,不仅包括生理健康,还有心理健康和社会福祉。整体护理强调在疾病的治疗过程中,同样重视病人的心理状态和生活质量,促进病人的全面健康。

(二)整体护理的意义

1. 研究视野的拓展

整体护理丰富了护理研究,涵盖心理、社会、行为和伦理等多个维度,使护理学研究更加全面和深入。

2. 服务范围的拓宽

护理服务不再局限于疾病治疗,而是扩展到全面的健康管理,护理人员的角色也从照顾者转变为咨询者、教育者和管理者。

3. 医护和护患关系的重塑

在整体护理中,护理人员与医生建立合作伙伴关系,为病人提供个性化的护理。同时,护理人员更加重视病人的感受和需求,加强了护患之间的联系。

4. 护理管理观念的更新

整体护理要求护理管理者以病人健康为中心,采用创新的管理方法,以促进病人的健康和康复。

5. 护理教育的革新

护理教育课程需要适应整体护理的需求,除了医疗知识和技能,还应包括人文社科知识、沟通技巧等,以培养具备全面能力的护理人才。

第三节 护理专业

一、护理专业的特征

护理是一个独立的专业,具有以下特征:以提供满足社会需要的服务为目的,有完善的教育体制,有相应的职业道德规范,有系统完善的知识、理论与技术技能,有专业自主性,有完备的科研体系。

二、护理专业的知识体系

护理学作为一门独立的学科,吸收了其他学科如医学、社会学、心理学等学科的知识,构建起护理的专业知识体系。

(一)西方对护理学知识体系的认识

从 20 世纪末到 21 世纪初,西方护理界对护理学知识体系的认识完全基于美国学者卡渤(Carper)提出的护理的对象是人的观点,护理学的概念及知识应该包括伦理学知识、美学知识、个人知识、科学知识和社会政治文化知识。

(二)中国对护理学知识体系的认识

受医学教育模式的长期影响,中国护理界认为护理学的知识包括基础知识及护理专业知识两个方面。基础知识包括自然科学知识、医学基础知识、人文及社会科学知识、其他方面知识(如计算机应用、数理统计等)。护理专业知识包括护理学的基础理论、临床专科护理知识、预防保健及公共卫生方面的知识、护理管理、教育及科研方面的知识。

三、护理专业的工作范畴

护理专业的工作范畴广泛,根据不同的依据划分成不同的类别。

(一)根据自主程度来划分

1. 独立性

护理人员利用自身的专业知识和技能,独立决定并实施护理措施和护理服务。这包括病情监测、采取提升病人舒适度的护理措施,以及指导病人进行自我护理。

2. 合作性

护理人员需要与医疗团队的其他成员,如医生和营养师,进行密切合作,共同完成护理任务。例如,协助医生进行诊断和治疗,或与营养师合作提供饮食指导。

3. 依赖性

护理人员根据医生的医嘱执行护理操作。

实际护理工作中,这三种护理不能完全分开。

(二)根据工作场所不同来划分

1. 医院护理

这一领域的护理工作主要集中在医院、疗养院和诊所等医疗机构,重点在于为病人提供全面的健康管理和护理服务。

2. 社区护理

护理人员在社区卫生服务中心、卫生所、工厂、学校和民间团体等场所开展工作,主要任务包括公共卫生、心理健康、疾病预防、家庭护理、家庭访问和临终关怀等。

3. 护理教育与科研

主要任务是培养护理人才、承担科研任务,工作地点包括护理院校、教学医院等。

4. 其他

从事与护理相关的生产、营销、管理等工作。

四、护理专业的发展趋势

2020年年底,全国注册护士总数470余万人,较2015年增幅达45%。每千人口注册护士数达到3.34人,全国医护比提高到1∶1.15。具有大专以上学历的护士超过70%,护士队伍素质进一步提高。

预计到2025年,全国护士总数将达到550万人,每千人口注册护士数将达到3.8人,护士队伍数量持续增加,结构进一步优化,队伍素质和服务能力显著提升,基本适应经济社会和卫生健康事业发展的需要。

伴随着数字化时代的到来,未来护理发展的趋势主要体现在以下4个方面。

(一)护理教育

随着护理的发展及社会的需要,应调整护理教育的层次结构。我国护理教育将向高层次、多方位的方向发展,高等护理教育将占据主流,逐步发展本科、硕士、博士及博士后的护理教育。注重各层次之间的衔接,加强学生护理专业知识及临床技能的培养,培养满足社会需求的现代化护理人才。

(二)护理实践

护理实践应以健康为中心,除了承担护理工作的护理人员,还应设立临床护理专家、高级护理咨询者、护理治疗专家、护理顾问、个案管理者、"互联网+护士"等适应不同实践场景的角色。

(三)护理管理

运用管理的方法及理论,对护理人员、技术、设备等进行计划、组织、领导、控制,结合发展智慧医院和"互联网+医疗健康"等要求,加强信息化管理培训,优化护理服务流程,提高护理服务的效率及质量。

(四)护理科研

护理科研将推动护理学的发展,促进护理相关知识、技能的更新,理论的研究将进一步深入,揭示护理学的内在规律。

第四节 护理职业

一、护士的职能

早在20世纪初,美国就开始在临床许多专业培养高质量的专科护士,以提高临床护理实践水平。现在美国已经在包括ICU护理、急救护理、糖尿病护理、瘘口护理、癌症护理、临终护理、感染控制等200多个专科领域培养了10万余名专科护士,这些高素质的护理人才在医疗机构、社区保健、家庭护理以及护理科研等方面发挥着非常重要的作用,其职能和作用也逐渐拓展到下述6个领域。

(一)参与及指导临床护理实践

临床护理是专科护士的主要职能之一,专科护士应凭借丰富的专科知识和临床经验,及时发现并解决护理中的问题,为病人提供高质量的服务,满足病人多方面的要求。

在实践中研究、解决临床护理问题,并将研究成果运用于临床,改变理论与实际脱节的现象。

(二) 承担院内、科内相关专业的专科技术培训

教育职能是专科护士的最基本职能之一,对护士、护生的专科技术培训及对家属、病人的指导往往融入临床、研究及会诊工作中,是最能体现专科护士价值的一个方面。

(三) 承担专科及相关领域的咨询任务

向咨询者提供专家意见和建议,为护理人员提供有价值的指导性意见,同时促进不同专科之间的相互交流。

(四) 履行护理管理职能

在推动护理新业务、新技术发展,制定护理规章制度、计划和标准并参与经费预算,提高护理质量和病人满意度,乃至参与员工的配置、聘用、解职、指导等方面均发挥不同程度的作用。

(五) 担当与其他学科专业人员协调合作的职能

以护士为主导的多学科会诊(multi-disciplinary treatment,MDT)已成为解决临床护理疑难问题的重要方法,护士将担当起与其他学科专业人员协调合作的职能。

二、护理人员层级管理

(一) 层级管理的概念

按照护理人员实际工作能力将护理人员分层级,赋予不同层级相应的职责范围、培训内容、绩效方案、考核标准、晋级标准等。分层次管理可以最大限度地发挥护理人员的潜力和自身价值。

(二) 层级管理的作用

1. 提升护理人员满意度,吸引护理人才

层级管理能充分调动临床护理人员的主观能动性,人尽其才,留住人才,为医院节约成本,促进长期稳定发展。

2. 改善护理实践

不同层级的护理人员按能力进行岗位匹配,根据能力护理不同的病人,为病人提供全面的护理,提高护理质量和病人满意度。

3. 合理利用护理人员资源

体现能级对应,避免资源浪费,减少高能低用和低能高用的情况,降低护理风险。

4. 促进护理人员专业成长

护理人员能更好地找准自身能力定位,做好职业规划,明确自身的职业进阶目标,实现自我价值,提升成就感。

(三) 层级管理体系的应用

1. 国外层级管理体系

在20世纪70年代,美国推行临床进阶制度,并在随后的80年代广泛实行。美国的护理人员职业发展遵循一个层级化模式,将注册护理人员划分为四个层次:新手、责任护士、

高级护士和护理专家。每个层级根据护士的专业能力和工作表现来确定相应的薪酬。在英国,注册护士的等级从C至H共有六个级别,其中A和B级别是为助理护士设立的。C级别通常指那些刚完成学业的注册护士。一旦他们积累了至少两年的工作经验,并且获得了规定的继续教育学分,就可以晋升至D级别。在中国,主管护师的级别大致对应于英国的E和F级别,而副主任护师和主任护师则相当于英国的G和H级别。

2. 我国护士层级管理体系

在我国台湾和香港地区,护士的层级管理体系已经相当成熟。台湾地区将护士的职业发展划分为N1至N4四个层级。在这一体系中,晋升不仅看重护士的工作能力,还重视其学历背景和临床护理经验的积累。香港则将注册护士分为五个层级:初级实践护士、实践护士、专科护士、高级实践护士和顾问护士。这种分层不仅有助于明确护士的职业发展路径,也促进了护理专业技能的提升。自1979年起,我国开始构建独立的护士职称序列。这一序列涵盖了初级、中级和高级职称,形成了一支结构化的护理队伍。

三、护理人员岗位管理

2012年,原卫生部制定了三级综合医院的护理人员配置标准,并明确了护理管理岗位、临床护理岗位和其他护理岗位三大类型。

1. 护理管理岗位

护理管理层次应该根据医院的规模设置。三级医院实行护理部主任、科护士长、区护士长三级管理,二级医院实行护理部主任(总护士长)、护士长两级管理。

2. 临床护理岗位

临床护理岗位是为病人提供直接护理服务的岗位。临床护理岗位又分为夜班护理岗位和非夜班护理岗位。夜班护理岗位是指直接为病人提供临床护理服务并需要常规轮值夜班的;非夜班护理岗位是指直接为病人提供护理服务而不需要常规轮值夜班的。

3. 其他护理岗位

其他护理岗位是指护士为病人提供非直接护理服务的岗位,包括:静脉输液配置中心、消毒供应中心、有关职能科室(包括医院感染管理科、质量管理科、预防保健科)的护理岗位。

四、护理工作模式

护理工作模式又称护理分工方式。新中国成立以来,医院主要应用的护理工作模式有4种。

(一) 个案护理

个案护理(case nursing)又称"特别护理"或"专人护理",是指一名护理人员只负责一名病人全部护理的护理工作模式。这种模式适用于器官移植、大手术或危重抢救病人,这些病人对护理服务需求量大、需要24小时照护。它的优点是护士能专一地对待特定病人,有较多的时间与病人交流,并且职责明确。缺点是工作缺乏连续性,对于护士要求高,需要耗费一定的人、财、物资源。

(二) 功能制护理

功能制护理(functional nursing)是以工作任务为主的护理模式,其特点是单纯地完成护理任务。每名护理人员只处理医嘱、打针发药、病情观察等功能模块中的某一部分。护理人员分为治疗护士、生活护理护士、办公室护士等。该模式的优点是护理人员分工明确,工作效率高,技术相对熟练,易于管理。缺点是护理人员工作局限,护患关系差,护理人员的工作连续性差,易产生疲劳。

(三) 小组护理

小组护理(team nursing)是指护理人员以小组形式负责护理一组病人。一个护理单元分为若干组,由一名能力强的护理人员担任组长,配 3~4 个组员,负责 10~20 名病人。它的优点是利于整体护理的开展,护理具有连续性,成员间方便交流及沟通,有利于相互分享经验和智慧。缺点是对组长的要求高,护理缺乏连续性,病人没有固定的护理人员。

(四) 责任制护理

责任制护理(primary nursing)是将"以病人为中心,全面考虑病人健康问题"的理念作为指导,以护理程序为工作方法,对病人实施责任包干的一种工作模式,体现护理人员对病人的责任。

随着云计算、大数据、物联网、区块链和移动互联网等信息化技术的不断发展,结合智慧医院和"互联网+医疗健康"等要求,护理工作模式也在不断创新,朝着着力利用信息化手段,降低护理人员不必要的工作负荷,为广大群众提供更加便捷、高效的个性化服务的方向发展。

五、护理人员职业生涯规划

(一) 职业生涯规划的相关概念

1. 职业生涯

涵盖个人从获取职业能力、培养兴趣、做出职业选择、开始工作直至最终退出职场的整个过程。护士的职业生涯即是他们在护理专业领域内的职业行为和成长历程。

2. 职业规划

个人在评估自身条件后,设定职业目标,并制订实现这些目标的具体计划和策略。

3. 护理职业发展路径

护理职业发展路径是组织为护士设计的职业发展路线图。通过这一路径,护士的职业目标和计划能够与医院护理岗位的需求相匹配,从而实现个人与组织的共同发展。

4. 护士职业素质

护士职业素质包括所有推动他们胜任工作并创造优秀工作成果的个性特征,包括个人品质、工作态度、价值观、自我形象、专业知识和技能等关键要素。

(二) 护理人员职业生涯管理

职业生涯管理要遵循个人特长和组织社会需要结合、长期目标和短期目标相结合、稳定性与动态性相结合、动机与方法相结合原则。

护理人员职业生涯管理包括以下六个方面。

1. 自我评估

个人对自身的职业价值观、兴趣、特长、性格、思维方式,以及专业知识和技能等方面进行全面的自我反思和分析。通过 SWOT 分析,可以清晰地认识自己,明确个人定位,并据此设定切实可行的职业目标。

2. 环境分析

为了在复杂的职业环境中做出明智的决策,个人需要全面了解自身所处的环境,识别机会和威胁。利用SWOT分析,可以深入探讨环境特点、发展趋势、个人与环境的关系、个人在环境中的地位,以及环境对个人职业发展的影响。

3. 职业路径选择

在完成自我评估和环境分析后,个人应能够确定自己的职业定位,并把握适合自己的职业发展机会。选择与个人评估和环境分析相匹配的职业路径是实现职业目标的关键。

4. 目标设定

设定个人职业生涯目标是职业发展的重要一步。目标应具体、现实,并与个人特点及组织和社会需求相一致。设定阶段性目标,有助于实现长远的职业发展。

5. 行动计划

实现职业目标需要具体的行动计划和有效的策略。个人应积极采取行动,如参与培训、岗位轮转、提升学历等,同时考虑职业发展与个人生活和家庭的平衡,确保职业生涯的可持续性。

6. 持续评估与调整

在实现职业目标的过程中,个人应持续评估进展情况,并根据内外部环境的变化及时调整策略。这有助于确保个人能够灵活应对各种挑战,保持职业发展的正确方向。

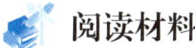

阅读材料

溜滑索的乡村医生邓前堆

在云南省怒江大峡谷两侧,坐落着高黎贡山和碧罗雪山,生活于此的居民能走的只有山石嶙峋、险象环生的原始山路和人马驿道。

滑索是村民们渡江的唯一交通工具。一根钢筋,脚下是汹涌湍急的河水,从这一头滑到那一头,危险程度可想而知。哪怕是生病了看医生,都得依靠村医背着医药箱溜滑索过来。而邓前堆,就是这位医生。邓前堆医生的大半辈子,都通过滑索在怒江两岸往返行医救人。

28个寒来暑往,47岁的邓前堆已累计出诊5 000多次,步行60多万公里,诊治病人13万余人次。他孜孜不倦的奔忙换来了当地医疗卫生状况的极大改善——拉马底村计划免疫健康建证率达100%,预防接种率达98%,孕产妇住院分娩率达90%以上,且从未出现过医疗事故和医患纠纷。

"我从没想过不做乡村医生,我舍不得这个岗位。乡亲们对我好,这辈子除了当医生,我什么也不想当。"朴实憨厚的邓前堆真诚而坚定地说,"怒江州还有500多名乡村医生,他们和我做着一样的工作。"

第二章　医疗卫生组织

> **学习目标**
> 1. 能说出组织的概念、类型、特点、要素和分类。
> 2. 能根据医疗机构特点，对医院进行分类分级。
> 3. 能说出公共行政组织、卫生行政组织和护理行政组织的概念。
> 4. 能比较医疗机构、疾病预防控制机构、妇幼保健机构、养老服务机构、托育机构的性质和功能。
> 5. 能说出中华护理学会、中华医学会、国际护士学会的职能。
> 6. 能认识护理在基层卫生服务组织中的重要性，培养甘于奉献的职业精神。

情境导入

2003年8月，巴桑邓珠获得南丁格尔奖，他是我国目前唯一一位获得该奖的男护士，也是唯一获此殊荣的藏族护士。巴桑邓珠被誉为雪域高原的"提灯天使"。

1971年，巴桑邓珠进入甘孜州卫生学校护理专业学习，毕业后被分配到甘孜州人民医院当了一名手术室护士。他曾配合各科医生出色地完成了十多次重大紧急创伤抢救任务和抢险救灾医疗任务。不管是在医院，还是在休假回家乡过节期间，他总是时刻铭记白衣天使的职责。他每次回家乡时，都要带上银针和一些常用药品，走村串户，用自己所掌握的专业知识，为患病的乡亲解除病痛。

请思考
1. 护理专业毕业生的就业方向有哪些？
2. 在偏远地区或基层卫生服务组织的护理岗位上，护士的主要工作内容有哪些？

第一节　组织的概述

在现代社会，每个人都不能脱离集体而独立存在。组织的作用就在于它可以通过组织内成员的分工协作，发挥集体力量，弥补每名成员的不足，达到既定目标。

一、组织的概念

组织(organization)是指两个或两个上的个体为实现共同目标聚集在一起，同时遵守一定规范从事活动的社会团体，它具有明确的目标和系统的结构，同时具备职、权、责、利，例如学校、医院、护理部等。

二、组织的特征

从静态视角观察,组织是具有实体形态的存在,例如工厂、商店、学校或医院。尽管它们的规模和承担的社会职能各异,但所有组织都具有三个基本特征。

1. 共同目标

组织的存在是为了实现特定的目标。这些目标往往需要团队协作才能达成。每个组织,都有其独特的使命,如医院致力于救死扶伤、保障健康,大学则致力于传授知识、培养人才。

2. 分工协作

组织成员需通过分工与协作来实现共同目标。这意味着组织内部需要设立不同的职能部门,各自负责特定任务,并确保部门间的有效协调。

3. 权力与责任

为了实现目标,组织必须为各部门和成员分配相应的权力,并明确他们的责任。

三、组织的内容

从动态视角来看,组织是一系列活动,即在特定环境中通过合理配置资源,有效实现目标。这一过程主要包括以下四个方面。

1. 组织结构设计

在明确了组织目标后,需要对活动进行分类,并设计专业化的职能部门。这包括在组织内部建立横向管理部门和纵向管理层次,为有效开展活动奠定基础。

2. 分权与授权

分权与授权是管理权从高层向基层委派的过程。这不仅有助于高层管理者专注于组织的长期规划和关键决策,还能促进各级管理部门和管理人员的协同工作。

3. 人力资源管理

人力资源是组织的核心资源。所有活动均由人员执行,因此人力资源管理贯穿组织的活动全过程。这包括人员的选拔、培训、考核、奖励和激励等。

4. 组织文化建设

积极的组织文化对组织的成功至关重要。它能够营造良好的工作环境,培养团队精神,增强组织的凝聚力。因此,组织文化建设是组织活动中不可或缺的一部分。

四、组织的要素

组织要维持其生存和持续发展,必须具备一些基本要素。这些要素包括以下五个方面。

1. 组织目标

组织的存在是为了实现既定的目标。目标是组织行动的驱动力,缺乏目标的组织无法持续发展。例如,医院的主要目标是提供医疗服务,满足公众的健康需求。

2. 组织任务

一旦组织目标明确,接下来需要确定实现这些目标所需的具体任务。以医院为例,其任务通常分为医疗护理和后勤支持两大类。医疗护理是医院的核心业务,而后勤支持则确保医院的日常运作。

3. 职权与责任

职权是组织正式授予成员的权力。根据成员的责任大小,组织会赋予他们相应的职权,以确保他们能够有效地完成各自部门的工作任务。

4. 技术力量

技术是实现组织目标的关键。医院的护理团队如果技术精湛,就能够提供高质量的护理服务,从而直接影响到医院的整体表现。

5. 适应与发展

组织是一个开放系统,与外部环境不断互动,进行物质、能量和信息的交换。组织必须能够适应不断变化的内外部环境,以保持其功能和竞争力。例如,随着医院服务范围的扩大,其组织结构和运作方式也需要相应调整,以适应新的挑战。

第二节 卫生行政组织

卫生事业是一项社会事业,具有公益性。卫生行政组织是公共行政组织的重要组成部分。

一、卫生行政组织的概念

卫生行政组织是贯彻实施国家卫生工作的方针、政策,领导全国和地方卫生工作,提出卫生事业发展的战略目标、规划,制定具体政策、法规和督促检查的机构。依照我国行政组织的层级划分,卫生行政组织从中央到地方依次是中华人民共和国国家卫生健康委员会(简称卫健委);省、自治区、直辖市卫生健康委员会;地区、省辖市、自治州卫生健康委员会;县级卫生健康局。国家卫生健康委员会为我国最高卫生行政组织,是主管卫生工作的国务院组成部门,对我国卫生事业的发展起着主导作用。

二、护理行政组织

(一)卫生行政组织中的护理组织系统

1. 国家卫健委医政司护理处

我国护理工作的最高领导机构是国家卫健委医政司护理处,是国家卫健委主管护理工作的职能机构,负责为全国城乡机构制定有关护理工作的政策法规、人员编制、规划、管理、工作制度、职责和技术质量标准等,配合教育人事部门对护理教育、人事等进行管理,并通过国家卫健委护理中心进行护理质量控制、技术指导、专业骨干培训和国际合作交流。

2. 省、市卫健委医政处(科)

在中国,各级卫生行政部门均设有专门的护理管理岗位,由一名主任负责领导。主任在医政处的指导下,负责本地区的护理管理工作,主要职责包括:制定和实施护理工作的具体政策、法规和技术标准;制定本地区护理工作的发展规划和年度工作计划;监督护理工作方针、政策的执行情况,确保各项措施有效实施;组织护理工作的经验交流活动,促进不同地区和机构之间的知识共享和最佳实践的传播;定期听取护理工作汇报,研究并解决护理工作中遇到的问题;与护理学会及其分会保持密切合作,共同推动护理事业的发展。

(二) 医院内护理组织系统

1. 组织的设置

目前大部分医院护理行政组织实行院长领导下的护理部主任—科护士长—护士长三级管理体制或总护士长—护士长两级管理体制。

2. 组织的职能

护理部是医院内护理工作的管理部门,与医院内行政、医务、科教、后勤等部门处于并列地位,并同这些职能部门一起,共同完成医院的医疗、护理、预防、科研、教育等工作。

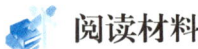

阅读材料

各级护理管理人员的职责

一、护理部主任岗位职责

护理部主任的职责是在院长、分管副院长的领导下,全面主持并负责医院的护理工作。根据医院的发展规划,制订并组织实施护理的工作发展规划及年度工作计划;制定各项护理工作制度、岗位职责、护理常规、护理技术操作规程及护理质量考核标准等,并不断修订及完善;组织制订和修改护理质量指标体系,建立质量控制网络,确立质量控制方法;对全院的护理服务质量进行定期检查、分析、评价,总结经验,制订有效对策,确保护理质量的持续提升;建立和健全护理组织系统及各级护理人员量化考核系统,做好护理人员的调动、任免、晋升、奖惩、考核等工作,合理利用护理人力资源提高管理效能;定期深入各病区了解护理工作中存在的问题,提出改进措施;进行全院护理人员教育培训、业务技术训练和骨干培养工作;注重对护理人员进行人文关怀,帮助护理人员解决问题,充分调动护理人员的积极性;协调护理工作和其他相关协作科室的关系。

二、科护士长岗位职责

科护士长在护理部主任领导和科主任业务指导下,负责分管科室的护理管理工作,并围绕护理部计划,因地制宜地制订并组织实施本科的护理工作计划。教育与指导全科护理人员树立爱岗敬业的事业心和质量意识,确保执行医嘱、规章制度和技术操作规程的正确性,严防差错事故的发生。负责所管辖科室的护理质量,参与临床护理质量的督查与评价。负责相关护理活动的组织、沟通和交流。随时了解护理工作存在的问题,加强医护合作与沟通。负责护理人员的专业发展、科室临床护理教学、护理科研、意外事件和特殊任务的协调处理等。

三、护士长的岗位职责

护士长是在护理部主任、科护士长领导下和科主任业务指导下,根据护理部及科内工作计划制订本单元的具体计划并组织实施。以病人为中心,为病人提供全面的整体护理,保证本单元的护理服务质量和安全。对护理人员进行护理业务指导,并对其日常工作进行监督,营造和维护良好的临床治疗和护理环境。负责本单元护理人力资源的使用和管理。

负责本单元护理人员的培训工作,开发工作潜力,促进职业发展,评价护理人员的绩效和工作表现,控制护理人力资源成本。

第三节 卫生服务组织

根据职能分工不同,卫生服务组织可分为医疗机构、疾病预防控制机构、妇幼保健机构、养老服务机构、托育机构等。

一、医疗机构

医疗机构是以救死扶伤、防病治病、为公民的健康服务为宗旨,从事疾病诊断、治疗活动的医院、卫生院、疗养院、门诊部、诊所、卫生所(室)以及急救站等卫生事业单位。

(一)医院的概念和性质

医院是对个人或特定人群进行防病治病的场所,备有一定数量的病床设施、医疗设备和医务人员,运用医学科学理论和技术,通过医务人员集体协作,对病人实施诊治和护理的医疗事业机构。

作为卫生机构的重要组成部分,医院具有社会性和公益性,因此,医院不能以营利为目的,但也不是纯粹的福利事业,医院的运行和发展需要政府、市场等多种力量协同发挥作用,才能充分实现社会效益与经济效益最大化。

(二)医院的功能

医院在医疗体系中扮演着多重角色,其主要任务是提供高质量的医疗服务,并在此基础上,推动教学、科研、预防工作和社会服务的发展。具体来说,医院的功能可以归纳为以下四个关键方面。

1. 医疗服务

作为医院的核心职能,医疗涵盖了诊疗和护理,与医技部门紧密协作,确保为门诊和住院病人提供优质的医疗服务。

2. 医学教育

医学教育不仅限于学校教育,医务人员还需要通过临床实践和持续教育来不断更新知识和提升技能。医院在这一过程中提供了实践教学和在职教育的机会。

3. 科研活动

医学的进步依赖于科学研究,而临床实践是科研的重要基础。医院提供了丰富的科研机会,推动医学业务水平的提升和医学科学的发展。

4. 预防保健与社会服务

医院的职能不仅限于治疗,还包括预防保健、健康教育和卫生知识普及。此外,医院还为基层卫生组织提供技术支持,致力于维护和提升公众健康。

(三)医院的种类

医院有两种分类方式,一种是按功能和任务等划分;一种是按收治疾病范围划分。

1. 按功能和任务等划分

我国医院系统自1989年起实施分级管理,依据医院的功能、任务、设施、技术、服务和科学管理水平,将医院分为三级(一级、二级、三级)和十等(每级分为甲、乙、丙三等,三级医院还设有特等)。

(1) 一级医院:主要服务人口规模较小(不超过10万人)的社区,提供基础医疗服务。它们的核心任务是实施初级预防措施,确保及时转诊,协助更高层次的医院进行后续服务,并合理分配病人。

(2) 二级医院:作为地区性医疗机构,为多个社区提供全面的医疗、护理、预防和康复服务。此外,二级医院还承担部分教学和科研任务,指导高危人群的监测,接受一级医院的转诊,并为一级医院提供技术支持。这类医院通常包括市级与县级医院、直辖市的区级医院和规模较大的企业职工医院。

(3) 三级医院:作为国家高层次的医疗中心,三级医院集医疗、护理、预防、教学和科研于一体。它们提供全面的医疗护理、预防保健、康复服务和高水平专科服务。三级医院还负责向一、二级医院提供业务指导,培养高级医疗人才,并承担省级以上的科研项目。三级医院主要包括省级、市级医院和医学院校的附属医院。

2. 按收治疾病范围划分

按收治疾病范围划分,医院可分为综合性医院和专科医院。

(1) 综合性医院:涵盖内科、外科、妇产科、儿科等多个专业科室,配备药剂科、检验科、放射科等医技部门。综合性医院通常拥有各类充足的人员、设备和病床资源,能够满足不同病人的医疗需求。

(2) 专科医院:专注于特定疾病或专科领域,如传染病、精神病、口腔、眼科、胸科、肿瘤等。专科医院通过集中资源,发挥专业优势,提供专科疾病的治疗和护理服务。

二、疾病预防控制机构

疾病预防控制机构是专门从事卫生防疫工作的专业机构,包括各级疾病预防控制中心和专科防治机构,他们利用预防医学的理论和技术进行监测、科研和培训。国家卫健委疾病预防控制局是最高管理机构,各级省市县均设有相应的疾病预防控制中心。其主要职责包括预防和控制疾病、应对突发公共卫生事件、监测和控制健康危险因素、管理疫情及健康相关信息、进行实验室检测和分析、开展健康教育和健康促进、提供技术指导和进行应用研究。疾病预防控制机构还设有寄生虫病防治所、职业病防治所和放射卫生防护所等专科防治机构,专注于特定领域的疾病防治。

三、妇幼保健机构

妇幼保健是公共卫生的重要组成部分,妇幼保健机构是政府设立的公益性事业单位,专门为妇女和儿童提供公共卫生和基本医疗服务。其主要任务是预防保健,涵盖妇幼保健、儿童保健、计划生育技术指导、优生遗传咨询。此外,还承担保健、临床医疗科研和教学任务,以及宣传工作,致力于提升妇女儿童的健康水平和出生人口的素质。

妇幼保健机构通常分为省、市(地)、县三级,包括妇幼保健院、妇产科医院和儿童医院等,是公共卫生服务体系的重要组成部分,形式有院、所和站三种:妇幼保健院设有病房和门诊;妇幼保健所不设病床,但开展门诊业务(包括设有 5 张以下观察床);妇幼保健站则深入基层开展业务技术指导,但不设床位,不开展门诊。

四、养老服务机构

养老服务机构是指为老年人提供饮食起居、清洁卫生、生活护理、健康管理和文体娱乐活动等综合性服务的机构。养老服务机构可以是独立的法人机构,也可以是附属于医疗机构、企事业单位、社会团体或组织、综合性社会福利机构的一个部门或者分支机构,《中华人民共和国 2022 年国民经济和社会发展统计公报》显示,2022 年全国有养老机构 4.0 万个,其主要种类有以下 5 类。

(一)养老院

养老院主要是为老年人提供集体居所的机构,并具有相对完善的配套服务设施。养老院是专为接待自理老人或综合接待自理老人、介助老人、介护老人安度晚年而设置的社会养老服务机构,设有生活起居、文化娱乐、康复训练、医疗保健等多项服务设施。

(二)福利院

福利院是国家、社会及团体为救助社会困难人士、病人而创建的为他们提供衣食住宿或医疗条件的爱心福利场所。社会福利院主要任务是收养市区"三无"老人,孤残儿童、弃婴,实行养、治、教并举的工作方针,保障弱势群体的合法权益,维护社会稳定。老年社会福利院是享受国家一定数额的经济补助,为接待老年人安度晚年而设置的社会养老服务机构,设有起居生活、文化娱乐、医疗保健等多项服务设施。

(三)敬老院

敬老院是在城市街道、农村乡镇设置的供养"三无"老人、"五保"老人、残疾人员和接待社会寄养老人安度晚年的养老服务机构,设有生活起居、文化娱乐、康复训练、医疗保健等多项服务设施。

(四)老年公寓、养老社区

老年公寓、养老社区是专供老年人集中居住,符合老年体能心态特征的公寓式老年住宅或社区,具备餐饮、清洁卫生、文化娱乐、医疗保健服务体系,是综合管理的住宅类型。老年公寓既能满足老年人居家养老的愿望,又能令其享受到社会提供的各种服务,属于机构养老的范畴。在北京、上海等城市,老年公寓和养老社区已经较普遍,并且出现低、中、高档分级。

(五)护理院

护理院是指由医护人员组成的,在一定范围内,为长期卧床的老年病人、残疾人、临终病人、绝症晚期和其他需要医疗护理的老年病人提供基础护理、专科护理,根据医嘱进行支持治疗、姑息治疗、安宁护理、消毒隔离技术指导、社区老年保健、营养指导、心理咨询、卫生宣教和其他老年医疗护理服务的医疗机构。

目前,我国老年人口快速增长,对养老机构和养老从业人员的需求加大。公办养老机构服务成本较高,经济效益较低,而民办养老机构数量少,发展不平衡;农村养老机构点多分散,不利于管理和集中供养;个性化服务项目少,服务内容单一。为此,部分高校设置了养老服务类专业或在护理专业开设养老护理方向,加大人才培养力度。2019年4月,国务院办公厅印发《关于推进养老服务发展的意见》,提出28条具体举措,为养老服务打通"堵点",消除"痛点"。2021年12月30日,民政部发布8项养老机构服务行业标准,包括《养老机构老年人跌倒预防基本规范》《养老机构膳食服务基本规范》《养老机构洗涤服务规范》等行业标准,我国养老机构服务逐渐规范化。

五、托育机构

托育机构专注于为3岁以下的儿童提供全面的照护服务。服务模式包括全日托、半日托、计时托和临时托等,以满足不同家庭的需求。机构内部通常分为三个年龄段的班级:乳儿班(6至12个月,不超过10人)、托小班(12至24个月,不超过15人)和托大班(24至36个月,不超过20人)。对于18个月以上的儿童,可以实行混合编班,但每班人数不超过18人,确保每个生活单元独立使用。

2019年10月,国家卫生健康委员会发布了《托育机构设置标准(试行)》和《托育机构管理规范(试行)》,为托育机构的建设和管理提供了明确的指导。

(一)保育管理

托育机构需科学规划婴幼儿的日常生活,涵盖饮食、饮水、睡眠、清洁、穿衣、游戏等各个方面。机构应制订合理的饮食计划,确保营养均衡,并保证每天至少2小时的户外活动,根据季节和天气情况适当调整。通过游戏活动促进儿童在身体、语言、认知和社交等方面的发展,注重与儿童的互动,激发他们的探索精神和自主性。

(二)健康管理

遵循卫生保健规定,建立健全的婴幼儿及工作人员健康管理制度。实行晨午检和全日健康观察,及时发现并处理健康问题,必要时通知监护人。建立传染病预防和控制机制,确保环境卫生。工作人员须通过健康检查后才能上岗,若患病则须离岗治疗,治愈后凭健康证明返岗。

(三)安全管理

托育机构需承担安全管理责任,建立安全防护措施和检查制度,配备必要的安全人员和设施。制定婴幼儿接送制度,确保接送安全。制定应急预案,对工作人员进行安全教育和应急能力培训,确保在紧急情况下优先保障儿童安全。建立监控体系,确保婴幼儿生活和活动区域的监控全覆盖,且录像资料保存至少90天。

除了医疗、预防、保健机构外,卫生服务组织体系还包括医学教育、科研、血液制品生产、药品检验等机构,它们共同为提升人民健康水平发挥着关键作用。

第四节 卫生第三方组织

卫生第三方组织通常由非政府组织和民间团体构成,独立于卫生行政和服务机构之外,涵盖了广泛的社会团体,包括各类学会和协会。这些组织致力于推动卫生事业的发展,其中学会是由科技工作者自愿组成的学术团体,专注于科学研究、学术交流,以及人才的培养和推荐。

一、中华护理学会

中华护理学会成立于1909年,历经多次更名,最终定名为中华护理学会。作为中国最早的专业学术团体之一,其目标是促进护理科学的发展和普及。

中华护理学会受中国科学技术协会和国家卫健委领导,由全国会员代表大会选举产生理事会,下设多个工作委员会和专业委员会,覆盖全国各省市。其职能包括组织学术交流,编辑出版专业资料,普及护理知识,开展继续教育,参与政策咨询,维护会员权益。

二、中华医学会

中华医学会成立于1915年,是一个非营利性的学术组织,拥有89个专科分会。

职能包括学术交流、出版、继续教育、国际合作、科技项目评价、医师培训和医学人才的培养等。

三、国际护士会(ICN)

国际护士会作为各国护士协会的联盟,成立于1899年,总部设在日内瓦,致力于提升全球护理水平和护士地位。

四、世界卫生组织(WHO)

世界卫生组织是联合国下属的专门机构,成立于1948年,总部设在瑞士日内瓦。

中国是WHO的创始会员国之一,积极参与组织活动,并与WHO在多个领域开展合作。

五、合作与发展

中国与世界卫生组织的合作中心已达到71个,这些中心在促进国际与国内卫生技术交流、人员培训等方面发挥了重要作用,成为技术合作的重要窗口。

第三章 护理程序

> **学习目标**
> 1. 能理解护理程序的概念。
> 2. 能掌握护理程序的步骤,护理评估的方法、内容,护理诊断的组成,护理计划的过程,护理实施过程的注意事项以及护理评价的过程。
> 3. 能运用护理程序分析临床案例。
> 4. 能阐述纽曼系统模式、奥瑞姆自理理论和罗伊的适应模式的基本内容。
> 5. 能基于纽曼系统模式、奥瑞姆自理理论和罗伊的适应模式,运用护理程序分析临床案例。
> 6. 能从评判性思维的角度分析护理问题。
> 7. 能形成科学严谨的护理工作方法。

情境导入

一天早晨你骑上自行车出门去上学,途中自行车轮胎爆了,在这种境况下,你会如何有效处理此问题?

护理工作与人们的健康息息相关,面对人们各种复杂的健康问题,要想提供科学、有效的健康服务,需要一套系统、有效且科学解决问题的方法。现代医学模式和护理学发展到一定阶段后,在新的护理理论基础上产生了一种系统而科学地安排护理活动的工作方法,即护理程序,包括全面评估及分析服务对象生理、心理、社会、精神、文化等方面的需要,根据需要制订并实施相应的护理计划,评价其护理效果,从而使服务对象得到完整的、适应个体需要的护理。护理程序体现了护理专业的独立性和科学性,为护理学科的发展奠定了理论基础,提高了护理健康服务质量,推动了护理学的科学发展。

本章将阐述护理程序的5个步骤(评估、诊断、计划、实施和评价),以及每个步骤的具体做法。

第一节 护理程序概述

护理程序有助于引导护理人员在工作中作出有效判断,确认服务对象是否具有现存或潜在的健康需求,制订符合服务对象需求的护理计划,合理安排护理活动,并通过其健康状况的改变确定护理活动是否有效。学习护理程序可以帮助护理人员以系统科学的方法满足服务对象的健康需求,提高护理质量。

一、护理程序的概念

护理程序(nursing process)是一种有计划、系统而科学的护理工作方法,它是一个综合性、动态性、决策性和反馈性的思维及实践过程。综合性是指护理人员要用多学科的知识来完成护理活动;动态性是指根据服务对象健康问题和需求的变化,随时调整护理诊断和护理计划;决策性是指护理人员决定采取哪些护理措施;反馈性是指根据实施护理措施后的效果来决定下一步护理措施的制订。

 阅读材料

奥兰多与护理程序

护理程序是由意大利裔美国人艾达·J.奥兰多(Ida Jean Orlando)提出的,她热爱护理,并一直扎根护理,做过临床实践者、教育者、研究者和顾问。在奥兰多之前已有多位学者提出自己的护理理论,但这些理论往往源于其他专业领域。奥兰多的理论是在观察和分析本人所记录的护理人员与病人互动活动的基础上形成并发展起来的,她是第一位基于护理实践总结归纳提出护理理论的学者。她在负责耶鲁大学的研究项目时,用了3年时间观察和记录了2 000次护患沟通过程,在分析护患双方的活动时,奥兰多尝试为所记录的护理活动分类,但她发现最终只能将其分为"好的"护理和"不好的"护理。她对这两类行为进行了定义,然后随机抽取了记录样本,请具有不同经历和教育背景的护理人员按她的定义对样本进行分类,结果这些护理人员的分类结果与她自己的结果相同。奥兰多进一步思考:是什么促成了好的或不好的护理行为的发生呢?她在此基础上进行分析,最终提出了审慎的护理程序理论。

正是她这份对护理的热爱与执着,以及用心发现,善于思考,才使她能够提出这一伟大的理论。

二、护理程序的相关理论基础

护理程序以多种理论为基础,这些理论相互联系、相互支持,共同为护理程序提供理论支持,同时又在护理程序实践过程的不同阶段、不同方面发挥特有的指导作用。

(一)系统论

系统论(systems theory)最早于20世纪20年代由美籍奥地利生物学家路德维希·贝塔朗菲(Ludwig V. Bertalanfly)提出。他认为,应将有机体视为一个整体或系统来考虑。早在1937年,他便进一步提出并发展了一般系统理论(general system theory)。自20世纪60年代起,系统论得以广泛应用,其理论与方法渗透到自然科学和社会科学的诸多学科领域,产生了重大而深远的影响。护理学领域也不例外,系统论已成为护理程序的基本框架。

1. 系统的概念

系统是由多个要素相互联系、相互作用而形成的具有特定结构和功能的整体。它广泛存在于自然界、人类社会及人类思维中,如自然界的生态系统、人体的循环系统和呼吸系统等。

2. 系统的特征

(1) 集合性:每个系统都由两个及以上的要素组成,单个元素或简单事物不能构成系统。

(2) 整体性:系统中的每个要素都有其独特的结构和功能,但系统的整体功能并非各要素功能的简单相加。理想的系统整体功能会大于各要素功能之和,并具备独立要素所不具备的新功能。

(3) 相关性:系统与要素之间以及各要素之间相互影响,任何要素的变化都可能影响其他要素甚至整个系统。例如,一个人的循环系统发生病变,其神经系统和消化系统的功能也可能受到影响。

(4) 层次性:系统由要素构成,同时其自身也是组成更大系统的要素之一。因此,系统具有不同的层次。例如,人作为一个系统,由呼吸、循环、消化、神经等多个子系统构成,同时人又是家庭、社区和社会等更大系统的组成部分。

(5) 动态性:系统内部需要不断调整以达到最佳功能状态。同时,系统还要与环境进行物质、能量和信息的交换,以适应环境,维持生存和发展。

3. 系统的分类

根据系统与环境的关系,系统可分为开放系统和闭合系统。

(1) 开放系统:通过输入、输出和反馈,与周围环境不断进行物质、能量和信息的交换。物质、能量和信息从环境进入系统(输入),再从系统进入环境(输出),例如人体摄入食物和排泄粪便就是一个输入和输出的过程。系统的输出反过来影响系统的再输入,这称为反馈。例如,人体排泄功能障碍反过来会影响个体对食物的摄取和消化。反馈是开放系统与环境相互作用调控的过程。开放系统正是通过输入、输出和反馈保持与环境的协调、平衡并维持自身稳定。因此,人是一个开放系统(图3-1)。护士应视病人为一个开放的系统,认识到病人的健康问题是整个系统内各要素与外环境失调的结果,而非单一的某个器官或组织功能障碍。

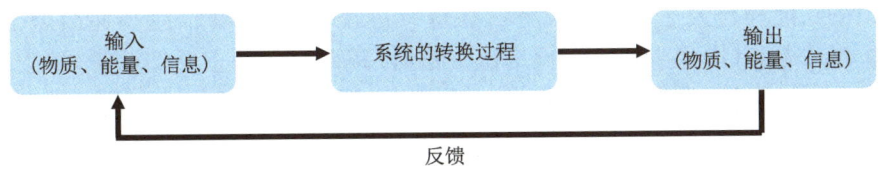

图 3-1 开放系统

(2) 闭合系统:与周围环境没有任何物质、能量和信息的交换。闭合系统是相对的,在现实生活中并不存在。

4. 系统论与护理程序

护理的病人是人,人是一个由生理、心理、社会、精神、文化等多要素组成的复杂系统。作为开放系统,人不断与外界环境进行物质、能量和信息的交换,以维持生命和健康状态。同时,人也是一个动态系统,健康机体内可能潜藏着致病因素,而患病机体内也存在有利于康复的因素。人的健康状态总是相对的,并保持动态变化。

护理程序本身同样是一个开放系统。在这个系统中,输入的是病人原有的健康状况,护士基于此制订并实施最优护理计划。输出则是实施护理措施后病人的身心状况和健康水平。反馈环节涉及评价预期健康目标的实现情况,并进行信息反馈。若达到预期目标,护理程序终止;反之,则需要重新收集资料,修改护理计划和实施过程,直至实现预期的健康目标(图3-2)。

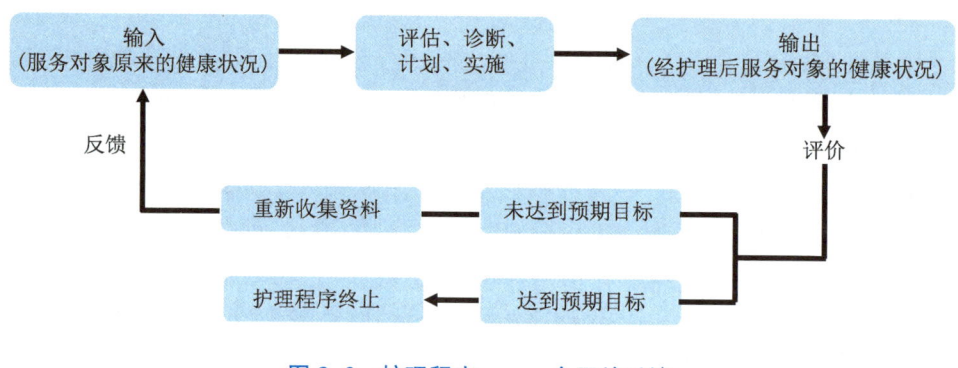

图3-2 护理程序——一个开放系统

(二)控制论

控制论由美国数学家诺伯特·维纳(Norbert Wiener)于1948年首次提出,它是一门研究动物和机器中控制及通信的一般规律的科学,专注于探讨动态系统在不断变化的环境条件下如何维持平衡或稳定状态。

在控制论中,黑箱是一个核心概念,它指的是那些既无法打开箱盖,也无法从外部直接观察其内部状态的系统。黑箱方法则是一种通过考察系统的外部行为,分析系统的输入、输出及其动态过程,进而推断系统内部结构和机制的方法。

将黑箱方法引入护理程序中,可以将病人视为一个无法打开的黑箱系统。护士通过观察其外部功能和行为是否达到预期目标,进行信息反馈,并据此控制调节系统的再输入,直至系统输出的功能和行为达到预期目标。在这一过程中,病人将信息传递给护士,护士分析后得出护理诊断,并向病人输出干预信息。随后,病人再向护士反馈信息,护士根据反馈了解奏效程度,并调整和控制下一步的信息输出。这一过程多次反复,直至病人的健康问题得到解决。

(三)其他相关理论

在运用护理程序的过程中,还需要引用其他理论,如信息论、需要理论、成长与发展理论、压力与适应理论、以及解决问题论等。这些理论在护理程序的不同阶段和不同方面都发挥着独特的指导作用。

三、护理程序的步骤

护理程序由护理评估、护理诊断、护理计划、护理实施和护理评价五个相互联系、相互影响的步骤组成。

1. 护理评估

这是护理程序的第一步,涉及有目的、有计划、系统地收集病人在生理、心理、社会、精神和文化方面的健康资料,并进行整理,以发现和确认其健康问题。评估是一个动态、循环的过程,贯穿护理程序的各个步骤。

2. 护理诊断

在评估的基础上,对收集到的资料进行分析,确定并描述病人的健康问题。

3. 护理计划

针对护理诊断所确定的健康问题,护士制订出一系列预防、减轻或消除这些问题的护理措施及方法。这包括排列护理诊断的顺序、确定预期目标、制订护理措施和书写护理计划。

4. 护理实施

护士和病人按照护理计划共同参与实践护理活动。

5. 护理评价

将病人对护理活动的反应、护理效果与预期的护理目标进行比较,以评价目标的完成情况。必要时,应重新评估病人的健康状态,并引入下一个护理程序的循环(图3-3)。

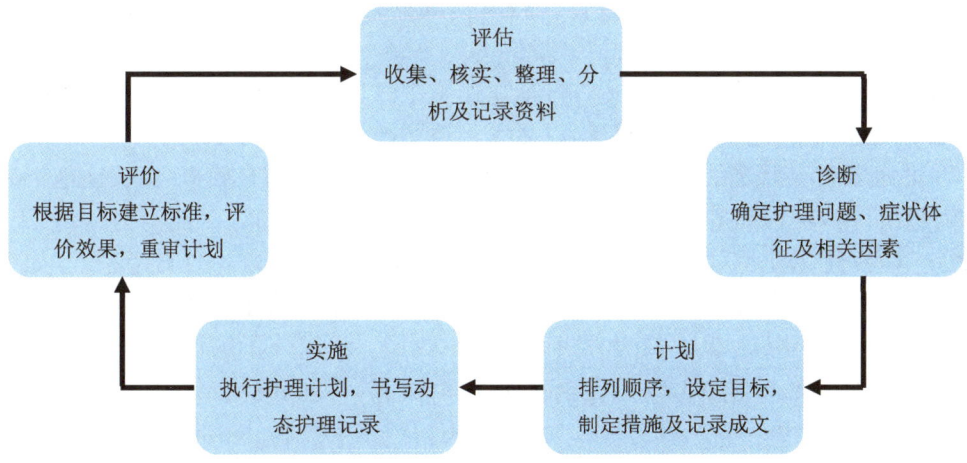

图 3-3　护理程序的循环

第二节　护　理　程　序

一、护理评估

护理评估作为护理程序的第一步,是收集资料并对资料加以整理与分析的过程,旨在明确护理诊断。它不仅为确立护理诊断和实施有效护理措施提供了基础,也是评价护理效果的参考依据。护理评估具体分为收集资料、核实资料、整理资料、分析资料和记录资料五个步骤。

(一) 收集资料

在收集资料阶段,护士需要系统、连续地收集病人健康状态的信息。这可以通过问诊、体格检查、实验室检查和心电图检查等手段实现,以全面、真实、准确地收集护理所需的资料。可根据医院设计的入院病人护理评估单进行。

1. 资料收集的内容

护理评估时,护士需要从护理的角度全面了解病人对健康问题的身体、心理、社会、文化、经济等反应。这主要包括一般资料、生活状况及自理程度、健康评估资料以及心理社会状况等。

(1) 一般资料收集:涵盖了①病人的姓名、年龄、性别、职业、民族、婚姻状况、文化程度以及住址等基本信息。②同时,我们深入了解此次住院的具体情况,包括主诉、现病史、入院方式、医疗诊断以及当前的用药情况。③此外,我们还关注病人的既往病史、家族病史和过敏史。④最后,探讨病人对健康的预期,涉及治疗方案、家庭照顾方案以及治疗结果的预期。

(2) 生活状况与自理能力评估:①细致询问并记录病人的饮食、睡眠休息、排泄等日常生活细节。②关注病人的健康感知与健康管理能力,包括保持健康的能力、寻求健康的行为和生活方式、保健知识的掌握程度以及遵从医嘱的情况。③评估生活自理能力、活动耐力以及躯体是否存在活动障碍。

(3) 健康状态综合评估:健康评估内容涵盖了生命体征、身高、体重以及各系统的生理功能,此外,还应评估病人的认知感受,以更深入地了解其身心健康状况。

(4) 心理与社会状况的深度评估:①评估病人的自我感知与自我概念,关注他们是否存在焦虑、恐惧、沮丧、愤怒等情绪反应,以及是否有负罪感、无用感、无能为力、孤独无助感、自我否定等心理感受。②关注他们的角色与关系,以了解他们的社会支持系统,如就业状况、家庭角色和社交状况。③评估病人应对与压力耐受,询问他们近期是否经历重大生活事件,并评估他们的应对能力、应对方式以及应对效果。④深入了解他们的价值信念,包括人生观、价值观以及宗教信仰等,以更全面地把握他们的心理和社会状况,为他们提供更为贴心的护理服务。

2. 资料收集的方法

(1) 会谈:通过与病人及其家属会谈来收集有关病人健康状况的相关信息,这是收集主观资料的最主要方法,同时也有助于与病人建立互相信任的关系。会谈前护士需仔细回顾病人既往病史和现病史,并事先考虑可能影响会谈效果的因素。初步会谈可依照护理评估框架系统有组织地收集资料,例如入院病史采集可采用列表式方法逐条询问。护士还需根据初步交谈的结果,针对其中不明确或有疑问的地方进一步询问,以明确问题及其相关影响因素。同时,需注意运用沟通技巧,并对一些敏感性话题保护病人的隐私。

(2) 观察:观察是借助观察者的感官,有目的性地收集关于病人的资料的过程。它既可以与会谈或健康评估同步进行,也可以独立进行。观察是一个持续的过程,护士与病人初次接触时,即可留意到病人的外貌、步态、体位、个人卫生以及精神状态等多方面的情况。住院期间,护士通过对病人的连续性观察,有意识地收集与护理诊断相关的证据,及时地做出恰当的反应,观察实施护理后的效果。观察可以证实或澄清主观资料,或补充会谈遗漏的信息。因此,护士应特别注意病人的非言语表现。例如有些妇产科病人说话吞吞吐吐、避而不谈、不愿透露个人隐私的,很难通过会谈获得相关信息,护士应善于观察,通过病人说话时的表情、动作等各种细节,获得有关健康状况的信息。

(3) 健康评估:健康评估是收集客观资料的重要手段。护士通过视诊、触诊、叩诊、听诊、嗅诊等多种方法,对病人进行全面的体格检查,旨在了解病人的阳性体征,以便进行护理诊断并制订相应的护理计划。因此,护士需熟练掌握体格检查技能及相关知识。

(4) 查阅文献:查阅包括病人的病历、各种护理记录,以及有关疾病的文献资料等。

3. 资料的分类

(1) 按资料来源划分:

① 主观资料,是指病人对自身健康状况的认知和体验,涵盖知觉、情感、价值、信念、态度等。这类资料通常无法直接观察或测量,如病人描述的头晕、胸闷或害怕等。其来源可以是病人本人,也可以是家属、重要影响者或其他医务人员。

② 客观资料,是指通过观察、会谈、体格检查和实验室检查等方法获得的关于病人健康状况的具体资料,如水肿、生命体征变化、实验室检查结果等。

护士在收集到主观和客观资料后,应进行对比分析,以验证资料的准确性。如病人自述不痛,但护士观察到病人眉头紧锁、拳头紧握、表情痛苦等,测量发现脉搏加快,则反映病人有不适。主观资料与客观资料不一致时,护士需谨慎判断,并考虑进一步收集其他资料以明确情况。

(2) 按资料时间划分:

① 既往资料:指与病人过去健康状况相关的资料,包括病史、治疗史、过敏史等,如过去的手术经历、血压状况、血糖状况等。

② 现在资料:指与病人现在健康状况相关的资料,如现在的血压、体温、脉搏、饮食、睡眠、大小便状况等。

护士在收集资料时,应将既往资料和现在资料结合起来进行综合分析。例如一名40岁病人,测得脉搏为89次/分,看起来属于正常范围,但该病人过去20年脉搏都波动在50次/分左右,那现在的脉搏状况则可能异常。

4. 资料的来源

(1) 病人:病人是资料收集的最佳来源,病人在意识清醒、精神稳定且非婴幼儿的情况下,应通过会谈、观察、健康评估等手段来获取所需资料。急性期病人虽意识清醒,但往往无法提供准确的信息,需护士结合其他资料进行核实。病人的年龄、语言沟通能力及注意力水平会直接影响其参与评估及提供资料的程度。

(2) 家属及重要影响人:对于意识不清、精神状态不稳定、存在语言障碍的病人及婴幼儿,其家属或重要影响人成为获取资料的重要渠道。在病情危重或急诊情境下,他们甚至可能成为唯一的信息来源。他们不仅能提供额外的补充资料,还能验证病人所提供资料的准确性,如病人是否按时服药、饮食、睡眠情况如何等。当然,对于家庭关系紧张的病人,并不希望护士询问家庭成员,护士应尊重病人的意愿。

(3) 其他医务人员:这里主要指那些共同参与或曾参与照护病人的医务人员,包括医生、康复师、营养师、药剂师、其他护士等。以住院病人为例,他们可能会接受不同级别的医师诊疗,由不同的护士照护,并与药剂师、营养师等人员有接触沟通。因此,其他医务人员也是宝贵的资料来源。

(4) 病历和记录:病历详细记录了病人的既往病史和当前健康状况,包括症状、病程、治疗过程等,并包含了许多辅助检查的客观资料,如CT、X射线、实验室检查报告等。此外,社区卫生健康中心的记录也是重要的补充。对于病历和记录上已有的资料,无须重复询问,只有在存在疑问时才需进行澄清。

(5) 医疗护理文献:护理学及其他相关学科的文献为病人的病情判断、治疗和护理等提供了重要的理论依据。

(二) 核实资料

1. 核实主观资料

主观资料源于病人的主观感受,难免存在偏差,如病人自觉发热但测其体温却正常。核实主观资料旨在用客观方法进一步验证,而非质疑病人。

2. 澄清含糊资料

若在资料收集整理过程中发现资料内容不完整或不确切,需进一步取证和补充,确保资料的完整性和准确性。例如,病人诉说近期常咳嗽,护士应详细询问咳嗽的频率、持续时间、诱发或缓解因素及是否伴咳痰,若伴咳痰还需了解痰液的性状、颜色和量等等。

(三) 整理资料

整理资料是将收集的资料进行归纳、分类,以明确病人的护理需求。可参考以下理论进行分类:

(1) 按马斯洛需要层次理论进行整理分类:病人的护理需求包括生理、安全、爱与归属、尊重及自我实现的需要。

(2) 按戈登的11种功能性健康型态整理分类:病人健康型态涵盖健康感知与管理、营养代谢、排泄、活动运动、睡眠休息、认知感知、角色关系、自我认识与自我概念、性生殖、应对压力与耐受、价值信念等型态。

(3) 按NANDA的人类反应形态分类法Ⅱ进行分类:反应形态包括促进健康、营养、活动/休息、排泄与交换、自我感知、感知/认知、角色关系、性、应对/应激耐受性、生活准则、舒适、安全/防御、成长/发展等方面。

(四) 分析资料

1. 检查遗漏

资料整理分类后,须仔细检查是否遗漏,及时补充,确保资料的完整性和准确性。

2. 识别异常

收集资料旨在发现病人的健康问题。护士应熟悉常用指标的正常值,将收集到的资料与之对比,并综合分析,以识别异常情况。

3. 找出相关因素与评估危险因素

对于评估中发现的异常资料,需找出其相关因素。即使某些资料目前正常,但若存在危险因素,不及时采取预防措施,则很可能会出现异常,损害病人的健康。因此,护士也应及时收集并评估。

(五) 记录资料

记录资料是护理评估的最后一步,格式不统一,可根据资料分类方法自行设计表格。

记录时应遵循全面、客观、及时、准确的原则,并符合医疗护理文件书写要求。

护理评估通过收集、核实、整理和分析病人的健康资料,确认其现存及潜在的健康问题或生命过程反应,为护理诊断和进一步制订护理计划奠定基础。

二、护理诊断

护理诊断,作为护理程序的第二步,涉及在评估基础上分析所收集的健康资料,以判断病人现存或潜在的健康问题及其形成原因。

(一)护理诊断的概念

1990年,北美护理诊断协会提出并通过护理诊断(nursing diagnosis)定义:它是对个人、家庭、社区现存或潜在的健康问题及生命过程反应的一种临床判断。这一判断是护士选择护理措施以达到预期结果的基础,且这些结果应通过护理职能实现。护理诊断必须在护理工作范围内,是护士能独立解决或与其他人员合作解决的问题,体现了护士的独立性功能。

(二)护理诊断分类方法及标准

根据健康问题的性质,护理诊断可分为现存、潜在、健康和综合的护理诊断四种类型。明确这些类型有助于护士结合病人实际情况,制定满足个体需求的护理计划。

1. 现存的护理诊断

是描述评估病人时所发现的当前正存在的健康问题或反应。如体温过高和睡眠形态紊乱。

2. 潜在的护理诊断

描述易感病人可能出现的健康状况或生命过程反应,目前虽尚未发现病人存在健康问题,但因危险因素存在,若不进行预防和处理,就可能会发生健康问题。要求护士有预见性,能识别当前危险因素,并预测可能出现的问题,如术后病人会有感染风险或昏迷躁动病人存在坠床、受伤风险。

3. 健康的护理诊断

健康的护理诊断描述的是个体、家庭或社区病人达到更高健康水平的潜能。健康是指生理、心理、社会、精神、文化各方面完好的状态。健康的护理诊断表明病人目前具有良好的健康行为,但也许病人并不知道,这种健康行为可能随着时间推移而减弱或消失。健康的护理诊断提出的目的是帮助病人强化这些健康行为,促进健康。如一位母亲的护理诊断为母乳喂养有效,护士应帮助她坚持母乳喂养的良好行为。

4. 综合护理诊断

指由特定情境或事件引起的现存或潜在护理诊断的组合,如性侵犯受害者表现出的情感反应、多种躯体症状和生活方式紊乱等。

(三)护理诊断的组成部分

护理诊断包含四个核心部分:名称、定义、诊断依据及相关因素。

1. 名称

每项NANDA公认的护理诊断均具备特定名称,此名称概括描述了病人的健康状况,常用"改变""受损""缺陷""无效"或"有效"等特定词汇进行表述,例如"清理呼吸道无效"

"病人身体移动障碍""知识缺乏"等。采用NANDA-I认可的护理诊断名称,有助于护士间的沟通交流及护理教学的规范化。

2. 定义

NANDA在经过临床实践确认后,为每个护理诊断提供了明确的定义。定义是对名称的清晰、准确阐述,用以区分不同的护理诊断。每个护理诊断都具有其特征性的定义。例如,"组织完整性受损"定义为角膜、皮肤或黏膜组织破损,或机体结构受到侵害(如切口、皮肤溃疡、角膜溃疡或口腔破损)。即便某些护理诊断的名称相似,也可通过定义中的细微差别进行区分,如"功能性尿失禁"与"反射性尿失禁"。"功能性尿失禁"是指个体处于由于无能力或难以及时到达卫生间而尿失禁的一种状态;反射性尿失禁的定义是指个体在没有要排泄或膀胱满胀的情况下可以预见的不自觉排尿的一种状态。两者尽管都表现为尿失禁,但前者可能由躯体移动障碍或环境因素引起,后者则可能源于脊髓损伤、肿瘤或感染引起的反射弧水平以上神经冲动传输障碍而导致无法抑制的膀胱收缩。因此,确立护理诊断时,需充分理解其定义以便准确鉴别。

3. 诊断依据

明确的诊断依据是作出正确护理诊断的基础。诊断依据是指作出护理诊断的临床判断依据,诊断依据包括病人展现的一组症状、体征及相关病史,也可能是危险因素。对于潜在护理诊断,其依据即为原因本身(危险因素)。诊断依据可根据其在特定诊断中的重要性分为主要依据和次要依据。主要依据是诊断成立的必要条件,而次要依据则起支持作用,是辅助条件。例如,"体液不足"的主要依据包括经口摄入液体量不足、摄入与排出失衡、体重减轻、皮肤或黏膜干燥;次要依据则为血清钠升高、尿量减少或过量、尿浓缩或尿频、口渴、恶心或食欲缺乏。每个护理诊断都有对应的主要依据和次要依据,护士确定护理诊断时,需明确并列出所有相关的主要与次要依据。

4. 相关因素

相关因素是指导致病人健康问题的原因或情境,主要包括以下几类:①病理生理因素,即与病理生理改变相关的因素,如体液过多可能与肾功能衰竭有关。②心理因素,指与病人的心理状态相关的因素,例如产妇活动无耐力可能是由产后抑郁引起。③治疗因素,与治疗措施相关的因素,如药物副作用可能导致便秘。④情境因素,涵盖环境和情境相关的因素,如睡眠形态紊乱可能是不适应医院环境导致。⑤年龄因素,指在成长过程中与年龄相关的生理、心理、社会和情感特征,不同年龄段如婴儿、青少年、中年和老年各有其特点。

阅读材料

护理诊断的组成举例

名称:清理呼吸道无效。

定义:个体无法有效清除呼吸道内的分泌物,导致气道受阻的状态。

诊断依据:

① 主要依据:咳嗽无效或缺乏咳嗽,或偶尔咳嗽;痰液过多,无法自行排出呼吸道内的分泌物。

② 次要依据:呼吸音出现异常;呼吸的速率、节律、深度发生变化;出现发绀症状;表现

出不安情绪;双眼睁大。

相关因素:

环境因素:存在烟雾影响。

5．验证假设

查询 NANDA-I 体系中护理诊断的详细信息,将病人评估资料中的可能病因、相关症状和体征,与 NANDA-I 护理诊断的诊断依据及相关因素/风险因素进行对比分析,以验证护理诊断的正确性。

6．陈述护理诊断

护理诊断的陈述包含三个核心要素:①P(问题 Problem),指病人现存或潜在的健康问题;②E(原因 Etiology),指直接导致病人健康问题的直接因素、促发因素或危险因素。引发疾病的原因多比较明确,但引发健康问题的原因常因人而异,如失眠可能由焦虑、饥饿、环境改变或体位不适等多种原因引起,且不同疾病可能存在相同的健康问题;③S(症状或体征 symptoms or signs),指与健康问题相关的症状或体征。

护理诊断的陈述方式主要包括三种:

(1) 三部分陈述(PES 公式):常用于现存的护理诊断。例如,"营养失调(P):肥胖(S),与进食过多有关(E)"。

(2) 两部分陈述(PE 公式):仅包括护理诊断名称和相关因素,不涉及临床表现。例如,"皮肤完整性受损(P):与长期卧床导致局部组织受压有关(E)"。

(3) 一部分陈述:仅包含 P,主要用于健康的护理诊断。例如,"执行治疗方案有效(P)"。

在上述三种陈述方式中,两部分陈述最常用。

(四) 护理诊断与医疗诊断的区别

护理诊断与医疗诊断虽同为诊断类别,但其功能却大相径庭。护理诊断主要描述病人对其现存或潜在健康问题的反应,护士据此可制定出符合病人需求的护理计划,以助其适应和改善所面临的健康问题。相比之下,医疗诊断是医生基于病史、症状、体征、实验室检查以及病程所确立的疾病名称,它作为医疗团队治疗疾病的依据。两者的主要区别参见表 3-1。

表 3-1 护理诊断与医疗诊断的区别

项目	护理诊断	医疗诊断
临床判断对象	对个体、家庭及社区的健康问题或生命过程反应的临床判断	对个体病理生理变化的临床判断
描述内容	描述个体对健康问题的反应	描述一种疾病
问题状态	现存或潜在的	多是现存的
决策者	护理人员	医疗人员
职责范围	属于护理职责范围	属于医疗职责范围
适用范围	适用于个体、家庭、社区的健康问题	适用于个体疾病
数量	可同时有多个	通常只有一个
稳定性	随健康状况变化而改变	一旦确诊,不会改变

在临床实践中,护士有时会遇到无法独立解决的护理问题,无法作出合理的护理诊断。为此,1983年琳达·卡本尼图(Lynda Juall Carpenito)提出了合作性问题的概念。她指出,护士需要解决的问题可以分为两类:一类是护士可以直接采取措施解决的,属于护理诊断;另一类则需要与其他健康保健人员,尤其是医生共同合作解决的,则属于合作性问题。合作性问题中护士需要承担监测职责,并应用医嘱和护理措施来预防或减少并发症的发生。合作性问题的陈述方式通常为"潜在并发症:×××",例如"潜在并发症:心律失常"。但并非所有并发症都是合作性问题,若并发症可以通过护理措施预防和处理,则属于潜在的护理诊断。例如,小儿腹泻存在皮肤完整性受损的危险,这与排泄次数增多及排泄物刺激有关。在这种情况下,护士可以通过做好臀部皮肤护理来预防红臀及局部皮肤破损。然而,若并发症不能由护士预防和独立处理,且处理决定需要医护双方共同作出,护理措施的重点在于监测,则这属于合作性问题。监测是指持续地收集相关资料以评价病人的健康状况是否发生变化,故监测不能改变病人状况或预防问题的发生,而是提供必要的信息来 决定需要采取什么措施。如艾滋病病人机体免疫功能低下,护理措施无法预防肿瘤,护士针对这一问题应提出潜在并发症:肿瘤,护士的主要职责是 严密观察。再如,妊娠期高血压妇女可能出现潜在并发症:胎盘早剥,护士无法预防,只能严密观察病情,积极配合治疗,做好终止妊娠的准备与护理。

(五)书写护理诊断的注意事项

(1)应使用统一的、明确、简单、规范的护理诊断名称,以促进护士间的交流与探讨,并规范教学。

(2)列出护理诊断时,需贯彻整体观点,全面考虑生理、心理、社会、精神及文化等多方面因素。每个护理诊断针对一个具体健康问题,一位病人可有多个护理诊断,且这些诊断会随病情发展而变化。

(3)避免直接使用症状或体征作为护理诊断。例如,对于大便次数增多、呈黄色稀水样便、伴口渴和尿量减少的病人,其护理问题应表述为"体液不足:与腹泻导致体液丢失有关",而非直接将腹泻、少尿等症状作为护理诊断。

(4)护理诊断应明确相关因素,因为护理措施通常针对这些相关因素来制定。即使护理诊断相同,由于相关因素不同,所选择的护理措施也可能不同。例如,"便秘:与背部受伤导致排便时疼痛有关"和"便秘:与心力衰竭引起缺氧导致肠蠕动降低有关",虽诊断相同,但护理措施需根据不同的相关因素来制定。

(5)护理诊断中关于知识缺乏的陈述应遵循特定格式,即"知识缺乏:缺乏×××的知识"。例如,"知识缺乏:缺乏妊娠期保健的知识"。

(6)避免使用可能引起法律纠纷的语句。例如,不应将长期卧床病人的护理诊断表述为"皮肤完整性受损:与护士未及时翻身有关"或"有受伤的危险:与病房照明不足有关",此类表述可能导致法律纠纷。

(7)避免在护理诊断中进行价值判断。例如,不应表述为"卫生不良:与懒惰有关"或"社交障碍:与缺乏道德有关"等。

三、护理计划

护理计划(nursing plan)作为护理程序的第三步,是护士在评估和诊断的基础上,结合多学科知识,针对病人的健康问题、设定的护理目标以及拟采取的护理措施所制定的书面方案。护理计划可使护理活动有序和系统执行,以满足病人的需求。

(一)护理计划的分类

护理计划始于护士与住院病人初次接触并建立护患关系之时,终止于病人离开医疗机构、护患关系结束之际。根据这一时间线,护理计划可分为住院护理计划和出院护理计划两类。

1. 住院护理计划

住院护理计划是护士依据评估资料和病人对护理的反应,为定制的个性化的住院护理计划。制定此计划的目的包括:①为交班后的护士提供连续的护理服务依据。②排列本班护理活动的优先级。③判断需要解决的核心问题。④协调护理活动,以期通过一次护理解决病人的多个问题。

2. 出院护理计划

出院护理计划是住院护理计划的延续,旨在确保病人在离开医疗机构后仍能得到适当的护理和关注。因此,护士要根据病人情况及出院后的需求及时修订计划,建立医院与社区、康复机构、养老机构等健康服务机构的有效沟通机制,提供恰当的出院后延续性护理,有效降低病人再入院率。

(二)护理计划的过程

护理计划的制定涵盖四大内容:排列护理诊断优先顺序;明确预期目标;制订具体的护理措施;将护理计划整理成文。

1. 排列护理诊断的优先顺序

当病人面临多个护理诊断或问题时(包括合作性问题),需对这些诊断或问题进行排序,以确保护理工作能根据问题的轻重缓急进行合理安排。排序时,需综合考虑护理问题的重要性和紧迫性,将对病人生命构成最大威胁的问题置于首位,其他问题则依次排列。根据优先次序,护理问题可分为三类:首优问题、中优问题和次优问题。

(1)首优问题,指那些直接威胁生命,需立即解决的问题。例如,心输出量减少、组织灌流量改变、气体交换受损、清理呼吸道无效、严重体液不足等。在紧急情况下,尤其是急危重症的病人,可能同时存在多个首优问题。

(2)中优问题,指那些虽不直接威胁生命,但对病人的躯体和精神造成极大痛苦、严重影响其健康的问题。例如,急性疼痛、体温过高、睡眠紊乱、压力性尿失禁、有受伤或感染的危险、焦虑、恐惧等。

(3)次优问题,指个人在应对发展和生活变化时遇到的问题,这些问题与疾病或其预后不直接相关,但同样需要护士协助解决,以帮助病人达到最佳健康状态。例如,疲乏、社交孤立、精神困扰、家庭作用改变等。值得注意的是,护理诊断的优先顺序在疾病的全过程中并非固定不变,而是会随着病情的发展而发生变化。

排列护理诊断顺序的原则:

(1)按照马斯洛的人类基本需要层次理论排列。依据马斯洛的人类基本需要层次论,个体的生理需求未得到满足的问题应被优先考虑并解决。例如,与呼吸相关的气体交换受损、与食物摄取相关的营养失调问题、以及与排泄相关的尿潴留等。但马斯洛的理论并未具体阐述各类生理需求之间的优先次序。因此,在实际操作中,我们应将对生理功能平衡构成最大威胁的问题置于首位,例如,对氧气的需求应优先于对水的需求,而对水的需求则优先于对食物的需求。一旦这些问题得到了妥善的解决,护士便可以适时地将工作重点转移至满足个体更高层次需求的问题上。

(2) 排序时考虑病人的主观需求。由于病人是人,同样的需求对不同的人来说,其重要性可能不同。尤其针对较高层次的需求,排序应尽可能将病人的认知情况纳入其中。在与治疗、护理原则不冲突的情况下,可考虑优先解决病人认为最为迫切的问题。

(3) 排序并非一成不变。随着病情的发展,原先威胁生命的问题一旦得到解决,生理需求得到一定程度的满足后,原本被视为中优或次优的问题可能会上升为首优问题。以心力衰竭病人为例,最初可能作出心输出量减少、体液过多、活动无耐力的护理诊断。与前两个直接威胁病人生命的问题相比,活动无耐力可能仅被视为中优问题。但随着病情的好转,病人心功能趋于稳定,此时如何帮助病人早日活动以降低并发症风险,便成为护理的重点,进而转变为首优问题。

(4) 关于潜在的护理诊断和合作性问题的排序,通常应遵循先解决现存问题的原则。然而,在某些情况下,潜在的护理诊断和合作性问题可能比现存问题更为紧迫,需要被列为首优问题。例如,小儿肺炎病人可能面临心功能不全的风险,这一风险与缺氧和酸中毒紧密相关。若不及时采取措施进行预防,可能会危及患儿的生命,因此,应将其视为首优问题进行处理。

2. 确定预期目标

预期目标,也称为预期结果,是指病人在接受照护后期望达到的健康状态或行为改变。这一目标是针对护理诊断提出的,它既是选择护理措施的依据,也是评价护理措施效果的标准。

(1) 目标的种类。根据实现目标所需时间的长短,可以将目标分为短期目标和长期目标。①短期目标:是指在较短的时间内(如几天或几小时)能够达到的目标,适用于住院时间短、病情变化快的情况。例如,1日后病人能顺利咳出痰液,或用药3小时后病人停止呕吐等。②长期目标:则需要相对较长的时间(数周或数月)才能达到的目标。这类目标需要护士针对长期存在的问题采取连续性的干预措施才能解决,如长期卧床的病人有发生压疮的风险,需要护士在卧床期间给予精心的皮肤护理加以预防,此长期目标则可描述为"卧床期间皮肤完整无破损"。有时,长期目标也可以通过实现一系列短期目标来达到,如半年内体重减轻12千克,可以通过每周体重减轻0.5千克的短期目标来实现。短期目标的实现使人看到进步,能增强实现长期目标的信心。

(2) 评价时的陈述方式。预期目标的陈述包括五个要素:主语、谓语、条件状语、行为标准和评价时间。①主语:主语是预期目标中期望发生改变的对象,通常是病人或其重要影响人,也可以是病人的生理功能或机体的一部分,如病人的皮肤、体重、尿量等。在目标陈述中,如果主语是病人,可以被省略。②谓语:谓语是指主语将要完成且能被观察或测量的行为。③条件状语:是指病人完成该行为所需的条件状况,并非所有目标陈述都需包含此项。④行为标准:则是指主语完成该行为后应达到的程度,如速度、距离、次数等。⑤评价时间:则是指病人在何时应达到目标中陈述的结果。

（3）确定预期目标的注意事项：①以病人为中心的目标设定：护理目标应描述病人的行为，而非护理活动本身或护士的行为。例如，将"住院期间教会病人使用胰岛素笔"改为"出院前病人能够演示正确使用胰岛素笔的方法"，确保目标直接关联到病人的实际能力。②目标的明确针对性：每个护理目标应针对一个具体的护理诊断，而一个护理诊断可以有多个预期目标。每个目标应使用单一的行为动词，避免使用多个行为动词，以确保目标的清晰性和可衡量性。例如，将"1周后病人能用健侧手梳头和进食"拆分为两个独立目标，确保每个目标只有一个行为动词。③目标的可行性：预期目标应基于实际可达到的成果，考虑病人的生理、心理、认知、文化及支持系统等因素。同时，还需考虑健康服务机构的条件、设施、护士业务水平及人员配备。护士应鼓励病人参与目标的制定，确保目标既具有挑战性又切实可行。④目标的具体性：护理目标应具体、可观察且可测量。避免使用含糊不清或不明确的词汇。例如，将"2周内病人吸烟量减少"改为"2周内病人每日吸烟量减至5支"，使目标更具体、易于评估。⑤目标的时间限制：护理目标应注明具体时间，如"3日后""1小时内""出院时"等，为确定评价时间提供明确依据，确保目标的及时性和可操作性。⑥关于潜在并发症的目标：潜在并发症是合作性问题，护士无法完全避免其发生，但可以监测其发展。因此，护理目标应侧重于及时发现并处理并发症。例如，将"住院期间病人不发生心律失常"改为"住院期间心律失常被及时发现并处理"，确保目标的现实性和护士的责任明确。

3. 制订护理措施

护理措施是实现病人护理目标的关键行动步骤。这些措施应基于对病人护理需求的准确诊断，并考虑病人的具体状况，综合运用护理专业知识和实践经验来精心设计和实施。

（1）护理措施的分类：①独立性护理措施：这类措施是护士在不依赖医嘱的情况下，利用自身的护理知识和技能独立完成的护理活动。具体包括：帮助病人抬高水肿的肢体，以减轻不适；协助病人完成日常生活活动，如进食、洗漱等；进行皮肤护理，预防压疮等并发症；指导腹部术后病人在咳嗽时保护切口，减少伤口张力；实施预防感染和预防危险问题的措施，如手卫生、环境清洁等；提供健康教育和咨询服务，增强病人的自我管理能力。②合作性护理措施：这类措施需要护士与其他医务人员（如营养师、药师等）共同合作完成。例如与营养师共同制定符合病人病情和营养需求的饮食计划，确保病人获得均衡的营养摄入。③依赖性护理措施：这类措施是护士根据医嘱执行的护理活动，要求护士具备一定的专业技能和知识。包括但不限于：遵医嘱给药，要求护士掌握相关的药理学知识，确保药物的正确使用和剂量管理；更换伤口敷料，要求护士具备伤口护理技能，促进伤口愈合；进行外周静脉置管，要求护士具备相应的操作技能，并能够预测和处理可能出现的并发症；准备诊断性检查，如协助病人进行血液检查、影像学检查等，确保检查的顺利进行。在执行依赖性护理措施时，护士还需负责与病人的沟通，如在诊断性检查前进行必要的沟通，检查后及时告知结果，增强病人的治疗信心和合作度。

（2）制定护理措施的关键原则：①科学性原则：护理措施的制定必须基于坚实的科学基础。这包括但不限于自然科学、行为科学和人文科学等领域的最新研究成果。护士应参考最新的研究证据，并结合病人的具体情况，运用自身的专业知识和临床经验，精心选择和设计护理措施。坚决避免采用未经科学验证的方法，确保所有护理措施都建立在可靠的科学证据之上。②针对性原则：护理措施应针对护理诊断中识别出的问题来制定，旨在实现明确和具体的护理目标。措施的设计应针对病人特定的健康需求,确保其针对性和有效性。③个性化和可行性原则:护理措施的选择应考虑护理团队的资源、专业能力和医疗设施条件。同时,措施应根据病人的具体病情、年龄、性别、体能、认知状态、个人愿望和需求进行个性化调整。④安全性原则:在提供护理服务时,护士应将病人的安全放在首位。例如,在协助冠心病病人进行活动时,应采取渐进的方式,避免过度活动可能引起的健康风险。⑤明确性和细致性原则:护理措施的描述应具体、清晰,便于其他护士准确理解和执行。在制定护理措施时,应参考其他医疗人员的病历记录,并在意见不一致时通过协商达成共识。⑥病人参与原则:鼓励病人或其家属参与护理措施的制定过程,这不仅能提高他们对护理计划的接受度和配合度,还能确保护理措施更加符合病人的实际需求,从而提高护理效果。

4. 撰写护理计划

撰写护理计划是医疗团队沟通的桥梁,它有助于合理分配工作和资源,同时提升护理服务的整体质量。尽管不同医疗机构在护理计划的书写格式上可能有所差异,但通常包括护理诊断、目标设定、护理措施和效果评估等关键部分的内容基本一致。

标准护理计划是基于临床经验,针对特定护理诊断或健康状况所预见的普遍问题而制定的护理计划模板。护士可以通过勾选与病人状况相关的护理诊断,按照既定模板执行护理任务。随着护理信息系统在临床的广泛应用,护理计划可以通过系统智能生成。护士只需点击相应的疾病名称,系统就会展示该疾病的标准护理计划,包括护理诊断及其依据、目标和措施,其中护理诊断按照优先级进行排序。

护士可以取消与病人病情不符的护理诊断选项,添加或调整所需的内容,以生成个性化的护理计划,并将其保存于系统中。随着病人病情的进展,护理诊断和计划可以灵活地进行更新或终止。然而,标准护理计划可能导致护士过分关注普遍性问题,而忽视病人的个体差异,限制了全面思考和独立决策的能力,有时甚至可能导致对标准计划的过度依赖。因此,护士应在制定计划前进行独立思考,形成自己的判断和决策,然后再参考标准计划进行调整。

护理计划清晰地界定了病人健康问题的优先级和护理工作的焦点,确立了护理工作的目标,并制定了实现这些目标的具体措施。它为护士提供了解决病人健康问题、满足其健康需求的行动指南,确保了护理服务的针对性和有效性。

四、护理实施

护理实施(nursing implementation)是护理程序的第四步,是将预先制定的护理计划转化为具体行动的关键步骤。这一过程不仅能够针对护理问题提供解决方案,还能对护理措施的实用性进行检验。在实施阶段,护士需要展现出深厚的专业素养、精湛的操作技巧以及出色的沟通能力,这些都是确保护理计划得以顺畅执行且病人获得高标准护理服务的基石。

(一)护理实施的过程

1. 实施前思考

(1)做什么:审视并确认既定的护理计划,确保其基于科学原则、安全无虞,并且与病人当前的健康状况相契合。在每次与病人互动时,护士有机会执行针对各种护理诊断的具体措施。在护理实施前,护士需对这些措施进行系统化安排,确保它们能够准确且高效地进行。例如,护士在病人床边应依次开展以下活动:检查病人的饮食习惯以识别营养失衡问题,检查病人皮肤易受压区域以预防皮肤损伤,监测病人的排尿量以评估体液状态,辅助病人进行活动以提高其活动耐力。

(2) 谁去做:明确护理措施的执行责任,判断是由护士独立执行,还是需与医疗团队的其他成员协作,以及所需参与人员的数量。

护理计划的实施可能涉及以下几方面的人员:①护士:负责制定护理计划的护士将亲自执行计划,确保护理措施得到正确实施。②医疗团队成员:可能包括其他护士、医生、营养师等专业人员,他们将根据专业特长和病人需求,共同参与护理措施的执行。③病人及其家属:在某些情况下,护理措施的实施需要病人的积极参与或由家属协助完成,特别是那些涉及日常生活技能训练或家庭护理的措施。

(3) 怎么做:考虑实施过程中将采用的技术、技巧,以及可能的沟通挑战和应对策略。

(4) 何时做:根据病人的具体情况和健康状态,选择执行护理措施的最佳时机。如病人的饮食健康教育较适宜安排在家属探访时。

(5) 何地做:考虑实施护理措施的适宜地点,特别是涉及病人隐私的操作,需特别注意环境的选择。

2. 实施前准备

(1) 重新评估:鉴于病人的健康状况时刻在变动,护理评估应当是护理过程中持续进行的一个环节。

护士在与病人的每一次互动中,都有机会获取与病人健康相关的信息。这些信息如果对临床护理有重要影响,就必须对现有的护理计划进行重新评估,并根据新的信息作出相应的调整。在护士满足了病人的护理需求之后,也应对护理计划进行更新,并对病人进行再次评估。

因此,在执行护理措施之前,护士有责任进行一次新的评估。以处理呼吸道清理问题的病人为例,如果护理计划包括定期的背部敲击以帮助咳嗽和雾化吸入治疗,那么在实施这些措施之前,护士需要对病人的痰液情况(包括量、性质、频率和黏稠度)以及背部敲击和雾化吸入的效果进行再评估。在完成肺部听诊后,根据评估结果,护士可以决定是继续执行原计划还是进行必要的调整。

(2) 审阅和修改护理计划:在实施护理行动之前,必须对病人的当前健康状况进行仔细的核查,确保制定的护理计划与病人的实时情况和临床需求保持一致,同时考虑是否需要对护理诊断进行调整或重新设定预期目标。若发现护理计划与病人实际状况存在偏差,应立即对计划进行调整,具体包括:①更新病人评估信息:对病人评估资料进行更新,确保其准确反映病人的最新状况。在护理计划中加入新的评估信息时,应记录具体的日期,这有助于其他医疗人员及时了解病人状况的变化。②调整护理诊断:对护理诊断进行审查,去除不再适用于病人当前状况的诊断,并添加新的、与病人当前健康状况相符的诊断。根据病人的实际情况和健康问题,重新确定护理诊断的优先级和调整预期目标,并记录调整的时间。③修改护理措施:根据新的护理诊断,调整护理措施,确保它们能够恰当地应对病人的当前需求。例如,如果护士在准备进行术前健康教育时,观察到病人感到疲劳并主诉背部不适,应重新评估情况并相应地调整护理计划,可能将健康教育时间推迟,以适应病人的即时需求。

(3) 分析所需知识和技能:随着医疗技术更新,护士需掌握新设备和新技术。面对知识或技能不足,应立即学习补充,通过阅读资料、参与培训或咨询专家来提升自己,确保能够提供优质的护理服务。

(4) 预测可能出现的并发症及预防措施:护士需利用其专业背景和临床经验,对护理过程中可能引发的并发症进行深入评估和预测,并据此采取有效的预防策略。如对于使用冰袋降温的老年病人,护士应使用毛巾包裹冰袋,并持续监测病人的皮肤状况,以防止局部冻伤。对于术后疼痛未得到有效控制的肥胖病人,护士应在缓解其疼痛的同时,使用气垫床等辅助设备,以降低压疮发生的风险。对于接受腹部大手术的糖尿病病人,护士应加强伤口护理,并指导病人避免行为可能增加伤口张力,促进伤口愈合。在进行鼻饲操作时,护士应每次确认鼻饲管位置,确保其在胃内,并帮助病人采取半坐卧位,防止误吸的发生。

(5) 组织资源:在执行护理行动之前,护士需依据护理目标和计划,细致筹备所需的人力和环境资源。人力资源包括涉及医疗团队成员、病人家属及其他对病人有重大影响的个体。在规划护理措施时,要全面评估他们提供帮助的潜力,包括他们的知识水平、技能、可用时间及经济状况。例如,在协助脊柱损伤病人调整体位时,可能需要护士的直接帮助;而在对糖尿病病人进行饮食教育时,可以邀请家属参与,共同支持病人的健康管理。环境的设置也应根据病人的具体需求和护理目标来定。在处理涉及病人隐私的事务时,应选择安静且私密的环境,确保病人感到舒适并能够安心交流。

3. 实施的具体过程

(1) 严格执行护理计划。

(2) 遵循医嘱,确保医疗护理协调。

(3) 及时回应病人和家属的疑问。

(4) 定期检查护理效果,观察病情,应对紧急情况。

(5) 持续收集信息,更新护理记录和计划。

(6) 与其他医疗人员保持沟通,确保工作交接顺利。

(二) 护理实施的常用方法

1. 护理操作

护士运用专业技能执行护理计划,包括但不限于皮肤管理、静脉治疗、心肺复苏等。

2. 护理管理

护士合理安排护理措施,必要时指派其他护理或医疗人员参与,确保护理流程的高效执行,病人最大化受益。这也可能涉及非直接病人的护理任务,如急救设备的维护、医院环境管理、物资调配等。

3. 健康教育

护士评估病人及其家属对健康信息的需求,并考虑文化、社会背景等因素,提供疾病预防、治疗和护理的教育,指导他们进行自我护理或协助护理。

4. 健康咨询

在提供健康咨询服务时,护士不仅要解答健康疑问,还需运用沟通技巧提供心理支持,帮助病人及其家属减轻压力,促进整体健康。例如,为照顾老年病人的家庭成员提供心理和情感支持。

5. 记录与报告

护士应详细记录护理执行情况和病人病情变化,并及时向医疗团队报告病人身心反应和病情进展,确保信息流通和护理连续性。

五、护理评价

护理评价(nursing evaluation)是护理程序的最后一步,是指在预定时间点,对病人接受护理后的健康状况与原定护理目标进行对比分析,进而进行评定和必要的调整。这一过程是系统化、目标导向且持续的,并非仅在护理结束时才进行。

(一) 护理评价的目的和意义

1. 评估病人健康反应

护理的核心在于辅助病人应对健康问题。通过护理评价,护士能够掌握病人的当前健康状况,评估其生理、心理和行为反应是否向健康方向发展。

2. 检验护理成效

护理评价有助于检测护理措施实施后的效果,判断病人需求是否得到满足,健康问题是否被有效解决,以及是否实现了既定的护理目标。

3. 提升护理质量

护理评价是监控护理品质的关键手段。通过自我评估、同行评审以及护理管理层的评价,护理服务的内容和方法得以不断优化,从而提升整体护理品质。

4. 指导护理计划制订

护理评价揭示了护理诊断的准确性、护理目标的适宜性、护理措施的执行情况及其效果。护士可以利用这些信息,科学地制订护理计划,并为护理研究和理论发展提供实证基础。

(二) 护理评价的过程

1. 设定评价准则

护理评价的核心在于衡量实际护理成果与既定的预期目标是否一致。这些目标为护士在评价阶段所需搜集的数据类型提供指导,并确立了评估病人健康状况的基准。例如,如果目标设定为病人术后三天能独立行走50米,或出院时能掌握高血压自我管理的关键知识,护士便能据此确定所需搜集的数据种类。

2. 资料收集

为判断是否达成预期目标,护士需通过访谈、检查、家属沟通和病历审查等手段,搜集与病人相关的资料。尽管护理评估和评价在资料搜集上采用相似方法,但目的有所区别,评估是确定护理问题,而评价则是评估问题解决的进展。

3. 目标实现评估

通过两个步骤来评估目标是否实现:①记录病人在接受护理措施后的具体行为或反应变化。②将这些变化与预期目标对比,以判断目标的实现情况,包括完全实现、部分实现或未实现。护士在完成评价后,应详细记录评价结论和支持证据,并记录评价时间,以促进团队间的协作和信息共享。

4. 护理计划的再审视

（1）原因分析：评价之后，需深入分析目标未完全达成的原因，定位问题核心。可探究的问题包括：①收集的初始数据是否确实、详尽且无误？②护理诊断是否精确？③设定的目标是否恰当？④执行的护理措施是否具有目的性并得到恰当实施？⑤病人和家属是否给予充分合作？⑥病人状况是否有所变化或出现了新问题？原定计划是否仍具适用性？

（2）再次评估：在对健康问题进行再次评估之后，需要做出综合性的决策。通常存在以下几种情况：①终止护理：若问题已得到解决，则可结束相关的护理措施。比如，若糖尿病病人已能熟练展示正确的胰岛素注射技术，护士便可停止进一步的相关健康教育。②持续执行：当护理问题有所缓解但未完全解决，且当前的护理计划和目标仍然适宜时，应继续执行。例如，阑尾炎术后病人能在护士的辅助下行走50 m，虽未完全实现独立行走的目标，但鉴于恢复进展顺利，应继续当前的护理方案。③取消措施：如果原先识别的潜在护理问题并未实际发生，经过进一步资料搜集和确认后，可以取消这些措施。如腹部手术病人经过两周护理未出现感染迹象，原先针对感染预防的护理措施可以取消。④调整计划：如果目标只有部分达成或未达成，应对护理诊断、目标或措施中的不当之处进行调整。例如，对于一位卵巢癌病人，如果护士原定的目标是一周后病人情绪有所好转，但实际上病人仍拒绝治疗并有自杀企图，护士应调整目标，改为一周后病人表示愿意接受治疗。

（3）合作性问题的评价：在处理需要医疗团队协作的问题时，医生和护士应共同采取干预措施以实现目标。如果目标未能完全达成或进展缓慢，这不一定意味着护理计划或干预措施存在缺陷。

护理评价不仅限于护理程序的最后一步，而是从资料搜集之初便开始的一个持续过程。评价按时间可分为三种类型：①即时评价：在执行护理程序的每个环节或措施后，护士根据病人的即时反应和病情变化进行评价。②阶段评价：在护理工作的某个阶段结束后，由主管护士进行的评价，包括同事间的互评和上级的定期审查。③总结评价：在病人出院、转院或逝世后，对整个护理过程进行的全面评价。由此可见，评价是护理程序中不可或缺的一部分，始终贯穿其中。

护理程序是护士运用科学方法来识别病人健康状况，理解其对健康问题的心理和生理反应，并基于这些信息制定和执行护理计划的过程。这一过程旨在满足病人的个性化需求，促进其健康恢复或达到最优状态。遵循护理程序不仅能够提升护理服务的品质，加快病人的康复进程，而且有助于提升护士的思维能力、问题解决技巧、专业知识和技能，改善病人与护士的关系。此外，护理程序中详尽的记录为护理研究和理论的进步提供了重要的基础。

第三节　护理实用理论与护理程序

一、马斯洛人类基本需要层次论与护理程序

（一）需要的概述

需求是支持人类生存和进步的根本要素，与个人的日常活动紧密相连，构成心理和行

为动机的核心。每个人的行为,无论是直接还是间接,有意识还是无意识,本质上都是为了实现某些需求。护理实践应当致力于满足个体的健康需求。

1. 需要的定义

需求(need)是指个体对其生存和发展所必需条件的依赖性、追求和渴望。作为个体行为的主要驱动力,需求激发着人们的日常活动。人类的各种行为和活动都是在满足需求的过程中展开的。作为生物体和社会的组成部分,人们天生具有一些基本需求,例如对食物、睡眠、情感和社交的需求,这些是全人类共有的。如果这些基本需求得不到满足,可能会导致身体失去平衡,进而引发疾病。因此,为了维持生命和健康,每个人都必须确保其基本需求得到充分满足。

2. 需要的特点

(1) 需要的目标性:人类的需要总是针对特定的对象,这些对象可能是物质的,如空气和食物,也可能是精神的,如自尊和追求。无论是物质需要还是精神需要,它们的满足都依赖于一定的外部物质条件。正是这些需要激发个体在不同领域进行积极的探索和行动。

(2) 需要的发展性:需要是个体成长和发展的基石。在不同的生命阶段,个体会展现出不同的主导需求。例如,婴儿期主要的需要是生理需求,而在老年期,获得尊重的需要变得更加显著。

(3) 需要的连续性:需要不会因一次满足而消失。当某些需要得到满足后,新的需要又会出现,促使人们继续寻求新的满足需要的方式。个体在不断产生和满足需要的过程中实现自我成长,并促进社会的进步。

(4) 需要的个体差异性:每个人的需要都有其独特之处,这是由个体的遗传特质和环境因素共同决定的。护士应细致观察每名病人的独特需要,并及时、恰当地予以满足。

(5) 需要的时代性:人的需要多种多样,但其产生和满足受到所处环境和社会发展水平的限制。因此,个体需要根据主观愿望和客观条件,有意识地调整自己的需要,并合理地提出和实现这些需要。

(二) 马斯洛人类基本需要层次理论的内涵

自20世纪50年代以来,众多心理学、哲学和护理学领域的专家学者对需求进行了多维度的研究,并发展出多种需求理论。在这些理论中,美国杰出心理学家亚伯拉罕·马斯洛(Abraham H. Maslow)提出的层次需求理论尤为突出,其理论在众多不同领域得到了广泛的采纳和应用。

1. 人的基本需要层次(见图3-4)

(1) 生理需要(physiological needs):是指人类为了生存所必需的基本条件,如呼吸的空气、饮用水、食物、睡眠、排泄和休息等。这类需要是首先出现的,并且有一定的限度。一旦得到满足,它们就不再成为驱动个体行为的主要因素,个体将转向追求更高层次的需求。如果一个人的基本生理需要未得到满足,那么其他所有需要都会显得次要。这种需要也被称作需要层次的最底层。

(2) 安全需要(safety needs):这涉及对被保护和免受威胁的渴望,以获得安全感。安全需求既包括身体上的安全,如避免身体伤害,又包括心理上的安全,如避免恐惧和焦虑。这种需求在人生的各个阶段都存在,尤其在婴儿期更为明显。

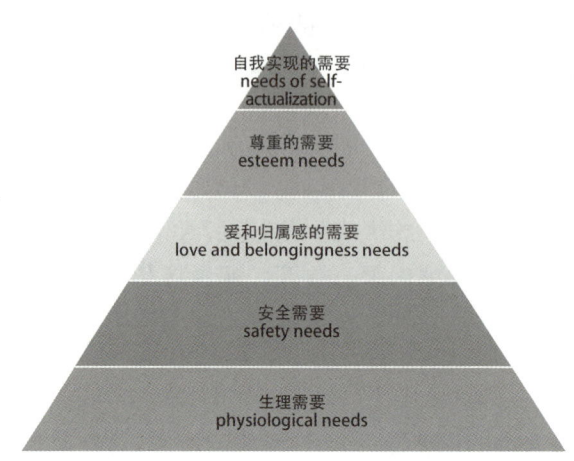

图 3-4　马斯洛人类基本需要层次理论

（3）爱与归属的需要（love and belongingness needs）：这包括被他人或社群接受、关心和爱护的需要。它涵盖接受爱与给予爱的双向过程，个体对家庭、朋友的需要，对组织、团体归属感的需要，以及希望得到他人爱和给予他人爱的需求。这表明人渴望亲密的情感联系，如果这种需要得不到满足，可能会导致孤独和空虚感。

（4）尊重的需要（esteem needs）：这包括自我尊重和他人尊重两个方面。自我尊重涉及个体对自身能力、自信的追求。他人尊重则指个体希望获得他人的认可、尊重和赞赏。尊重需求很少能完全满足，但基本满足就足以成为动力。如果尊重需求得不到满足，可能会引发自卑、无力和无能感。

（5）自我实现的需要（needs of self-actualization）：这是个体发挥自身才能和潜力的需求，是追求实现个人理想和抱负的需求，使个人能力得到最大程度的发挥。

思政案例

共和国勋章获得者——钟南山

2019年，底湖北武汉出现了新型冠状病毒肺炎疫情，2020年1月份开始，疫情在国内迅速蔓延，1月23日，全国进入紧急防控阶段。疫情暴发后，84岁的钟南山院不顾个人安危，在国家、人民最需要的时候，再次挂帅出征，于1月18日夜驰援武汉疫情一线，并担任国家卫健委高级别专家组专家，首次大胆提出存在"人传人"现象的事实，扭转了抗疫形势，拉开了全国抗疫的序幕，强调严格防控，并组织撰写新冠肺炎诊疗方案。

自2003年抗击非典之后，钟南山院士在国人心中一直占据着无法被取代的位置。在新冠疫情暴发的危急时刻，钟南山院士再次成为人民群众的主心骨。马斯洛需要层次理论认为自我实现的需要是个体最大限度地发挥自己的天资、能力和潜力，完成与自己的能力和天赋相称的一切事情的需要。钟南山院士从医五十余年，始终不忘初心，战斗在呼吸系统疾病临床一线，集医生、院士、非典功臣于一身。本已到了颐养天年的年龄，却在疫情最严重的时候逆行武汉，用自己的胆识、经验和责任担当，为疫情防控作出了杰出的贡献。

他用实际行动践行了老一辈医学家医者初心、实现自我价值的信念,也向我们诠释了医者仁心、为国为民的医者精神,也因此获得了共和国勋章。

需要层次通常指的是五个基本的需要层次。马斯洛在其理论中进一步细化,在尊重需求与自我实现需求之间增加了两个额外的层次,即认知需要和审美需要。认知需要涉及个体对知识的探求,对新事物的认识和理解;审美需要则指个体对美好事物的追求,对完美现象的欣赏,以及对行为完美的渴望。

2. 需要层次之间的相互关联性

马斯洛认为人类需要的一般规律包括以下七个方面。

(1) 需要的层级性:基本需求应首先得到满足。通常情况下,生理需求是最为关键的,只有当这些需求得到满足,人们才能生存,并进而考虑其他类型的需求。

(2) 需要满足的时间差异:某些需求需要立即并持续地满足(例如呼吸所需的空气),而某些需求则可以暂时搁置(如食物和睡眠),但最终它们都需要被满足。

(3) 行为由主导需要驱动:在同一时期,个体可能同时有多种需要,但只有一种需要,即主导需要,会占据支配地位,并驱动个体在该时期的所有行为。随着主导需要的变化,个体的行为也会相应变化。

(4) 需要间的相互依赖与重叠:较高层次的需要并不是在较低层次需要完全满足后才显现,而是随着较低层次需要的持续满足,更高层次的需要会逐步显现。即便较低层次的需要得到满足,它们也不会完全消失,而是对个体的影响减弱,表现为需要之间的相互重叠。

(5) 需要层次顺序的可变性:不同个体在不同情境下的需要层次顺序可能会有所不同。最迫切和最强烈的需要应首先得到满足。需要层次的发展与个体的年龄、社会经济状况和文化教育水平相适应。高层次需要的满足通常比低层次需要的满足更为强烈,且需要更多的前提条件和外部支持。

(6) 需要意义的个体差异:需要的意义因人而异,受个人愿望、社会文化的影响,并由个人的身心发展水平决定。有时也受特定环境或情境的影响,例如在疫情期间,安全需要可能会变得更加突出。

(7) 需要满足与健康的关系:在其他条件不变的情况下,任何需求的真正满足都对健康有积极影响。需求的满足程度与个体的健康状况成正比。

(三) 需要层次理论与护理程序

在护理工作中运用人类基本需要层次理论,可以帮助护理人员识别病人未被满足的需求,从而确定护理的关键问题。依据需要层次理论的普遍原则,护理人员可以更深刻地理解全面护理的重要性,并针对病人多样化的需求层次提供相应的护理服务。

此外,护理人员可以根据需要的层次结构来安排护理问题的优先级,依据问题的紧迫性和重要性来挑选和执行合适的护理措施。这种方法有助于确保病人的基本需要首先得到满足,同时为更高层次的需要提供支持,实现有效和有序的护理服务。

1. 基本需要在护理实践中的重要性

(1) 发现未满足的需要:护理人员依据基本需要理论,全面系统地搜集信息,评估病人各层次的需要状况,从而识别出未被满足的需要点,进而确定护理的关键问题。

(2) 理解病人行为:需要理论为护理人员提供了一个框架,帮助他们理解病人的行为和情感反应。例如,化疗病人即使在炎热的夏季也选择佩戴假发或头巾,是出于对自尊需要的维护。

(3) 确定主导需要:通过基本需要层次的指导,护理人员能够判断病人的主导需要,这有助于确定护理问题的优先级,并基于此制订护理计划。

(4) 预测病人需要:护理人员可以根据病人的状况和治疗进程,预测他们未来可能出现的需要,并提前采取相应的预防措施。例如,向新入院的病人及时介绍医院环境、规章制度和医疗团队,以满足他们对安全感的需要。

2. 病人未获满足的需要——评估诊断

(1) 生理的需要:疾病可能导致病人的生理需求得不到充分满足,护理人员需要全面评估病人未被满足的生理需求,包括:①氧气,如因呼吸道阻塞引起的缺氧和呼吸困难。②水分,包括脱水、水肿、电解质失衡、酸碱不平衡。③营养,如肥胖、消瘦、营养素缺乏,以及特定疾病(如糖尿病、肾病)的特殊饮食需求。④体温,体温过高、过低或调节失常。⑤排泄:如便秘、腹泻、失禁、胃肠术后的适应问题。⑥休息与睡眠,如疲劳、各种睡眠障碍。⑦疼痛管理,包括急性和慢性疼痛的避免。

(2) 安全的需要:疾病可能削弱病人的安全感,包括对健康保障的担忧、孤独和无助、担心被忽视或治疗不当、对检查和治疗的恐惧、对医护人员能力的疑虑和对经济负担的担忧。因此,安全需要可能包括:①避免身体伤害,预防意外。②避免心理上的威胁和不安。

(3) 归属和爱的需要:疾病期间,病人的无助感可能增强,此时他们更渴望得到家人、朋友和社会的关心、理解和支持。

(4) 尊重的需要:疾病可能影响病人的自尊,包括:①自信心缺失,感到因疾病失去价值或成为负担,表现出依赖性、缺乏信心。②隐私泄露,如体检时的身体暴露或因疾病需要接受侵犯隐私的治疗。

(5) 自我实现的需要:作为个体最高层次的需求,自我实现的渴望和满足程度因人而异,可能包括:①疾病影响能力发挥,如偏瘫、失明等重大能力损失。②疾病阻碍才智的运用和发展,如因疾病暂时或长期失去某些能力,不得不中断学习或工作,影响个人目标的实现。

3. 协助病人实现需要的满足——计划实施

护理人员在照护病人时,既要满足其基本需要,也要鼓励病人依靠自身力量促进健康恢复。病人一旦认识到自己有能力克服疾病,便会积极参与护理过程,与医疗团队建立良好的合作关系,从而促进自我护理能力的提升。在满足需要的过程中,个体的自我护理能力得到增强。护理人员通过评估确定病人未满足的需要后,应根据病人的具体情况制订护理计划,采取合适的护理措施,帮助病人满足基本需要,解决健康问题。以下是三种满足病人需要的方法:

(1) 直接帮助:对于完全无法自我满足需求的病人,例如意识模糊的病人,提供直接帮助,全面满足其生理和心理需求。

(2) 间接帮助:对于能够部分自我满足基本需要的病人,应激励病人自行完成其能力范围内的活动,帮助他们最大限度地发挥潜能,逐步实现独立。例如,对于骨折病人,应鼓励进行康复训练,以恢复其自我满足需要的能力。

(3) 教育支持:对于能够自我满足基本需要的病人,通过健康教育、咨询和指导等手段,帮助病人识别和消除可能妨碍需要满足的障碍,预防潜在健康问题的发生。

二、纽曼健康系统模式与护理程序

(一) 纽曼健康系统模式内容

纽曼健康系统模式是一种基于开放系统理论构建的护理框架,它着重探讨了应激源对个体的影响以及护理专业人员如何协助个体应对这些应激源,以促进和保持最佳健康水平。该模式涵盖三个核心组成部分:与环境互动的人、应激源和反应与预防措施(图3-5)。

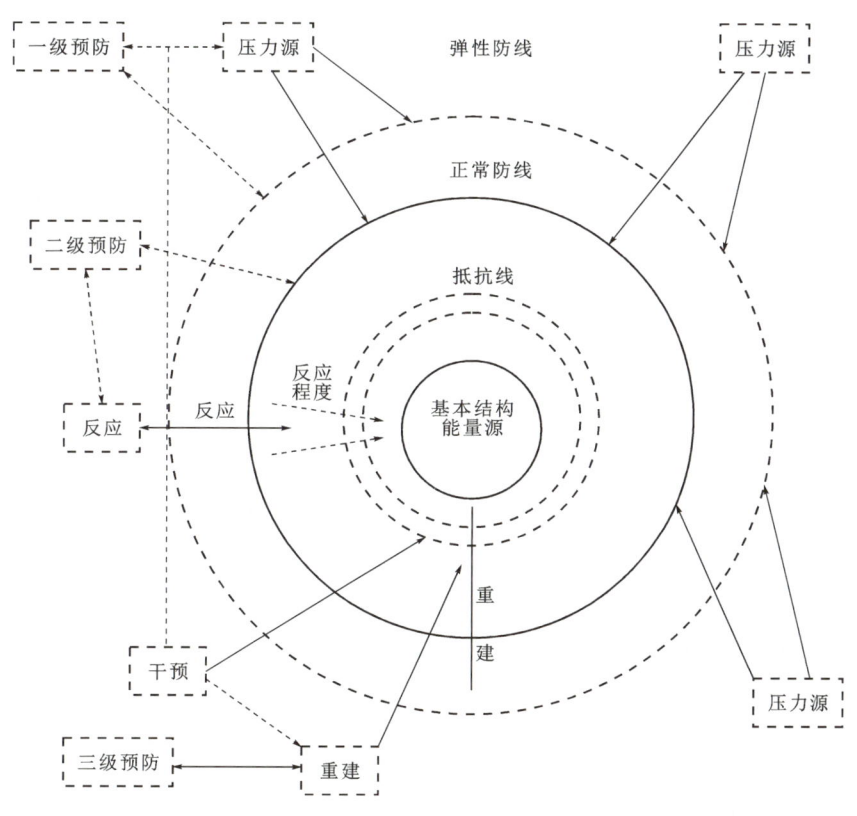

图3-5 纽曼健康系统模式

1. 人

人都是一个与外界环境持续互动的开放体系,亦称为服务对象系统。这一系统的结构可以被形象地比喻为一系列以核心为中心点展开的同心圆。这些同心圆的核心代表着人的基本构成,它受到人的生理、心理、社会文化、精神和成长等五个维度的功能状态及其相互作用的影响和制约。

弹性防线位于同心圆的最外层,其关键作用是抵御外界应激源的侵入,起到缓冲和保护正常防线的作用。紧随弹性防线内侧的是正常防线,它反映了人在其生命过程中形成的健康或平衡状态。介于正常防线与基本结构之间的是抵抗线,其主要职能是保护基本结构的稳定与安全。

（1）基本结构：也被称作能量源泉，位于系统中心。它由个体的基本生物特征构成，涵盖遗传特性、身体构造、生理机能、思维能力和个人认同等。基本结构通过新陈代谢不断产生能量，支持生命活动、成长发育，以及适应环境和抵御外来压力。当能量储备超过需求时，个体系统便保持稳定与平衡。

（2）抵抗线：抵抗线是个体最内层的保护机制，负责保持基本结构的正常运作和生命维持。它包括免疫反应、遗传属性、适应性生理过程和应对策略。当外部压力突破初级防线时，防御线被触发，以保护基本结构的完整性并促进初级防线的恢复。若防御线被突破，基本结构可能受损，能量耗尽，甚至导致生命终结。

（3）正常防线：正常防线位于弹性防线和抵抗线之间，是个体的第二层保护力量，其功能是维护系统的稳定性和完整性。当压力因素穿透弹性防线，正常防线会进行调整和适应，增强防御，保护抵抗线的完整，保持个体的健康和稳定。如果个体无法通过应对和调整恢复稳定，正常防线一旦被突破，便会引发应激反应，表现为症状和体征。

因此，正常防线的完整性是健康的关键指标。个体的健康适应范围是动态的，正常防线具有一定的灵活性，但其变化速度较慢。健康状况良好的个体，其正常防线的适应范围更广，抵御压力的能力更强；健康状况较差时，则适应范围缩小，抵御力减弱。

（4）弹性防线：也称为动态防线，是个体最外层的保护层。它首先接触压力因素，阻止有害因素侵入，同时允许有益因素通过，以强化基本结构。弹性防线对正常防线起到缓冲和过滤作用，保护其完整性。防线越远离正常防线，其保护作用越强。弹性防线受多种因素影响，如个体的成长、心理状态、认知水平、社会文化背景和精神信仰。诸如失眠、营养不良、生活不规律、心理压力和家庭变故等都可能削弱其防御能力。

这三层防线是抽象且机动的，可以扩展或收缩，是保护内在基本结构的关键屏障。

2. 应激源

应激源是指所有可能触发个体紧张状态并导致不稳定的因素。这些因素可能源自个体内部或外部环境，它们可能单独作用，或多个因素同时叠加影响。纽曼对应激源进行了分类，将其划分为个体内应激源、人际应激源和个体外应激源三种类型。

（1）个体内应激源：这类应激源与个体自身的内在状态紧密相关，包括情绪波动如愤怒或悲伤、自我认知的变化、身体上的疼痛、睡眠障碍等。

（2）人际应激源：涉及个体与他人互动中产生的压力，可能源自亲密关系中的紧张、职场中的权力动态、医疗环境中的互动、以及家庭内部的代际期望和角色冲突。

（3）个体外应激源：指那些超出个体人际互动范围的外部因素，如财政困境、不熟悉的环境条件等。

当应激源强度过高或多重因素叠加影响时，它们可能超出个体的应对阈值，穿透正常防线，扰乱机体的平衡状态，导致出现可观察的症状和体征。若压力进一步穿透抵抗线，可能会对机体的核心结构造成损害，甚至危及生命。应激源所引发的反应不仅限于身体层面，而是一个涉及生理、心理、社会文化、精神和成长等多维度的综合体现，这种反应在不同个体之间、不同情境下都具有独特性。纽曼健康系统模式强调，护士需要对特定压力因素对个体系统的影响进行细致的评估，理解其对个体健康状态的具体意义，以便提供针对性的护理和支持。

3．反应与预防措施

个体在遭遇压力因素时所表现出的应对行为被称为反应,这种反应是多维度的,涵盖了生理、心理、社会文化以及精神发展等多个层面的相互作用。为了实现护理目标,护士会使用一级预防、二级预防或三级预防措施,来完成护理活动,增强病人内在抵抗线的功能,协助抵抗应激源。纽曼(Betty Neuman)针对个体面对应激源时的不同反应强度,提出了三级预防措施(表3-2)。

（1）一级预防:一级预防是指个体在应激反应产生之前进行的干预,其目的是控制和减少应激源,增强个体应对应激源的能力,增强弹性防线的功能,避免产生应激反应或降低反应强度。

（2）二级预防:二级预防是指应激源穿过正常防线,导致机体产生应激反应时进行的干预,其目的是减轻和消除反应、恢复个体的稳定性,加强内部抵抗线,保护基本结构,促使其恢复到健康状态。

（3）三级预防:三级预防是指在基本结构遭到破坏时进行的干预,其目的是帮助个体恢复及重建功能,减少后遗症,防止疾病复发以及应激源的进一步损害。

表 3-2 三级预防的选择、目的与性质

类别	一级预防	二级预防	三级预防
应激源	潜在的或已存在的	明显的,已存在的	遗留的,可以明显也可以隐蔽
反应	可能发生但尚未发生	发生应激反应,出现症状和体征	遗留症状
干预目的	防止发生反应,维持和促进个体的稳定性和完整性	减轻反应的程度	巩固治疗效果,重新获得系统的稳定并维持尽可能高的健康水平
措施性质	预防性干预	治疗性干预	康复性干预

（二）纽曼健康系统模式与护理程序相结合的工作程序

纽曼将护理程序与系统模式相结合,形成了一个包含护理诊断、护理目标和护理结果的三步工作流程。

1．第一步骤:护理诊断

在这一阶段,护士通过评估工具收集信息,进行分析,形成具体的护理诊断。这相当于护理程序中的评估和诊断环节。纽曼于1995年建议从以下7个维度进行全面评估:①个体基本结构和能量源的状态。②个体的防御机制,包括防御线的特征和反应潜能。③识别和评估潜在或现有的应激源。④评估个体与环境的互动,考虑所有相关变量。⑤评估个体生命过程中的应对方式对系统稳定性的影响。⑥评估有助于达到最佳健康状态的资源。⑦评估护士与病人之间的理解差异。最终,综合这些信息,形成护理诊断并确定优先级。

2．第二步骤:护理目标

此步骤涉及设定护理目标和选择适当的干预措施。护理目标旨在恢复个体能量并促进最高水平的健康和稳定。干预措施的选择则基于不同层次的预防策略,对应于护理计划的制定和执行。

3. 第三步骤：护理结果

最后一步包括实施护理干预并评估是否实现了预期目标。评估内容涵盖个体防御能力的变化、应激源的本质、应激反应的缓解程度等。根据评估结果，可能需要调整护理计划、目标或干预措施。

三、奥瑞姆的自理理论与护理程序

（一）奥瑞姆的自我理论内容

多萝西亚·伊丽莎白·奥瑞姆（Dorothea Elizabeth Ovem）是护理学领域的杰出理论家，她在美国护理界享有盛誉。她的职业生涯涵盖了临床护理、教育、管理以及理论研究等多个方面。奥瑞姆深厚的实践经验和对科学的执着追求为她提出的自理理论打下了坚实的基础。

1971年，奥瑞姆出版了她的开创性著作《护理：实践的概念》，在这本书中，她首次全面介绍了自理理论。在接下来的三十年中，她对这本书进行了五次修订，不断丰富和完善理论内容。

奥瑞姆的自理理论由三个紧密相连的部分组成：自理理论、自理缺陷理论和护理系统理论。这些理论集中解答了三个核心问题：自理的含义是什么？人们在何种情况下需要接受护理？护士应如何有效地提供护理？

1. 自理理论

奥瑞姆将自理活动定义为个体出于满足自我需求而执行的有意识行动。通常情况下，个体具备足够的能力来应对和满足自己的需求，这表明个体具备自理的能力。她的自理理论以自我护理为核心，详细阐释了自理的概念以及个体在日常生活中的自理需求。这一理论突出了个体在自我健康管理中的作用，并解释了自理行为的重要性。

（1）自理或称自我照护，指的是个体为了保持生命、健康和身体功能而自愿执行的一系列有目的的行动。这包括日常生活中的基本任务，如吃饭、穿衣、个人卫生，以及社会互动、适应环境变化等个人行为，还有在生病时的预防措施、求助和遵医嘱服药等活动。这些自理行为通常是通过学习、他人的指导或帮助而获得的，是一种持续的、有意识的行为模式。对于像儿童和老年人这样的群体，他们可能无法独立完成这些活动，这时，他们的父母或照护者会承担起这些任务，以确保他们的生命得到维持、健康得到保护和身体功能保持完整。奥瑞姆将这种由他人代为提供的照护活动称为依赖性照护。

（2）自理能力是个体执行自我照护活动的能力，这些活动在日常生活中无处不在，伴随着个体成长而逐步发展和完善。通过日常实践和学习，个体的自理技能得以持续进步和提升。尽管大多数人天生具备一定的自理能力，但这种能力在不同个体之间存在差异，并且会随着个人所处生命阶段或健康状况的不同而波动。多种因素可能对个体的自理能力产生影响。自理活动的每个具体环节都可能受到某些因素的影响，从而削弱个体的自理表现。

影响个体自理能力的因素不仅限于年龄、性别、发展水平和健康状态，还包括社会文化背景、健康卫生条件、家庭结构、生活习惯、环境因素、可用资源及其应用效率等。例如,大多数健康成人通常能够独立完成从购买食材到烹饪和进食的全过程,但有些人可能需要在营养知识或烹饪技巧上得到额外指导。对于老年人、儿童和病人等群体,在独立完成所有自理活动时可能会遇到挑战,可能需要外界的帮助和支持。至于昏迷病人,他们甚至无法自主完成咀嚼和吞咽,因此需要通过鼻饲或静脉营养等方式来维持生命所需的营养。

（3）治疗性自理需求指的是个体在特定时期内所需的自我照护活动的总和。根据奥瑞姆的观点,这类需求可以被分为三个主要部分:①普遍性自理需求:这些需求是每个人在其生命周期的各个阶段都必须满足的,以保持身体结构和功能的正常。这些需求涵盖八个基本方面:呼吸所需的空气、维持生命所需的食物和水分、正常的排泄功能、适当的活动与休息（包括睡眠）、个人空间与社交互动的平衡、预防伤害和提升个人能力。②发展性自理需求:这些需求与个体在成长过程中的不同阶段或特定情况下的特殊需求相关。具体包括:在不同成长阶段必须满足的特定需求,例如婴幼儿期的排便训练和卫生习惯培养;在老年期接受身体衰老和适应退休生活的需求;在面临上学、求职、结婚、育儿、空巢、丧偶等生活阶段时,心理适应、人际关系和生活方式调整的需求。③健康受损时的自理需求:当个体遭遇疾病、伤害或治疗过程中,会产生以下六类需求:一是及时就医以应对健康变化;二是了解疾病进展和预后;三是有效执行治疗计划;四是了解治疗相关的潜在问题;五是调整自我认知,接受患病现实,适应病人角色;六是调整生活方式以适应健康变化和治疗需求,预防疾病复发或恶化。

2. 自理缺陷理论

自理缺陷理论是奥瑞姆理论体系的核心,它解释了个体在何种情况下需要护理帮助。这一理论强调了在个体的自理能力无法满足其自理需求时,护理介入的必要性。

自理缺陷是指个体无法凭借自身的能力满足其所需的自我照护活动。奥瑞姆指出,个体在能够独立完成必要的自我照护任务时,处于健康和平衡状态;相反,当个体无法独立完成这些任务时,就会出现自理缺陷,这种失衡状态需要通过护理干预来纠正。

护理的主要目标是补充个体的自我照护能力,确保其能够满足自身的治疗性需求,并帮助他们克服自我照护的障碍,提升自我照护的潜力和能力,促进其尽快恢复独立性。判断个体是否存在自理缺陷,关键在于评估其治疗性需求以及当前的自我照护能力是否匹配。

在护理实践中,自理缺陷可能表现为两种情况:一种是个体自理不足,则个体自身的照护能力无法满足其治疗性需求。另一种是照顾者自理不足,如父母无法为儿童提供所需的治疗性照护。

3. 护理系统理论

护理系统理论详细描述了如何通过不同的护理方法来辅助那些自理缺陷的个体,确保他们能够满足自身的治疗性自理需求。护理系统是由护士对病人实施的护理行为和病人自身行为共同构成的互动体系。奥瑞姆定义了三种护理系统,用以明确在不同情况下病人和护士应承担的角色和责任。

（1）完全补偿系统:当病人完全无法自行满足治疗性自理需求时,应采用完全补偿系统提供全面援助。这包括满足病人的所有治疗性自理需求,代为执行病人无法自理的活动,并与病人家属保持沟通。此系统适用于以下情况:①病人因意识或体力原因无法自理,如昏迷状态。②病人虽意识清醒但体力不足以自理,如高位截瘫或医嘱限制活动的情况。③病人虽有体力,但因智力或精神问题无法自理,如智力障碍或精神疾病病人。

(2) 部分补偿系统:当病人只能部分自理,其余部分需护士协助时,采用部分补偿系统。在此系统中,护理活动包括:①根据病人能力提供必要的帮助,协助或代替完成部分自理活动。②调整病人的自理方法,逐步提升其自理技能。病人自身活动包括尽力完成能够独立进行的自理活动,接受护士的帮助以提高自理能力。对于如下肢骨折而需卧床的病人,虽然能够独立进行基本的日常生活活动,如洗漱、穿衣和进食,但在一些辅助性任务上,比如端水、端饭或使用便器时,仍需他人的协助。在这种情况下,护理教育和指导显得尤为重要,目的是提升病人的自理能力。护士应帮助病人适应卧床生活,指导他们进行适当的功能训练,以预防可能出现的并发症,如关节僵硬和肌肉萎缩。在满足病人的自理需求的过程中,护士和病人本人的共同努力都是不可或缺的。两者的合作对于实现病人的自理目标和提升其生活质量至关重要。通过这种协作,病人能够更好地恢复和维持其自理能力,同时也能减少对护士的依赖。

(3) 支持教育系统:当病人有能力满足自己的治疗性自理需求,但需要指导和支持时,应采用支持教育系统。此系统中的护理活动包括提供知识、技术和心理支持,帮助病人提升自理能力。病人活动包括调整和完善自理技能,以满足全部治疗性自理需求。如糖尿病病人需通过教育和学习来掌握关键的自我管理技能,这包括胰岛素注射的正确方法、合理的饮食计划、适量的体育活动,以及定期监测血糖水平等。

奥瑞姆强调,护理系统是一个动态的、灵活变化的系统,应根据病人的自理能力和需求的变化进行调整。病人在住院过程中可能需要不同类型的护理系统,如术前后可能从支持教育系统转变为部分补偿或全补偿系统,出院前再转回支持教育系统。护士应持续评估病人情况,灵活运用这三个系统,以实现最佳的护理效果。

(二) 奥瑞姆的自我理论与护理程序相结合的工作程序

在运用奥瑞姆的自理理论来提供护理时,可以依以下步骤进行。

1. 第一步骤:评估

护士必须评估病人自我照顾的能力,从其日常自理、成长发展和健康问题三方面的需求,去了解他们的自理能力和具体需求,如评估病人的意识状态、生命体征、肢体活动、感知觉、营养状况、排泄情况,以及病人及其家属对健康的认知程度,对治疗护理的配合程度等。

2. 第二步骤:诊断

对所收集的资料进行整理、分析和判断,提出可能存在的自理缺陷及其产生的原因。

3. 第三步骤:计划

结合病人的具体状况,精心挑选合适的护理模式,并据此制定个性化的护理方案或计划,包括具体护理措施,实施方法时间及先后顺序,各种设备及其他物品。如针对完全没有能力进行自我护理的病人,需要护士提供全面帮助,包括营养、排泄、个人卫生和安全等,如病人及家属缺乏相关知识,则应根据其接受能力选择适当的方式进行疾病知识的宣传教育,同时做好心理支持,而对于那些在自理方面存在部分需求的病人,护士需根据他们的具体状况提供必要的帮助,同时强化他们在自理能力上的不足之处,通过训练提升其自理技能,使其获得一定的知识与技能,逐渐过渡到支持教育系统。当病人有能力、但需要不断学习才能完成自理活动时,如对于糖尿病病人,护士应提供全面的自我管理指导,包括个人日常照护、合理饮食、适宜运动、正确用药,以及监测病情进展的方法。

4. 第四步骤:实施

根据护理方案/护理计划提供护理帮助,并随时观察病人的反应。

5. 第五步骤:评价

依照病人自我照顾能力缺失的情形、自我照顾能力增强的情形进行护理成效的评价,并根据病人的自理需要和自理能力及时调整护理方案,满足病人的需要。

四、罗伊的适应模式与护理程序

(一)罗伊的适应模式内容

适应模式是美国护理理论家卡利斯塔·罗伊(Sister Callista Roy)于1970年提出的。罗伊将适应性视为个体或群体通过认知和情感过程,通过有意识的决策来建立与环境的联系。她借鉴一般系统理论中的概念,如输入、输出、控制和反馈,来构建适应过程的理论模型,并创建了一个基本的概念框架来阐释人体的适应机制(图3-6)。在罗伊的适应模型中,她主张"人是一个整体的适应系统",强调人是生理、心理、社会的复合体,当人作为一个整体面对环境中的各种刺激时,适应系统不断地调适与改变,以维持生理、自我概念、角色功能和相互依赖四个层面的适应。

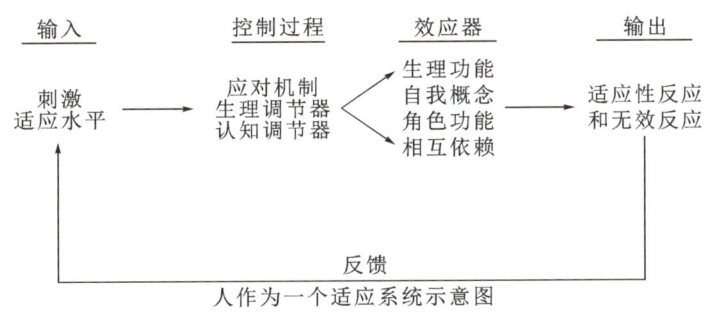

图3-6 罗伊适应模式

罗伊的适应模型将适应系统分解为五个核心组成部分:输入、控制过程、效应器、输出和反馈。其中,输入由外部刺激和个体的适应能力构成。控制过程涉及机体的应对策略,主要分为生理和认知两种机制。这两种机制进一步衍生出四种适应行为模式:生理功能、自我概念、角色扮演和相互依存,体现了个体在生理和认知层面的应对行为。

在个体与环境的互动中,环境刺激触发个体的生理和认知反应,通过这四种适应模式表现出来。这些行为的反馈若能增强个体的整体性和健康,则被视为有效的适应性反应,有助于维持个体与环境之间的平衡。相反,如果这些行为不利于健康或破坏了个体的整体性,则被视为无效反应。在这种情况下,个体需要调整其适应策略,可能通过寻求外部帮助、积极参与治疗和康复、改变认知态度或学习新知识等方式,重新实现与环境的和谐适应。

适应模型包括以下五个关键概念。

1. 刺激

刺激包括所有来自内部或外部环境,能够引发个体作出反应的信息、物质或能量。罗伊根据不同刺激在激发个体反应中的作用,将它们分类为三种类型:

(1) 主要刺激:指个体当前直接遭遇的、需要适应性反应的刺激。例如,心绞痛病人所感受到的疼痛就是一个主要刺激。

(2) 相关刺激:指对主要刺激引起的反应产生增强或减弱效果的其他刺激。这些刺激可能是可观察的、可量化的或由个体自己描述的。例如,心绞痛病人的情绪和活动水平都属于相关刺激。

(3) 固有刺激:指个体固有特征中的刺激,这些特征可能对当前行为产生影响,但其影响可能不明确、未经证实,或不易被观察者直接察觉。例如,心绞痛病人的固有刺激可能包括吸烟习惯、家族疾病史等。

2. 应急机制

是个体面对刺激时所依赖的内在调节和控制体系。这种能力既植根于个体的先天特质和本能,也受到后天学习与经验积累的影响。应对机制分为两个主要类别:

(1) 生理应对机制:这是个体与生俱来的,通过自主神经系统、内分泌系统等途径进行的自然调节过程。例如,在呼吸道感染时,身体可能会自然反应导致体温升高和白细胞数量增加,这是生理应对机制的体现。

(2) 认知应对机制:这是个体通过生活经验逐渐学习并掌握的,涉及认知过程、信息处理、学习、决策以及情绪管理等方面,用以调节对刺激的反应。例如,个体根据医生的指导采取服药行为,便是认知应对机制的实例。

3. 适应水平

反映个体能够容忍或有效处理刺激的界限和力度。鉴于个体之间或同一人在不同时间点可能在体质、经验、技能和其他可利用资源方面存在差异,适应水平呈现出个性化和动态变化的特点。

4. 适应方式

也称作效应器,描述了当刺激施加于个体时,通过生理和心理调节机制,在四个关键层面上展现的适应性行为和表现形态。

(1) 生理功能适应:指通过生理调节过程来适应环境变化,保持生理平衡,涉及呼吸、营养、排泄、动静平衡、体温和水电解质平衡、神经内分泌等生理需求和功能的适应性反应,体现了个体生理层面的完整性。

(2) 自我概念适应:涉及个体对自身的认知和评价,包括对身体形象和个人特质的认识。自我概念的适应通过认知调整和期望管理来应对环境变化,反映了个体心理层面的完整性。

(3) 角色功能适应:指个体在社会角色中的表现,包括履行个人在社会中的责任。个体可能同时承担多种社会角色,其中基础角色的适应尤为重要,展现了个体在社会功能方面的完整性。

(4) 相互依存适应:描述了个体与其亲密关系人和支持系统之间的依赖关系,涵盖爱、尊重、支持等互动。在面对挑战时,个体常依赖这些关系来获取帮助和情感支持,这种适应方式体现了个体在人际关系方面的完整性。

5. 输出

罗伊提出,个体在遭遇刺激时,会通过自身的调节和控制机制,在四种适应方式的层面上产生两种不同的反应:适应性反应和无效性反应。

(1) 适应性反应:当个体的行为能够有效地与环境变化相协调,增强个体的整体性,并满足其生存和发展的需求时,这种反应被称为适应性反应。

(2) 无效性反应:相反,如果个体的行为无法适应环境变化,对生存和发展构成威胁或障碍,甚至损害个体的整体性,这种反应则被称为无效性反应。

(二) 罗伊的适应模式与护理程序相结合的工作程序

根据罗伊的适应模式,我们将护理工作按照护理程序分为以下步骤。

1. 第一步骤:护理评估——判断行为反应

此阶段护士通过收集个体在生理功能、自我概念、角色功能及互相依赖4个维度的行为反应数据,分析个体能否保持自身的完整性,由此判断个体的输出行为是否为适应性反应,是否有利于健康,是否需要护士提供帮助等。无效性反应主要表现为以下4个方面。

(1) 生理功能方面:包括呼吸困难、腹泻、疼痛、便秘、尿失禁、发热、心律失常、营养不良、压疮、缺氧、血压过高、电解质紊乱等。

(2) 自我概念方面:包括自卑、自责等。

(3) 角色功能方面:包括角色不一致、角色冲突等。

(4) 互相依赖方面:包括孤独、分离性焦虑等。

2. 第二步骤:护理诊断——识别刺激因素

护士通过对资料的整理,分析影响个体行为反应的主要刺激相关刺激和固有刺激,从而识别个体产生无效性反应的原因。

3. 第三步骤:护理计划——制订目标行为

在尊重病人及其家属意愿的基础上,与其共同制订可行目标,确定个体将达到的行为结果,维持和促进其适应性反应,减少或消除无效反应。情况目标可以是短期目标,也可以是长期目标。如"病人在休息30分钟后,胸痛消失"为短期目标。

4. 第四步骤:护理实施——落实干预措施

通过应用各种应对机制或调节个体的适应水平以提高其适应能力,将各种刺激控制在个体应对范围之内从而实现目标。一般情况下,应先控制主要刺激,然后再控制相关刺激。如针对压疮病人,首先应采取定期变换体位、按摩周围组织等措施,以减少局部组织受压造成的血液循环障碍的主要刺激,同时通过饮食或静脉补充改善全身营养状况,并根据压疮程度进行局部对症治疗,如红外线或紫外线照射、创面消毒或局部坏死组织的清创等。

5. 第五步骤:护理评价——评价行为结果

将干预后个体的行为反应与目标行为进行比较,确定目标是否实现,并根据实际情况调整干预方效果目标已经达到,护士可根据病人情况制订新的方案;如果目标没有达到,护士应根据资料重新对护理程序作相应的调整,直到目标实现。

第四节　评判性思维与护理程序

随着国内医学领域的持续成长与创新，护理教育正越来越多地强调学生批判性思维技能的塑造。在护理实践中，护理工作者被期望运用逻辑和科学的思维方式来识别和处理护理难题。鉴于每位病人的独特性和护理环境的多变性，护士需整合其知识储备，对复杂的临床现象进行合理性质疑和独立思考。他们需要对临床问题进行缜密的评估、分析、整合、推理和判断，以确保问题得以恰当且高效地处理。这一过程要求护士展现出高水平的批判性思维能力。

国际医学教育专门委员会指出，对现有的知识、技术和信息进行批判性的评价，是解决问题必须具备的能力，并将此作为医学教育"全球最低基本要求"的内涵之一。

一、评判性思维的概念

评判性思维不是批评，而是一个分析的过程，通过分析来帮助思考问题。它是一种有意识的、自我调节的判断过程，该过程根据特定情境下的标准，采用基于证据的方法进行深入分析、评估、逻辑推理、解释和阐述。因此，运用批判性思维是一个全面综合的分析与决策过程，它涉及利用现有的知识与经验对问题及其可能的解决方案进行筛选、辨识和假设设定，在反思的基础上进行逻辑分析和推理，以形成合理的判断和做出恰当的选择，是一种高级的思维方法和形式。

二、评判性思维的特点

（一）全面性

评判性思维作为一种基于现实情况的分析和判断决策过程，要求我们具有全面把握现实的能力。一方面，要在思维上客观地考虑正反两方面的依据，认真把握问题的进展情况，进行全方位多角度的审视；另一方面，还要综合多个评判主体的评判意见。

（二）主动性

评判性思维首先是人们主动运用逻辑判断能力参与事件的评价与决策，因此，必须主动地进行建设性思考，作出自己的判断。

（三）独立性

评判性思维要求具有独立思考的能力，依靠现实条件和抽象思维对事件作出有效正确的判断而不受他人或外界的过多干扰。

（四）反思性

批判性思维是一种对思考过程的深层次复审。当我们面对他人的思维成果时，通过批判性思维进行再次审视，评估其合理性和有效性。这种再次分析对于指导决策制定、澄清思路、确保推论的正确性具有极其重要的价值。

（五）实证性

评判性思维不是简单的思维活动，而是要根据有效的事实根据和充分的理由得出思维的结果。

三、护理临床评判性思维

护理临床评判性思维,即护士在工作中面对复杂多源的信息,敏锐地觉察到关键问题,有效地运用已有的护理知识和技能 迅速作出正确的临床判断,选择正确可行的护理措施,协调现有的护理资源,为病人提供个性化的最佳护理服务。

(一)护理临床评判性思维的重要性

20世纪80年代以后,评判性思维的概念被引入到护理领域并受到高度重视,被认为是护理专业人员必须具备的能力。美国护理联盟协会早在1989年就将评判性思维技能作为评价护理本科教育及更高层次教育质量的指令性标准。我国越来越多的护理教育专家开始认识到护士以及护生的评判性思维培养的重要性和迫切性。在护理工作中运用评判性思维,能够更好地评价和运用所获得的信息,有效地选择解决问题的方法,提高护士的社会交往能力,改进护理工作质量,促进护理专业的发展。

(二)护理临床评判性思维的培养

1. 知识被问题"揪"出来,学会问正确的问题

评判性思维的核心是"评判",我们首先要做的是提出问题,要有意识地培养自己提出问题的能力。这是 训练评判性思维能力的第一步。通过正确的提问来明确问题:你需要知道什么?爱因斯坦曾经说过,提出正确的问题有时比有正确的答案更重要。

学习"现场提问和思考"可以快速将知识应用于实际的护理中,可以通过逼真的模拟演示来实现。此外,评判性思维是一个互动的过程。具体如下:① 遇到挑战(临床中会接触到的问题)。②需要寻找资料解决这些问题(收集资料)。③尝试解决问题(需要在临床情况下做出相应反应)。④获得有用的反馈信息(要考虑信息不足和存在错误信息的可能性),以及该信息是否有用(制订计划)。⑤修改策略以获得更多的信息或考虑将其以另外的方式加以应用(重新考虑计划)。⑥思维上升到一个新的层次,开始更快和更加顺畅地思考。

2. 答案由探索"寻"出来,学会分辨答案的对错

要学会质疑自己的答案,也就是说要分辨哪些答案实际上只是自己想当然认为正确的。为避免过于依赖 自己最初的判断而造成的错误,应遵循以下原则:

(1) 不要先入为主:有时似乎很容易回答问题或者找到解决办法,但太快地采纳一个答案或解决办法可能会误入歧途。思考一下是否有其他的可能性。

(2) 不要太快放弃:如果认为有些答案或解决办法不可能是真的,就把它放到一边,可能因此错过了正确的解决办法。谨慎地考虑所有的线索,不要太快 地放弃任何一个可能性。

(3) 尽可能多假设:考虑支持和不支持每个假设的理由。取出一张纸,在纸中间画一条直线,在左列顶部写上"反对的论据",在右边顶部写上"支持的 论据"。这张简单的表格有助于比较和权衡各个选项,以找到最终答案。

(4) 提取正确结论:充分考虑所有的信息,然后决定什么是相关且更合理的,最后得出结论。

(5) 检查结论可靠性:再次检查得出的结论。如果有新的资料或线索突然出现,重新修正结论。在护理工作中,决策往往需要在病人的医疗保险情况实际经济水平以及促进病人康复的实际医疗需求间找到平衡。在得出结论时,需要考虑到所有相关因素。

3. 脉络从归纳"理"出来,学会归纳总结

在运用思维与实践的力量吸收海量信息并获取第一手资料的同时,必须学习整合知识、提炼要点,并最终形成逻辑上完备的理论体系的方法。

4. 效果以实践"评"出来,学会分析案例

良好的临床案例分析思维练习能使护士在临床实践中养成好的思维习惯。反复的训练有助于形成合理的临床判断,直到形成自然反应。实际上,"自然反应"是良好思维的必然结果,而不是碰巧发生的。下面具体介绍什么是案例分析以及如何进行案例分析。

案例分析法是指把实际工作中出现的问题作为案例,对案例进行研究分析,培养分析能力、判断能力、解决问题及执行业务能力的培训方法。在护理教学过程中,通过构建多样化的临床情境案例,激发学生的思考参与度,培育学生在观察、对照、解析、整合、逻辑推理、提出假设以及证据支持等方面的技能,进而有效提升他们的评判性思维能力。

案例分析相关的问题可归纳到下面4个范畴中。第一,知识。收集、整理临床资料,包括病人的基本信息、病史等。第二,理解,包括对具体信息和事实的意义及重要性的理解,对与事实相关的信息的理解以及取舍。第三,分析。分析原因,临床推理,包括评判、评估以及分解情景和问题来找到事实真相。第四,综合。这是一个需要把所学知识吸收、合并、整理以得到具体结论的更高级的思考方式。

四、护理临床评判性思维在不同护理程序中的运用

在护理程序的实施过程中,护士要根据不同情况,灵活运用各种解决问题的方法。

比如直觉的方法,有经验的护士往往有这样的体会:有时候他突然意识到某一件事情不对,于是采取措施补救,但是当时并不能说出为什么不对。事后证明他的"直觉"是对的。但是一个新手,对脑子里闪现的各种"直觉",一定要三思而后行,最好能和别人商量以后再实行。评判性思维是一种对思维进行考察的技巧,在护理程序中的运用是非常有效的,能使护士在护理程序各个步骤中作出的决策更加理性、更加合理。

(一)护理评估过程中

在护理评估阶段,护士需要进行周密细致的观察,向病人及其家属了解病情,对病人进行体格检查等,然后对资料进行组织、核实、整理。如果我们没有使用评判性思维技巧,而是盲目地顺从别人的思维,这将使评估资料混乱不堪。我们应用评判性思维进行主动的、独立的思考,积极参与评估,作出自己的判断,这将使资料归类清楚、系统合理、全面完整,为下一步找出病人的健康问题做好充分准备。

(二)护理诊断过程中

在护理诊断时,首先要对收集的资料进行深入分析,以求对病人的健康问题作出合理、正确的推论。如一名病人出现呼吸困难,唇周发绀,烦躁不安,喉间痰鸣,咳嗽无力等症状。我们考虑病人的健康问题为"清理呼吸道无效"。这就是我们在确定病人的健康问题前,运用了评判性思维,判断资料的可信性,看其事实是否如此,依据是否充分,能否进行合理解释,分析是否合理等。经过这种对思维的反思、评判、分析,对病人健康问题的判定有理有

据,令人信服。

(三) 护理计划过程中

在护理计划阶段,要把抽象的知识运用于实践,或者把从其他环境中得来的经验运用于另一个环境当中,即完成知识和经验的转化,这就是一个运用评判性思维的过程。另外,我们在护理计划中要明确护理目标,确定评价护理效果的标准。

(四) 护理实施过程中

在实施阶段,护士需要运用以往掌握的知识、技巧、技能等为病人解决问题,这是一个回忆所学知识,用反思和理性批判指导行为的过程。护士要在评判的基础上,深化自身所学知识。

(五) 护理评价过程中

在评价阶段,护士需要再次收集资料、分析资料,并将目前情况与预期目标比较,确定目标达成情况,分析影响因素,评估现状等。此阶段的活动以目标为引导,是一个全方位、多视角的审视,是运用评判性思维具体分析,作出判断的过程。

因此,评判性思维贯穿在护理程序的5个步骤中,护理程序的各个阶段均与评判性思维密切相关。在护理工作中运用评判性思维,必须掌握护理程序的工作方法,护理程序的实施过程是在护理实践中运用评判性思维的具体体现。

第四章　护理相关法律法规

学习目标
1. 理解法律责任、法律制裁、卫生违法行为及卫生法律责任。
2. 掌握护理差错、医疗事故、医疗损害与医疗纠纷的内涵。
3. 理解护理法律法规的分类。
4. 熟悉护士执业资格与注册的相关规定。
5. 掌握护患双方的权利与义务。
6. 掌握在执业过程中护士的法律责任。
7. 遵守法律规范，健全法律意识，依法执护。

情境导入

病人，女性，30岁，因患卵巢肿瘤而住院，在硬膜外麻醉下接受了肿瘤摘除手术。术后，病人出现了低血压。麻醉医师通过口头医嘱，指示给予100毫升浓度为100克/升葡萄糖的溶液进行静脉推注。然而，护士错误地将100毫升的利多卡因注入病人体内。在注射了10毫升后，病人开始感到头晕，出现四肢抽搐和角弓反张的症状。麻醉医师及时发现了病人的异常反应，并立即实施了紧急抢救措施，幸运地避免了严重后果的发生。

请思考
请从法律角度分析该事件，若造成严重后果，护士需要承担哪些法律上的责任？

随着国家经济的繁荣和医疗科学的飞速发展，公众对健康的需求变得日益多样化和深入，对法治的认识不断加深，依法维权的意识不断加强，医疗护理实践中的法律议题也相应地变得更加普遍。在这样的大环境下，参与护理工作的每一名成员都应当掌握与护理相关的法律法规，提升自身的法律素养，确保能够理解法律、运用法律，并严格依法行事。通过不断提升护理服务的标准，增强处理护理过程中复杂关系和冲突的能力，可以最大程度地保护病人和护理工作者自身的合法权利，并有效预防和降低护理工作中可能出现的法律风险。同时，依法规范护理行为也是推动护理专业发展和自我完善的内在要求。

第一节 法 律 概 述

法律是国家制定或认可的,由国家强制力保证实施的,以规定当事人权利和义务为内容的具有普遍约束力的社会规范。法律作为一种调整与保障机制,在规范人们的日常生活、家庭关系、经济交往等方面发挥着至关重要的作用。它确保了社会秩序的稳定和公民权益的保护。护理工作者需深入掌握相关的法律条文,确保其护理实践遵循法律规定,并依法维护病人权益以及自身的合法执业权益。

一、法律的定义

法律可以从狭义和广义两个层面来理解。狭义上的法律仅指那些由具备立法权力的国家机构按照既定立法程序所制定的规范性文件。而从广义上讲,法律不仅包括国家立法机构的规范性文件,还涵盖了国家行政机关颁布的行政规章、地方立法机构制定的地方性法规等。

二、法律的特征

法律体现国家统治阶级的意志,其主要特征表现为以下五个方面。

(一) 规范性和普遍性

法律规范不是针对具体事或具体人,而是一种一般的、抽象的行为规则,为人们规定一种行为模式或行为方案,在相同的条件下可以反复适用。法律规范在国家权力所及的范围内具有普遍的约束力,对社会全体成员有效,人人必须遵守。

(二) 严格的结构和层次

每个法律规范在逻辑上都由假定、处理和制裁三个部分组成,不同规范之间有紧密的联系,不同法律部门和法律制度构成紧密联系的整体。法律有法定的创制方法和表现形式,不同等级的规范文件之间有严格的效力从属关系。

(三) 体现国家意志

法律是由国家制定或认可的行为规范。制定是指由国家机关在其职权范围内按照法定的程序创制规范性法律文件的活动,一般是指成文法创制的过程。认可是指国家承认某些社会上已有的行为规则具有法律效力。法律是一种特殊的社会规范,体现国家的意志。

(四) 由国家强制力保证实施

国家强制力包括军队、警察、监狱、法庭等国家机关,这些机关的执法活动使法律实施得到直接保障。国家强制力使法律获得了对全社会的普遍约束力。

(五) 以权利和义务双向规定为调整手段

在法律上,把一定生产方式要求的行为自由规定为法律权利,把与之相对应的社会责任规定为法律义务,使一定社会形态中人们的相互关系转化为法律上的权利和义务关系。法律规定人们在一定情况下可以做什么,必须做什么,禁止做什么,并由国家强制力保证这些权利和义务的实现,以此来确认、保护和发展对统治阶级有利的社会关系与社会秩序。法律所规定的权利和义务,不仅是指公民、社会组织、国家的权利和义务,而且包括国家机关及其公职人员的职权和职责。

三、法律责任

法律责任指的是个体因其违法行为而必须面对的法律上的强制性与负面后果。

(一)分类

法律责任可以根据不同的标准进行分类。根据影响的性质,可分为财产性责任和非财产性责任;根据责任的范围,可分为有限责任和无限责任;根据责任主体的数量,可分为个体责任和集体责任;根据行为人的过错,可分为有过错责任和无过错责任;根据行为的性质,可分为刑事责任、民事责任、行政责任和违宪责任。

(二)特点

第一,法律责任是国家机关代表国家对违法行为者实施法律制裁的基础,其产生必须有法律的明确规定。

第二,法律责任本质上是一种不利后果的承担方式。

第三,法律责任体现了违法行为与法律后果之间的逻辑联系。

第四,法律责任的追究依靠国家的强制力,只能由国家司法机关或授权的专门机构执行,其他组织或个人无此权力。

(三)归责

法律责任的归责是由国家机关或授权机构依法对行为人的法律责任进行判断和认定。责任的成立基于不同的法律责任构成要件。是否承担法律责任,取决于行为人的行为及其后果是否满足相应的责任构成要件。

四、法律制裁

法律制裁是特定国家机关基于违法者应承担的法律责任所采取的强制性措施,它是国家确保法律得到执行的关键手段。根据违法行为的性质、责任的类型、执行惩罚的主体和所采用的手段,法律制裁可以划分为以下四种形式:刑事制裁、民事制裁、行政制裁和违宪制裁。

(一)刑事制裁

刑事制裁是法院针对犯罪行为人,基于其刑事责任而执行的强制措施。作为最严厉的法律惩罚形式,它主要包括刑罚。受到刑事惩罚的可以是自然人、法人或其他组织。

(二)民事制裁

民事制裁由法院对违反民事法律或应承担民事责任的主体实施。这种惩罚以财产补偿为核心,旨在赔偿受害方因违法行为所遭受的损失。

(三)行政制裁

行政制裁是对违反法律或组织内部规章制度,情节轻微不足以构成刑事责任,或违反纪律规定的个人或单位所采取的强制措施。它包括行政处分和行政处罚两种形式。

(四)违宪制裁

违宪制裁是根据宪法规定,对违反宪法原则的行为人实施的强制措施。这种权力由负责监督宪法实施的国家机关行使。在我国,全国人民代表大会及其常务委员会负责执行违宪惩罚。惩罚方式主要包括撤销或修改与宪法冲突的法规、决定,以及罢免违反宪法的官员和代表等。

第二节　卫　生　法

卫生法是立法机构为规范公民卫生行为而制定的标准,它在调整社会生活秩序中扮演着关键角色。医疗行业的从业者需要掌握卫生法规的基础知识及国内医疗领域的相关法律条文,通过学习法律、理解法律,确保能够遵守法律规定,并在必要时获得法律的维护。

一、卫生法的定义

卫生法是国家为维护和增进公民健康,在健康保护活动中形成的社会关系调整规范的统称,它是国家法律体系中不可或缺的一部分。卫生法的目标是促进人民健康和医疗卫生事业的繁荣。卫生法包括国家正式立法机构颁布的规范性文件,以及众多专项卫生法律、行政规章、地方性法规和规章,例如《医师法》《医疗事故处理办法》《护士管理办法》等。

二、卫生法的特点

(一) 以维护公民健康为核心目标

公民的健康权是指个人依法享有的保护其身体功能正常运作和健康状况不受侵害的权利。卫生法的首要任务是保障公民的身体组织和生理功能安全,确保公民依法享有健康保护和治疗的权利。

(二) 调整手段的多元化

健康维护是一项涉及多方面社会关系和技术问题的复杂任务,包括居住环境、疾病预防技术、公共卫生运动等。卫生法通过立法监督和行政指导来调整卫生行政管理中的社会关系,利用民事、经济等司法手段处理医患关系,并依据《中华人民共和国诉讼法》《中华人民共和国刑法》等法律,有效维护公民的健康权益。

(三) 技术规范与法律的相结合

卫生法是根据宪法,由立法机构和国家及地方行政机关依据医学、生物学、药学等自然科学的基础理论和研究成果制定的。它紧密结合现代科学技术,展现了卫生法的科技属性。同时,卫生法对保护公民生命健康安全的方法、程序、操作标准进行了规范,并规定专业人员必须遵守这些技术法规,确保这些规范成为普遍遵循的标准,以最大化利益并保护公民的健康权。

三、卫生法的基本原则

(一) 卫生保护原则

维护公民的生命安全和身体健康是我国医疗工作和医疗立法的核心目标和终极追求。

依据此原则,每位公民都有权依法改善卫生环境、获得基础医疗服务。

(二)预防为主原则

该原则包含的核心思想有:①所有卫生工作都应以预防为基础;②强调预防并不排斥治疗的重要性;③预防和治疗均为维护健康的重要手段。

预防优先原则的总体要求是实现无病预防、有病治疗,以及防治结合。

(三)保护社会健康的原则

个体在行使权利时,不应侵害社会健康的整体利益。这种对集体健康的保护可能涉及对个人权利的限制,例如对传染病病人的隔离措施,或法律规定某些疾病病人不得从事直接接触食品的工作。

(四)病人权利自主原则

病人有权对自身的医疗问题做出合理、负责任的决策,包括:①自主选择医疗机构、医生及医疗服务方式;②除非法律、法规有其他规定,病人有权决定是否接受特定的医疗服务;③病人有权拒绝医疗机构提供的非医疗性质服务。

四、卫生法律责任与违法行为

卫生法律责任指的是个人或机构因未履行或拒绝执行卫生法律法规规定的职责,损害他人合法权益时,必须面对的强制性不利法律后果。责任的性质和严重程度取决于违规行为的性质及其对社会的危害程度,从而决定了责任的种类,包括卫生行政责任、民事责任和刑事责任。卫生违法行为指有能力承担法律责任的个人或组织违反现行卫生法规,扰乱公共卫生秩序和卫生关系的行为,这不仅包括实施了法律禁止的行为,也包括未实施法律要求的行为。

(一)卫生法律责任

1. 卫生行政责任

卫生行政责任是指医疗卫生机构及其工作人员或与卫生事业有关的企事业单位工作人员或公民,违反卫生行政法所规定的义务,但尚未构成犯罪时所应承担的法律责任。卫生行政责任主要通过行政处罚和行政处分两种方式体现。行政处罚的具体措施包括但不限于:发出警告、处以罚金、追缴非法所得、查没非法财产、勒令暂停或停止营业、暂时扣留或吊销卫生许可证、生产许可证或营业执照等。

行政处分则涵盖了以下八种类型:警告、记过、记大过、降级、降职、撤职、留用察看和开除。

2. 卫生民事责任

卫生民事责任涵盖医疗机构及其员工或与卫生事业相关机构因违反民事义务而需承担的法律后果。责任类型主要分为侵权责任和违约责任。侵权责任源自直接违背卫生民事法律规定或侵犯他人权利,可能涉及的责任形式包括停止侵害、返还财产、消除影响、恢复名誉、赔礼道歉等。违约责任则因违反合同义务产生,可能的责任形式包括支付违约金、赔偿损失、采取补救措施等。

3. 卫生刑事责任

卫生刑事责任是指违反卫生法规的行为破坏了《中华人民共和国刑法》所维护的社会

秩序,由国家司法机关依法判定的法律后果。刑事责任为最严重的法律责任,行为人严重破坏了卫生管理秩序及公民的生命健康权益,构成犯罪的,依刑法承担法律后果。违反卫生法的行为所应承担的刑事责任包括:生产销售有毒有害食品罪,生产、销售假药罪,非法组织卖血罪,妨害传染病防治罪,医疗事故罪,非法行医罪等。根据最新法律规定:医务人员由于严重不负责任,造成就诊人死亡或者严重损害就诊人身体健康的,处三年以下有期徒刑或者拘役。

(二) 卫生违法行为

1. 医疗损害

(1) 医疗损害的定义。在2020年5月28日举行的第十三届全国人民代表大会第三次会议上,正式通过了《中华人民共和国民法典》(以下简称《民法典》)。

医疗工作者在进行诊断和治疗过程中,有责任向病人明确解释其病情及治疗方案。在进行手术、特殊检查或特殊治疗前,医疗人员需及时向病人详细解释医疗风险、可能的替代治疗方案等,并获取病人的明确同意。在无法或不适宜直接向病人说明的情况下,应向病人的亲属进行解释,并得到他们的明确同意。若医疗人员未能履行这些职责,导致病人受到伤害,医疗机构需承担相应的赔偿责任。同样,如果医疗人员在治疗中未能达到当时的医疗标准,导致病人受损,医疗机构也应负赔偿责任。在紧急情况下,如抢救濒临死亡的病人,若无法及时获得病人或其亲属的意见,医疗机构负责人或其授权人批准后,可立即执行必要的医疗措施。

(2) 医疗机构过错的推定条件。当病人在接受治疗过程中遭受损害,若存在以下任一情况,则可推定医疗机构存在过失:①未遵守相关法律法规、行政规章或医疗操作规范;②隐瞒或拒绝提供与争议相关的医疗记录;③丢失、篡改、伪造或非法销毁医疗记录。

(3) 医疗机构的免责条件。在病人治疗过程中遭受损害时,若出现以下任一情况,医疗机构可免除赔偿责任:①病人或其亲属未配合医疗机构按照医疗规范进行的治疗;②在紧急情况下,如抢救濒临死亡的病人,医务人员已尽到合理的治疗责任;③由于当时的医疗技术限制,难以进行有效诊断和治疗。

2. 医疗事故

(1) 医疗事故的定义。根据2002年4月4日国务院颁布的《医疗事故处理条例》规定,医疗事故是指医疗机构及其医务人员在医疗活动中,违反医疗卫生 管理法律、行政法规、部门规章和护理规范、常规,过失造成病人人身损害的事故。若要界定护理事故,则可理解为由护理不当引发的医疗事故。医疗事故分为责任型和技术型两种。

① 责任型事故:护士因工作疏忽,交接班不严谨,病情观察不详尽,未能及时发现病情变化,错失救治机会,导致严重不良后果。执行查对制度不严格,导致错误注射、药物分发错误、血液输错;护理疏忽,导致严重烫伤或三期压力性损伤;昏迷或躁动病人或无监护的儿童坠床,造成严重不良后果。对复杂问题不咨询汇报,主观判断,擅自处理,导致严重不良后果。延迟提供急救物资、药品,提供未经消毒的器械、敷料、药品,或因无菌操作不规范导致感染,造成严重不良后果。不熟悉医疗原则,滥用麻醉药品,导致严重不良后果。手术室护士清点纱布、器械失误,遗留体内或伤口内,造成严重不良后果。

② 技术型事故:由于设备限制、技术水平不足或经验缺乏,导致上述不良后果。在医疗

护理实践中,引发医疗事件的原因多种多样,责任和技术原因可能相互交织,因此,医疗事故的鉴定需由专业鉴定机构进行。

(2) 医疗事故的分级。根据《医疗事故处理条例》,医疗事故根据对病人造成的伤害严重性被分为四个不同的级别:

① 一级事故,直接造成病人死亡、重度残疾;

② 二级事故,造成病人中度残疾、器官组织损伤,导致严重功能障碍;

③ 三级事故,造成轻度残疾或组织、器官损伤,导致一般功能障碍;

④ 四级事故,造成病人明显人身损害的其他后果。

(3) 医疗事故鉴定。医疗事故鉴定是指由医疗事故鉴定机构(通常由医学会组织的专家团队)接受司法部门、行政部门或当事人的委托,独立地对专业问题进行检测、识别和评估,并出具鉴定结果的过程。鉴定工作流程如下:

① 鉴定程序的启动。依据《医疗事故技术鉴定暂行办法(试行)》以及其他相关法规,鉴定的委托方式主要包括三类:医患双方联合委托、行政机关委托和司法机关委托,医学会不接受任何一方单独的鉴定申请。

② 鉴定所需资料。鉴定机构在受理鉴定案件后的5天内,通知医疗事故争议双方提交所需鉴定材料。当事人需在接到通知后的10天内提交材料,主要包括病历原件,如住院病人的病程记录、死亡病例讨论、疑难病历讨论、会诊意见、主治医师查房记录等;住院病人的体温记录、医嘱单、检验报告、医学影像资料、特殊检查同意书、手术同意书、手术及麻醉记录、病理资料、护理记录等;对紧急情况的抢救记录;封存的输液、注射用品、血液、药物等实物或相关检验报告。

③ 鉴定结果。负责医疗事故技术鉴定的医学会在收到当事人提交的材料和书面陈述后的45天内组织鉴定,并发布医疗事故技术鉴定报告。鉴定意见将分析医疗行为是否违反相关医疗卫生法规、诊疗护理规范,以及医疗过失与病人损害之间的因果关系。鉴定结论将涵盖医疗事故的等级评估、医疗过失在事故中的责任比例,以及对病人医疗护理的建议。如果当事人对初次鉴定结果有异议,可在收到结果后的5天内向医疗机构所在地的卫生行政部门申请复核。

3. 医疗纠纷

(1) 医疗纠纷的概念。医疗纠纷通常指在医疗护理过程中,由于医患双方对出现的不良结果及其原因的理解存在分歧,而引发的争议。各方为了保护自己的合法权利,可能会向卫生行政部门或司法机关提出责任追究或损害赔偿的案件。从逻辑学的视角来看,医疗纠纷是一个广泛的概念,它涵盖了包括医疗事故、医疗失误、医疗损害、医疗意外和医疗合同争议等在内的多种情况,但并不局限于这些。医疗纠纷本身仅代表一种责任尚未明确的争议状态,而具有具体法律含义的是其下属的具体分类,例如医疗合同纠纷、医疗事故纠纷和医疗损害纠纷等。

(2) 处理医疗纠纷的法律依据。医疗纠纷属于一种特殊的民事纠纷,需要通过积极的预防和妥当的处理来尽量减少医疗损害,这对于保护医患双方的合法权益、维护医疗秩序及社会稳定至关重要。1987年6月29日,国务院发布了《医疗事故处理办法》。2002年4月4日,国务院又颁布了《医疗事故处理条例》。随后,原卫生部根据该条例制定了《医疗事故分级标准(试行)》《医疗事故技术鉴定暂行办法》《医疗机构病历管理规定》等相关配套规章。

2009年12月26日,第十一届全国人大常委会第十二次会议通过了《中华人民共和国侵权责任法》(以下简称《侵权责任法》),该法自2010年7月1日起正式实施。

(3) 医疗纠纷处理的原则。在处理医疗纠纷时,应遵循以下原则:①维护病人及医疗机构和医务人员的合法权益;②保障医疗秩序,确保医疗安全;③坚持正确、公正、公平、公开的处理原则。

(4) 医疗纠纷的解决途径。

① 协商解决,即医疗机构与病人通过协商就赔偿问题达成共识,签订协议,并可选择公证或律师见证,同时向卫生行政部门备案。协商是成本较低的解决方式。

② 行政裁决,即向卫生行政部门提出书面申请处理,应在当事人知道或应当知道身体健康受损之日起1年内提出。

③ 仲裁,由法律和医疗专家组成的仲裁庭处理纠纷。在我国,目前较少见护理或医疗纠纷通过仲裁解决的案例。

④ 法律诉讼,护理或医疗纠纷可直接向人民法院提起诉讼,不经过卫生行政部门处理。一般护理纠纷适用普通诉讼时效为2年,从病人或其近亲属知道或应当知道损害发生之日起计算。

诉讼在医疗纠纷的解决中始终占据有核心的地位。值得指出的是,最高人民法院出台的《关于民事诉讼的若干规定》的司法解释规定,涉及医疗行为引起的侵权诉讼"举证责任倒置",即由医疗机构就医疗行为与损害结果之间不存在因果关系及不存在医疗过错承担举证责任。

五、卫生执法的法律救济

卫生执法的法律救济是指当个人、企业或其他组织认为医疗监管行为侵犯了自己的合法权益时,他们可以向司法机关或其他国家机关请求法律上的救济。这一制度涵盖了卫生行政复议和卫生行政诉讼两个方面。

(一) 卫生行政复议

卫生行政复议是指当个人、企业或其他组织对医疗行政机关所执行的医疗监管行为持有异议时,他们可以依法向上一级医疗行政机关或同级人民政府提出复议申请。复议受理机关将基于申请,依法对原医疗行政机关的监管行为进行复查,并作出相应的裁决。

(二) 卫生行政诉讼

卫生行政诉讼的流程包括提起诉讼与案件受理、审理过程与裁决,以及裁决的执行。

1. 起诉与受理

提起诉讼是指个人、企业或其他组织在认为医疗行政机关的具体行政行为损害其合法权益时,向人民法院提出法律保护请求的司法行为。案件受理则指人民法院对提起的医疗行政诉讼请求进行初步审查,并决定是否予以立案的程序。

2. 审理与判决

我国对行政诉讼实行两审终结制度。当事人若对一审法院的判决不满意,有权提起上诉。二审法院作出的裁决为最终裁决,尽管当事人可以提出申诉,但必须执行二审法院的裁决。

3. 案件的执行

执行是指当当事人拒绝履行人民法院已生效的判决、裁定或医疗行政机关的行政处理决定时,人民法院或医疗行政机关依据已生效的法律文件,依照法定程序,采取必要措施强制当事人履行义务,确保法律文书内容得以实现的司法活动。

阅读材料

原告陈某某、刘某某诉被告某县妇幼保健院医疗损害责任纠纷案

陈某某(女)与刘某某系夫妻关系。2015年10月12日,陈某某在某县妇幼保健院剖宫产分娩一活男婴,Agpar评分10分(反映出生情况良好)。10月16日,新生儿经皮测胆红素高(12.4),当日行12小时蓝光治疗(10月16日12:40—10月17日0:40)。17日凌晨0:40,刘某某按约定时间去蓝光治疗室接孩子;凌晨0:50护士发现孩子呼吸心跳停止,经抢救未能心肺复苏而死亡。尸检报告书为因气道阻塞(不能排除窒息)、缺氧、感染、酸中毒等因素所致诱发呼吸衰竭死亡。

经陈某某、刘某某申请,法院委托司法鉴定所对某县妇幼保健院对陈某某、刘某某之子的诊疗过程中是否存在过错、过错与死亡损害后果之间是否存在因果关系及参与度大小进行鉴定。

该所出具鉴定意见为:①婴儿死亡原因符合在喂养过程中发生了喂养物阻塞呼吸道引起急性窒息所致。②某县妇幼保健院在对婴儿蓝光照射护理过程中,未就蓝光照射过程中可能发生的危险和意外等情况向病人告知,未能履行告知和知情同意注意义务;在护理过程中,未严格按照光疗护理规范进行护理。

综上,某县妇幼保健院存在疏忽大意,未能尽到应尽的谨慎注意义务,其医疗行为存在过错,过错与死亡后果之间存在因果关系,过错参与度大小考虑为75%。法院判决某县妇幼保健院赔偿陈某某、刘某某各项损失共计605 551.7元,并承担本案诉讼费用。

第三节　护理法律法规

护理工作是医疗卫生工作的重要组成部分,是一项维护和促进人体健康的医疗活动,有专业性、服务性的特点。护士作为卫生技术人员,在医疗、预防、保健、康复等工作中发挥重要作用。为了维护护士的合法权益、规范护理行为、强化医疗卫生机构的职责和促进护患关系和谐发展,有必要制定相关护士执业法律法规。

护理法律法规是卫生法的重要组成部分,是关于护士的资格、权利、责任和行为规范的法律和法规,对护理工作有制约、监督和指导作用。护士在工作过程中面对病人、家属以及其他医务人员而产生各种社会关系,关乎服务对象的健康,因此每名护士均需要在护理法规定的范围内发挥作用。

一、护理法律法规概念

护理法律法规是调整护理活动过程中形成的各种关系的法律规范的总称。这种关系涉及护士与病人、护士与医疗机构、护士与护士、护士与医师、护士与医技人员、护士与后勤人员、护士与社会等因护理服务所形成的各种关系。护理法律法规不仅包括对护理工作进行直接规范的法律法规,而且还包括与护理活动有关的法律法规。

二、我国护理立法概况

我国的现代护理事业是1840年鸦片战争前后随着西方医疗护理技术的传入而逐步发展起来的。1934年,国民政府教育部成立了护士教育专门委员会,护士教育被纳入国家正式教育系统。为了规范护士执业和管理,国民政府于1936年颁布了《护士暂行规则》,1943年颁布了《助产士法》。新中国成立以来,国家先后发布了《医士、药剂士、助产士、护士、牙科技师暂行条例》(1952年)、《国家卫生技术人员职务晋升条例》(1956年)等涉及护士管理的法规,但没有建立严格的考试、注册和执业管理制度,直到1993年,原卫生部颁布了《中华人民共和国护士管理办法》(以下简称《护士管理办法》),才明确了护理执业管理制度。1995年6月,我国首次实施全国护士执业资格考试,这标志着护士执业考试和注册制度的正式确立。然而,随着医疗行业的发展和医疗体系的改革,护理行业面临了一系列新挑战,包括护士权益的保护不足、医护人员比例失衡,以及部分护士未能充分履行职责,导致医患关系紧张等问题。

2008年1月31日,时任国务院总理温家宝签署了第517号国务院令,正式颁布了《中华人民共和国护士管理条例》(以下简称《护士条例》)。《护士条例》从立法层面明确了护士的权利和义务,明确了各级政府及有关部门、医疗卫生机构在维护护士合法权益,改善护士工作条件,保障护士必需待遇,保证护士队伍素质,规范护理技术行为等方面的责任,使护士执业管理走上了法制化轨道。《护士条例》在法律效力上超越了以往的《护士管理办法》,对护士的权利与义务进行了更为明确的界定。《护士条例》的出台,首次以行政法规的形式规范了护理行为,这标志着我国护理管理正朝着规范化和法制化的方向稳步发展。原卫生部于2008年5月4日通过了《护士执业注册管理办法》,并于2008年5月12日开始施行。《护士执业注册管理办法》对护士的执业注册和管理进行了具体规定。为了更好地贯彻落实《护士条例》,为全国护理工作者提供护理伦理及执业行为的基本规范,中华护理学会组织专家在借鉴国内外经验和广泛征求意见的基础上,于2008年5月12日制定了《护士守则》。2010年7月1日,原卫生部部长陈竺签署卫生部人力资源社会保障部第74号令,发布施行《护士执业资格考试办法》,严格规范了护士的准入。

我国香港特别行政区和台湾地区分别有《香港护士注册条例》和《护士法》《护士法实施细则》等相关法律法规。

三、护理法律法规分类

护理法律法规既包括护理专业法,也包括与护理活动相关的法律法规。从立法机关和法律效力层次来看,当前我国的护理法律法规主要有以下5类。

（一）医疗卫生法律

医疗卫生法律是指由全国人民代表大会及其常务委员会制定颁布的法律文件，其法律层级和效力最高，主要包括《中华人民共和国传染病防治法》《中华人民共和国职业病防治法》《中华人民共和国母婴保健法》《中华人民共和国药品管理法》《中华人民共和国民法典》和《中华人民共和国刑法》等，这些都是与护理活动相关的卫生法，目前这一层次的护理专业法尚空缺。

（二）卫生行政法规

医疗卫生行政法规是指由国家最高行政机关即国务院制定颁布的规范性文件。行政法规以国务院名义直接发布，包括《护士条例》《医疗事故处理条例》《医疗机构管理条例》《医疗废物管理条例》《医院感染管理办法》《血液制品管理条例》《麻醉药品和精神药品管理条例》等。除《护士条例》外，其他卫生行政法规的某些条款与护理活动相关，护士须了解与自己工作有关的法规并遵照执行。

（三）卫生部门规章

卫生部门规章是指由国务院卫生管理部门制定颁布或其与有关部、委、办、局联合制定发布的具有法律效力的规范性文件，这些文件在全国范围内有效，效力低于医疗卫生法律和行政法规，如《护士执业注册管理办法》《医疗机构管理条例实施细则》《医院工作制度和工作人员职责》《消毒隔离技术规范》等。

（四）地方性卫生法规及规章

地方性卫生法规及规章是指省、自治区、直辖市及省会所在地的市和经国务院批准的较大的市的人大及其常委会或人民政府，根据国家授权或法律、法规规定，结合当地实际情况制定的规范性文件，如《上海市精神卫生条例》《上海市实施〈突发公共卫生事件应急条例〉细则》《北京市外地来京人员计划生育管理规定》等。

（五）护理诊疗规范、常规

护理操作的规范和常规分为广义和狭义两种理解。广义上指的是卫生行政部门和全国性行业组织根据行业特性所制定的一系列标准和规范，例如《专科疾病护理指南》和《护理技术操作标准》。而狭义上，它特指医疗机构内部为医务人员在医疗、护理、检验和医疗物资管理等方面制定的工作流程和步骤，包括病房管理制度、护理交接班制度和查对制度等。随着《护士条例》的推行，全国范围内的护理操作规范和常规不断得到制定、更新和实施。

除了上述分类，国家层面的其他相关法律法规，如劳动法、教育法、职业安全法，以及医院自行制定的规章制度，同样对护理实践起到了关键的规范作用。这些法规和制度共同构成了护理工作的法律框架，确保了护理服务的专业性和标准化。

四、护理法律法规的内容

随着护理立法的发展和护理工作范围的拓展，各国护理法律法规的种类越来越多，涉及的内容越来越细化与具体，如《护士注册条例》《护士权利法案》等。但总体而言，护理相关法律和规章的核心内容主要涵盖以下五个方面：总纲、护士资格与注册、护理教育、护理服务和护理管理。

（一）总纲

阐明护理法的法律地位、立法程序的规定，护理立法的基本目标，护理的定义、护理工作的宗旨与人类健康的关系,以及护理工作的社会价值等。

(二) 护士资格与注册

1. 护士执业资格考试

护士执业资格考试是一项评估申请者是否拥有从事护理工作所需的专业知识和技能的考试。这一考核制度遵循国家统一的考试大纲、命题和合格标准,每年定期进行,旨在重点考查考生的实际操作能力。考核内容包括专业理论知识和实践技能两个部分,考生必须同时通过这两部分才能被认定为合格。根据《护士条例》(2008年,国务院令第517号)、《护士执业注册管理办法》(2008年,原卫生部令第59号)、《护士执业资格考试办法》(2010年,原卫生部、人力资源和社会保障部令第74号)的规定,护士岗位采用准入制度,只有通过执业资格考试的护士才能申请进行执业注册。

(1) 申请条件。根据《护士执业资格考试办法》规定,申请参加护士执业考试必须具备两个基本条件:①在中等职业学校、高等学校完成国务院教育主管部门和国务院卫生主管部门规定的普通全日制3年以上的护理、助产专业课程学习,包括在教学、综合医院完成8个月以上护理临床实习;②完成学业并取得相应学历证书。

(2) 申请程序。有意参加护士执业资格考试的个人,需在官方公告所指定的时间内完成注册,并提供以下必要文件:①填写完整的考试报名申请表;②有效的身份证件;③3张近六个月内的二寸正面免冠半身照片;④毕业证书原件;⑤其他报考所需的补充材料。

应届毕业生应持有所在教育机构出具的应届毕业生证明,并在毕业证书颁发地的考试中心进行报名。教育机构可以为应届毕业生提供集体报名服务。非应届毕业生,则可以在自己的人事档案所在地进行报名。

2. 护士执业注册

护士执业注册是护士合法从业的关键证明。整个注册流程,包括发放护士执业证书,以及对护士及其执业证书有效期的管理,是我国卫生行政部门执行的执法活动。这不仅是护士准入制度的具体实施,也是规范护理实践、降低医疗差错的重要措施。我国《护士条例》的第七条至第十一条以及《护士执业注册管理办法》详细规定了护士执业注册的管理细节。护士必须在获得《护士执业证书》后,才能在注册的执业地点进行护理工作。未持有《护士执业证书》的人员不得从事护理技术规范规定的护理活动。执业证书的有效期为五年,护士需要每五年申请一次延续注册。在执业证书有效期内从事护理工作是合法的,而证书过期后继续从事护理工作则被视为非法行为。

(1) 执业注册基本条件。我国的《护士执业注册管理办法》和《护士条例》规定,申请护士执业注册,应当同时具备下列四项条件:①具备完全民事行为能力;②在中等职业学校、高等学校完成教育部和国家卫建委规定的普通全日制3年以上的护理、助产专业课程学习,包括在教学、综合医院完成8个月以上护理临床实习,并取得相应学历证书;③通过护士执业资格考试;④符合规定的健康标准。

(2) 护士执业注册流程。

1) 首次注册。护士应在通过执业资格考试后的三年内申请执业注册。申请时需提交以下文件:①护士执业注册申请表;②个人身份证件;③学历证明及临床实习证明;④执业资格考试合格证明;⑤由指定医疗机构出具的6个月内体检健康证明;⑥拟聘用单位的相关材料。卫生行政部门将在20个工作日内审核所提交的材料。审核通过者将获得《护士执业证书》；不符合条件的申请将被拒绝，并提供书面说明。《护士执业证书》由国家卫生健康委员会统一制作，包含护士的姓名、性别、出生日期、证书编号、注册日期及执业地点。证书有效期为五年。

2）延迟注册。超过规定期限申请注册的护士，除了需满足注册条件中的第1、2和4项，并提交与首次注册相同的材料外，还需在符合国家卫生主管部门规定的医疗机构完成3个月的临床护理培训并通过考核。

3）延续注册。护士执业注册到期需继续执业的，应在到期前30天向原注册机构申请延续注册。延续注册需提交以下文件：①护士延续注册申请表；②《护士执业证书》；③6个月内的体检健康证明。审核通过后，执业注册将被续期，有效期同样为五年。有下列情形之一的，不予延续注册：①不符合《护士执业注册管理办法》第六条规定的健康标准的；②被处暂停执业活动处罚期限未满的。不予批准延续注册的，须提供书面的说明理由。医疗机构有权为所聘用的护士集体提交延续注册的申请，以便统一管理和办理相关手续。

4）重新注册。当护士的执业注册期满且未进行续期，或在《护士执业证书》被撤销后满两年，若希望在医疗机构恢复执业，须重新申请注册。重新注册时，申请人须按照初次注册的要求提交相应材料；若中断护理工作超过三年，则还需提供在省级卫生行政部门指定的医院完成的三个月临床护理培训及合格证明。

5）变更注册。在护士执业注册有效期内，如需更改执业地点或其他注册信息，必须办理变更注册手续。但若参与卫生行政部门指派或批准的任务，如跨省救灾或经医疗机构批准的进修、学术交流等活动，则不在此列。变更执业地点时，护士应向新的执业地点所在省级、自治区、直辖市人民政府的注册主管机关报告，并提交以下材料：①护士变更注册申请表；②当前持有的《护士执业证书》。

6）注销注册。若护士在执业注册期间出现以下情况，原注册机构将办理注销手续：①注册期满后未进行续期；②《护士执业证书》被撤销；③护士去世或丧失民事行为能力。

(三) 护理教育

护理教育体系涵盖了护理教育的核心目标、教育的类型、专业设置、学制和课程标准、审批流程、注册与注销注册的标准及其程序。此外，还包括对护理学生的入学资格要求、教育质量的评估机制等。

(四) 护理服务

护理服务规范包括对护士的分类和命名、各类护士的职责界定、权利与义务、管理体系，以及专业工作的标准、护士应具备的专业技能、护理服务中的伦理问题。同时，也包括对违反规定护士的处理程序和标准。

(五) 护理管理

此部分主要涉及护理质量管理的原则、方法和途径，护理质量评估指标、体系和程序。

五、护理法规的重要性

(一) 护理管理法治化

通过护理法规的制定与执行，确保所有护理职业行为均有法律依据，实现规范操作、依法行事、严格问责。将护理管理纳入法治轨道,保障了护理服务的稳定性与持续性,有效预防护理失误,提升护理服务标准。

(二) 护理教育与学科进步

护理法规确立了护士执业资格准入、执业范畴和操作标准,并规定了相应的法律责任。每位护士需遵循规定,满足条件后获得相应资质。激励护士持续参与继续教育,不断学习新知与技能,对提升护理水平和推动护理学科发展具有重要意义。

(三) 护士执业权益保护

护理法规明确了护士的社会地位、职能和职责界限,确保护士在正常执业活动中的权利和履行法定职责时得到法律的充分保护。同时,法规还规定了卫生行政部门和医疗机构在护士培养、待遇、管理等方面应承担的责任,确保护士的合法权益得到维护。

(四) 病人权益保障

护理法规规定了护士的资格要求和专业人员的职责与义务,严禁无法律依据地拒绝提供护理或急救服务,严禁侵犯病人权利等行为。因此,对于护理服务中的不当行为或违反护理规范的情况,病人可根据护理法规寻求法律救济,追究护士的法律责任,以最大程度保障自己的合法权益。

第四节　护患双方的权利与义务

在人类社会里,任何一个人都不可避免地与他人、群体、社会保持着各种各样纷繁复杂的关系。个人有各种选择、判断的自由,但同时,个人也具有对自己所选择的行为负责任、承担后果的义务。这就是伦理学中的最重要的范畴——权利和义务。权利是指法律上认可或伦理学上可得到辩护的权利和利益。义务是指主体必须或应当承担的职责。在护患关系中,护士和病人都应该按照一定的原则和规范做事,各自享有权利并承担应尽的义务,致力于促进病人的康复。

一、护士的权利与义务

护士的权利和义务,除了具有权利和义务的一般特点外,由于病人的特殊角色,医疗中更加强调以病人的利益为核心。

(一) 护士的权利

在执业过程中,护士不仅享有法律权利,同时还拥有执业范围内的道德权利。本部分着重阐述道德权利。

1. 人格尊严和人身安全不受侵犯

在依法执业过程中,护士的人身安全和人格尊严均受法律保护,不得侵犯。对扰乱医疗秩序,妨碍护士依法执业,威胁、殴打、侮辱护士或其他侵犯合法权益的行为,根据《治安管理处罚条例》规定,由公安机关处罚;构成犯罪的,依法追究刑事责任。

2. 自主护理权

自主护理权是临床护士的基本权利之一,指在执业范围内,护士有权根据医疗和护理需求、询问病人病史、进行体格检查、制订并执行护理计划、上报和隔离传染病患者等。在行使自主权时,护士可以参考病人、家属和医护团队意见,但最终决策权仍在护士手中。

3. 特殊干涉权

特殊干涉权是指在特定情景中,为维护病人、他人或社会根本利益,可以限制病人的自主权。为避免与病人自主权相冲突,护士应谨慎行使这一权利,只有在病人自主原则与无害原则、社会公益原则、生命价值原则、有利原则发生冲突时,方考虑使用。

4. 工资和福利待遇保障权

护士在执业过程中,有权依据国家相关规定参加社会保险、获得工资报酬和相应福利待遇。任何个人或单位不得克扣工资、取消或降低其福利待遇。

5. 职业卫生防护权

护士有权获得与护理工作相应的卫生防护和医疗保健服务。直接接触有毒有害物质或有感染传染病风险时,有权根据相关法律法规接受职业健康监护;若患职业病,有权依照法律法规获得赔偿。

6. 职称晋升和学习培训权

护士有权依据国家规定获得与其业务能力和学术水平相应的专业技术职务和职称,并有权参加专业培训、学术交流、学术研究、加入专业学术团体和行业协会。

7. 获得表彰和奖励权

根据《护士条例》,护士在护理工作中作出杰出贡献,国务院有关部门应授予白求恩奖章或全国卫生系统先进工作者荣誉称号,受奖励和表彰的护士享受省部级劳动模范和先进工作者待遇。对长期从事一线护理工作的护士应给予相应的表彰和奖励。

(二) 护士的义务

1. 遵守医疗卫生法律、法规和诊疗护理规范的义务

在执业过程中,护士需严格遵循医疗卫生法律、法规、部门规章和诊疗护理规范(例如消毒隔离制度、"三查七对"制度、疾病护理常规等)。遵守相关法律、法规和诊疗护理规范,不仅是护理工作基本原则,而且能从根本上预防护理不良事件的发生,服务病人、医疗卫生机构及社会,这是护士最基本的责任之一。

2. 正确执行医嘱的义务

在护理过程中,护士须按照规定核对医嘱,确认医嘱无误后,及时、准确执行。护士如果发现医嘱违反法律法规、部门规章、与病人病情不符或诊疗技术规范,应向开具医嘱的医生提出质疑。若护士明知医嘱有误却不提出或因疏忽未发现而执行,导致严重后果,将与医生一同承担法律责任。

3. 如实记录和妥善保管病历的义务

护士应按照卫生行政部门的要求,认真及时书写并妥善保管病历。病历承担着在医疗事故技术鉴定、医疗纠纷、司法鉴定和法律诉讼中的举证责任。

4. 及时救治病人的义务

工作中,护士一旦发现病人病情变化或情况危急,须立即通知医生开展抢救。紧急情况下,为抢救处于生命危急关头的病人,护士应先实施急救措施,如进行胸外心脏按压和人工呼吸、建立静脉通道、止血、给氧、吸痰等。医生到达后,护士应汇报抢救情况并积极配合医生实施抢救。

5. 向病人解释和说明的义务

为维护病人知情同意权,护士应如实告知病人病情、诊疗护理措施、预后情况和医疗费用,及时解答病人的疑问。如诊断结果不良,如精神疾病、恶性肿瘤等,需实行保护性医疗时,护士应告知家属相关情况。

6. 尊重和保护病人隐私的义务

《护士条例》第三章第十八条规定:护士应当保护病人的隐私。在护理过程中,护士有责任保护病人隐私,未经同意,不得复印或转发病人病历,不得将个人信息泄露给与治疗护理无关的人员。若护士泄露或公开病人隐私,侵犯病人权利,病人可依据情节严重程度追究法律责任。

7. 参与突发公共卫生事件救护的义务

发生严重威胁公共生命安全的自然灾害、公共卫生事件时,护士须服从所在医疗卫生机构或县级以上人民政府卫生主管部门的安排,奔赴临床一线或现场,全力参与救治,不能逃避、耽误或推诿抢救工作。

阅读材料

黑龙江第一位南丁格尔奖获得者李秋洁

黑龙江省第一位南丁格尔奖获得者,"龙江十大巾帼楷模"——哈尔滨医科大学附属第二医院原护理部主任、哈尔滨医科大学护理学院原副院长李秋洁,在护理战线上辛勤耕耘五十余载,用不平凡的业绩和成就诠释了护理的内涵,用独特的方式赋予南丁格尔精神新的力量,书写绚丽的人生篇章。

20世纪90年代中期,李秋洁了解到"整体护理"这一新护理模式后,她立刻着手查找大量中外书籍和资料,全身心投入到这项护理模式的实践与改革中。在整体护理工作刚刚启动阶段,她鼓励并支持护士进修学习,分批次派出近300人次参加全国护理中心主办的培训班,系统学习理论知识。

汶川地震当晚11时,李秋洁所在的医院被确定为首批赴地震灾区支援的医疗定点医院。她连夜布置抗震救灾工作,不到1小时就配备好护理救援小组,24小时待命,随时出发。在接到四川华西医院急需ICU护士增援的电话后,仅30分钟她就组建起11人的护理小分队,亲自带队奔赴前线。她带领ICU护理小分队在华西医院累计工作58天,她们与当地医护人员配合默契,用精湛的技术、高尚的医德赢得了华西医院同仁一致好评。抗击非典、H1N1……在每一次特殊战斗中,李秋洁都以实际行动践行了南丁格尔精神中的大爱。

李秋洁在获得南丁格尔奖章后,医院奖励了她20万元,但她选择全部捐献出来,用于哈尔滨医科大学护理学院的建设和发展。离开护理管理岗位后的她携子女将价值80余万元的儿童服装、鞋袜、玩具等捐赠给儿童福利院。面对众多荣誉和光环,李秋洁总是淡然处之。她说:"护理事业是我的毕生钟爱,成绩只代表过去,我十分珍惜党和人民给予我的荣誉,并会以此作为鞭策,为人民的健康事业做出自己的新贡献。"

二、病人的权利与义务

(一) 病人的权利

我国非常重视病人权利,《中华人民共和国宪法》《中华人民共和国民法典》《中华人民共和国护士条例》《中华人民共和国医师法》《医疗事故处理条例》《中华人民共和国消费者权益保护法》等法律法规及行政管理条例均包含了病人权利的相关规定。病人基本权利涵盖以下四个部分。

1. 生命健康权

生命权指病人在患病期间所享有的生存权,这一权利在任何情况下都不应被忽视。即便病人出现了心搏停止、呼吸暂停或脑电波消失等情况,只要未进入不可逆丧失功能的阶段,其生命权依然需要得到保护和尊重。健康权则指病人在恢复和促进健康方面的权益,包括要求改善病痛、恢复健康和享受基本医疗保健服务的权利。健康权不仅涵盖生理健康,还包括心理健康。护士在护理过程中,必须全面关注病人的身心健康,提供相应的护理和支持。

2. 基本医疗权

所有人在面对生命和健康受到疾病威胁时,均应享有平等、及时和合理的诊疗和护理。这一权利不应因病人的经济状况或社会地位差异而有所区别。基本医疗权强调的是在普通医疗资源和技术条件下,病人应获得的基本诊疗护理服务。高新技术及稀缺医疗资源不在基本医疗权范畴内。

3. 疾病认知权

病人患病后,有权了解疾病详细情况及预后。这包括病因、病程、诊断结果、可能的治疗方案及其预期效果。护士有责任在不影响治疗效果和不损害病人利益的前提下,用通俗易懂的语言解释。在面对可能对病人心理产生重大负面影响的疾病(如恶性肿瘤)时,护士可以暂时保密,但应向家属如实说明相关情况,并与医生协作,制订合理沟通策略,以确保病人和家属在知情情况下做出最佳决策。

4. 知情同意权

知情同意权是指病人在接受任何医疗护理操作前,有权了解所有相关信息,并在充分知情的基础上自主决定是否接受治疗。护士必须详细告知病人诊疗手段的选择、潜在并发症及风险、可能的治疗效果等信息。病人在了解这些信息后,有权自主决定是否接受相关医疗操作。知情同意权强调病人的自主意识和决策权,即使这些决定可能对病人有利或不利,护士必须尊重病人的选择,并提供必要的信息支持和专业建议,以确保病人的知情同意权得到充分保障。

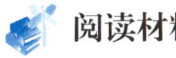 **阅读材料**

知情同意的代理与免除

知情同意代理:如果受试者为无行为能力或限制行为能力者,如婴幼儿患者、未成年患者、智力障碍患者、精神疾病患者和休克患者等,其知情同意权应由其法定代理人或监护人代为行使。在我国,知情同意权代理人的法定顺序为:配偶、父母或子女;其次,亲属;最后为病人指定的代理人。

知情同意免除：为促进急救医学发展，有必要在某些情况下将危重病人作为研究对象。从科学研究角度来看，急救医学领域的人体试验研究，特别是涉及新治疗方法和急救技术的研究，最好由危重病人参与。然而，在临床治疗过程中，不允许危重病人参与相对于标准治疗具有更高风险的研究。

5．隐私保护权

因诊疗需求，病人寻求医疗帮助时，可能主动或被动地透露了个人隐私信息，包括现病史、家族史、接触史、异常指标等内容。病人有权要求护士对这些信息严格保密，避免泄露给无关人员。护士对病人隐私进行保密，是对病人基本权利的尊重，也是建立信任和尊重的护患关系的基础。然而，若病人隐私涉及他人或社会公共安全，并可能对公共利益造成危害，护士有权行使必要的医疗干涉权，以维护公共安全。

6．监督医疗过程权

病人权利在医疗过程中实现，为了确保这些权利得到保障，病人有权对医疗过程进行监督。具体来说，病人有权查阅或复制其门诊病历、医嘱单、检验报告、住院日志、病理资料、护理记录、手术及麻醉记录和医疗费用等资料。通过对医疗过程的监督，病人可以了解医疗行为的每个环节，并在必要时提出质疑或申诉，以有效维护自身合法权益。

7．医疗赔偿权

在医疗过程中，如果因医疗机构或护士的疏忽或过失，导致病人利益受到损害或人身受到伤害，病人有权依法要求相应的赔偿。医疗赔偿权的行使包括对医疗事故的鉴定、法律诉讼和索赔等程序，确保病人的权益得到法律的有效保护。

8．免除一定社会责任和义务权

病人在患病和住院期间，其履行社会责任和义务的能力可能下降。获得医疗机构的证明后，病人有权根据其病情的严重程度、性质和预后情况，申请暂时或长期免除某些社会责任和义务，例如服兵役、高空作业等。同时，病人有权享受相应的社会保障福利，如病假工资、医疗保险、残疾津贴等。

（二）病人的义务

在医疗活动中，病人也有相应的义务。履行这些义务不仅是对自身健康的负责，也是对医护人员的尊重和对社会的责任。以下是病人的五项主要义务。

1．自我照护与健康恢复的义务

自我照护是病人维护自身健康的积极义务之一。一旦患病，社会和他人将投入大量人力、物力和财力以提供帮助。护士的主要职责是提供专业医疗护理服务，而病人应积极参与，承担自我照护的责任，主动促进健康恢复。

2．遵守医护人员医嘱的义务

医护人员依据其专业知识和技能提供医疗建议，病人应予以尊重并认真执行。病人在患病后应主动寻求医疗帮助，严格遵守医嘱，积极配合治疗，以缓解病情并促进康复。这不仅是对医护人员的尊重和回报，也是病人对自身、他人和社会的责任。尤其是在传染病和遗传病治疗中，不遵守医嘱可能会增加公共卫生风险，影响他人和社会的安全。

3．支付医疗费用的义务

当前，我国处于社会主义初级阶段，国家经济实力尚无法完全承担每个公民的医疗费用,医院也不是完全福利性的机构。因此,病人在接受医疗服务时,有义务按照规定支付部分或全部的医疗费用。

4. 遵守医院规章制度的义务

医院规章制度是保障医院正常运作和服务质量的基本规范。在接受诊疗的过程中,应自觉遵守医院各项规章制度,维护医院正常工作秩序,包括按时就诊、遵守探视时间、不随意更换病房、不干扰医疗秩序等,以确保医院能够高效、安全地提供医疗服务。

5. 支持医学科学发展的义务

人类是医学科学研究的主体,同时也是客体。医学科学发展不仅依赖医护人员的钻研和创新,还需要病人的支持和配合。例如,为提高医学研究水平,医护人员可能需要研究未知病例;为了培养医学人才,医学生需要在实践中学习和应用医学知识,需要病人的理解和配合。这虽然不是病人的法定义务,但作为道德义务,病人应尽力配合,以促进医学科学的进步和人类健康水平的提高。

三、护患之间权利与义务的关系

护患关系和谐依靠的是双向互补,双方在医疗过程中有各自的权利义务,均是对立统一的。无论是法律还是道德上的权利义务,都是为了更好地维护健康和生命。病人权利的实现依赖护士对道德义务的履行;病人义务则体现了对护士权利的尊重和对社会利益的维护。

(一) 护患双方权利与义务的一致性

护患的权利与义务是由社会分工决定的,一个人的权利必然与其义务联系在一起。护患关系中,双方的权利与义务均具有广泛的一致性。

1. 护士权利与义务的一致性

在履行医疗职责的过程中,护士拥有专业权利和道德责任。包括有权独立实施诊疗方案,要求病人及家属配合。这些权利源于医疗职业的特殊性,护士行使权利是为了更好地履行防病治病、救死扶伤的义务,最终目的是一致的。同时,护士的权利与义务在维护病人利益的同时,也服务于社会整体利益。

2. 护士权利与病人权利的一致性

护士权利旨在保障病人的医疗权利和健康。护士行使权利应以履行对病人的义务为前提,不能超出保障病人权利的范围。护士权利应服从于病人权利,更好地维护病人健康和生命。即使在表面上看似干涉病人的权利(如合理使用特殊医疗干涉权),实际上是为了更好地维护病人利益。

3. 护士义务与病人义务的一致性

护士履行义务是为了维护病人的健康利益,并支持医学科学的发展。病人在享有权利的同时,也应履行其道德义务。这不仅是对健康负责,对社会负责,更是对护士工作的尊重。

(二) 护患双方权利与义务的对立

在医疗活动中,护士与病人的权利与义务偶尔会出现分离和矛盾,具体体现在以下两个方面。

1. 护士权利与义务的对立

护士行使权利应以履行义务为前提。若护士在行使职业权利的过程中,目的或动机偏离了其义务,权利和义务就会出现对立。例如,在护理工作中,护士不能接受病人财物或礼物。

2. 护士义务与病人权利的对立

通常情况下,病人的基本权利是护士应尽的义务,因为护士的义务是保障病人权利得以实现的道德基础。然而,有时二者并不能完全保持统一,会出现矛盾冲突。例如,病人有拒绝治疗的权利,但若这种拒绝对其健康造成严重损害或危及生命,则与护士应维护病人健康和生命的义务发生冲突。

总之,病人的权利与护士的义务是相对的。护士权利应服从于病人权利,但在保护病人权利的同时,不应损害他人或社会公共利益。必要情况下,护士可以行使医疗干涉权,以维护社会公共利益和其他病人的权利。

第五节　护理工作的法律责任

护士在护理工作中应该遵守职业道德、医疗护理工作的规章制度和技术规范,准确执行医嘱,评估病人的身心状态,实施科学的综合护理。如果护士在执业过程中违反了法律法规或护理规章制度,卫生行政部门将根据情节给予警告、责令改正、终止注册直至取消注册等处罚。如果由于护士的行为而导致病人严重人身损害,构成医疗事故,其必须根据具体情况承担相应的法律责任。

一、护士的法律责任

(一) 处理与执行医嘱

医嘱是医生根据病情和治疗需要,为病人在饮食、用药、化验等方面提供的书面指示,同时也是护士实施治疗和护理的重要依据。护士在执行医嘱时,应熟悉各种医疗护理的常规处理方法、常见药物的作用、副作用及使用方法。此外,还应注意以下六个方面。

(1) 严格执行医嘱。通常情况下,护士应严格按照医嘱执行,不能擅自更改或不执行医嘱。因工作疏忽而将医嘱中的药物剂量、名称、用药途径搞错并错误执行,如将肌内注射误作静脉注射等,均属违规行为,需要承担相应责任。

(2) 准确核实医嘱。当病人对医嘱提出疑问时,护士应核实医嘱的准确性。

(3) 及时调整医嘱。病人病情变化时,护士应及时通知医生,并根据专业知识或临床经验判断是否需要暂停医嘱,与医生协商后做出决定。

(4) 慎重对待口头医嘱。一般情况下不执行口头或电话医嘱。在抢救等特殊情况下必须执行口头医嘱时,护士应向医生重复医嘱内容以确保无误,保留用过的安瓿和物品,经现场两人核对无误后再弃去。抢救结束后,及时记录医嘱的执行时间、内容和病人病情,并督促医生补录书面医嘱。

(5) 慎重对待临时医嘱。此类医嘱由护士决定是否使用和具体使用时间,一般出现在术前使用安眠药或术后使用止痛药等情况。护士须判断和确认是否需要使用该药物及具体使用时间。

(6) 有权拒绝错误医嘱。若发现医嘱明显有误,护士有权拒绝执行(如某医嘱为质量浓度 100 克/升氯化钾 10 毫升静脉注射);若指出错误后医生仍要求执行,护士应报告护士长或上级主管部门。护士若对明显错误的医嘱不质疑,或因疏忽大意忽视医嘱错误,导致严重后果的,护士与医生需共同承担法律责任。

(二) 实施护理措施

在实施护理措施前,护士应仔细核对护理方案,确认无误后方可进行。在护理过程中,护士可能需要独立完成护理任务,也可能需要与他人合作或委托他人完成。独立进行护理时,护士应明确自己的职责范围和工作规范。如果超出职能范围或不遵守规范操作,导致病人受到伤害的,护士需承担相应的法律责任。护士若发现自己在某些方面能力不足,如计算药物剂量不准确,应请求他人协助以避免意外。在委托他人实施护理时,必须确认被委托人具备相应的资格、能力和知识;否则,因此产生的后果,委托者有不可推卸的责任。

在对病人进行护理时,护士需按规定获取病人的知情同意。如果违反知情同意原则,可能构成侵权或犯罪。《中华人民共和国民法典》第七编第六章第一千二百二十条规定:因抢救生命垂危的病人等紧急情况,不能取得病人或者其近亲属意见的经医疗机构负责人或者授权的负责人批准,可以立即实施相应的医疗措施。

(三) 书写与管理护理文书

临床护理记录真实反映护士对病人进行的一系列护理活动,包括体温单、执行医嘱的记录、病人的监护记录、护理病历等。临床护理记录既是医生观察诊疗效果、调整治疗方案的重要依据,也是衡量护理质量的关键资料。当出现医疗纠纷时,病历资料等原始记录将成为法律证据。临床护理记录作为病历资料的重要组成部分,记录了病人在住院期间接受治疗与护理的具体情况,具有重要作用。因此,各种护理记录应及时、客观、准确和完整,书写过程中如出现错字,应在错字上画双线,不能采用粘、涂等方法掩盖或去除原字。目前,电子病历正在逐步推广,提交后如需更改,需经部门负责人同意,并取得院方计算机后台操作许可后方可进行。若因抢救急危重症病人未能及时书写记录,需在抢救结束后 6 小时内据实补记,并说明情况。完整、真实的护理记录能反映诊治实际过程,是医疗纠纷或刑事案件的重要证据和线索。任何丢失、隐匿、篡改、添删、伪造或销毁原始记录的行为都是违法的,需承担相应法律责任。

病人有权获得医疗保密,护士同样有义务为病人保密。医疗机构及其医务人员应对病人的隐私保密。泄露病人隐私或未经同意公开其病历资料,造成损害的,应承担侵权责任。

(四) 使用与管理麻醉药品和物品

麻醉药品指列入麻醉药品目录的对中枢神经具有麻醉作用并可能产生依赖性的药物和物质,主要包括哌替啶、吗啡等,常用于晚期肿瘤或术后镇痛等情况。为便于及时用药,手术室、病房等科室按规定存放一定数量的麻醉药品,这些药品需定量、定专柜上锁存放,定专人管理并定期清点。护士只能凭医嘱领取这些药品,若擅自窃取、倒卖或自行使用这些药物,将构成贩毒或吸毒罪。此外,护士还负责保管和使用各种贵重药品、医疗用品和办公用品等,不得利用职务之便将这些物品据为己有。违反相关规定且情节严重者,将面临法律制裁。

(五)病人入院与出院管理

医院接收病人入院的唯一标准是病情。当护士接待急需抢救的危重病人时,应运用专业知识、技能和临床经验,创造各种抢救条件,配合医生及其他医务人员进行救治。若因护士拒绝、不积极参与或工作拖沓导致病人致残或死亡,责任人可能被起诉并承担相应的法律责任。大多数病人在病情好转或痊愈后根据医生建议出院,护士应按医院规章制度为病人办理出院手续。对于少数拒绝继续治疗并要求自动出院的病人,护士应耐心劝说。如病人或其法定监护人坚持出院,应让其在"自动出院"一栏签字,并做好相应的护理记录。

(六)病人死亡及有关问题的处理

1. 病人遗嘱的处理

遗嘱是病人在去世前的最后意愿。护士作为遗嘱见证人时,应注意以下6点:①应有2至3人共同见证;②见证人必须听到或看到,并记录病人的遗嘱内容;③见证人必须当场签字,证明遗嘱是病人所立;④遗嘱的形式包括公证遗嘱、自书遗嘱、代书遗嘱、录音遗嘱和口头遗嘱等;⑤确保病人立遗嘱时神志清醒,具备良好的判断和决策能力;⑥如果护士是遗嘱的受益人,则应回避立遗嘱过程,不能担任见证人,以避免道德及法律争议。

2. 病人遗体处理及相关文件记录的书写

医生确认病人死亡后,护士应填写相关卡片,记录详细准确的护理记录,尤其是死亡时间,以防法律纠纷。按照常规进行尸体护理,并将遗体及时转移到太平间。如果病人生前同意尸检或捐献遗体及器官,应有病人及其家属签字的书面文件。在病人去世时无人陪伴的情况下,其遗物应由至少两人在场时清点、记录,并由病房负责人妥善保管。

3. 安乐死

在我国,安乐死没有法律依据,护士在任何情况下都不得对病人实施安乐死。

二、实习护生的责任

实习护生在开始临床实习前,应清楚了解自己的法律责任,并严格遵守学校和医院的规定以及专业操作规范。实习护生的法律责任包括:为临床实习做好充分准备;熟悉所在医院的护理规章制度和操作流程;在不熟悉操作或未准备好时应告知带教护士;及时向带教护士或相关护士报告病人的病情变化,即使不确定这些变化的临床意义;在病人病情变化或急救时应及时反馈病情。

《护士条例》第二十一条规定,医疗机构不得允许未取得护士执业证书的人员在本机构从事诊疗技术规范规定的护理活动。在教学、综合医院进行护理临床实习的人员应当在护士指导下开展有关工作。

从法律角度讲,实习护生只能在专业教师或注册护士的指导和监督下,严格按照护理操作规范对病人进行护理。如果在带教护士指导下因操作不当给病人造成损害,实习护生不负法律责任。但实习护生如果擅自行动,脱离专业教师或护士的监督指导,损害了病人利益,应独立承担法律责任。带教护士对实习护生负有指导和监督责任。如果指派的工作超出实习护生能力,发生护理差错或事故,带教护士应负主要法律责任,实习护生及其所在医院也应负相应法律责任。

关于实习护生的教学观摩问题,病人没有义务放弃自己的隐私权来满足医院的教学需要。教学医院和实习护生之间、教学医院与病人之间是两个不同的法律关系,受不同法律规范的约束。医疗机构即使是出于教学目的而侵犯病人隐私的,仍然需要承担相应的法律责任。

阅读材料

实习护生险些出事故的警示

某日,实习护生小林根据医嘱[质量浓度50克/升葡萄糖注射液500毫升+V佳林2支(水溶性维生素)+胰岛素4单位]执行加药操作时,由于不熟悉胰岛素剂量并未认真核算,误将胰岛素1瓶(400单位)当成4单位全部抽吸。正准备加入药瓶内,被带教护士及时发现并立即制止,从而避免了一起事故的发生。

三、护理工作中的违法与犯罪

每一名合格的护士不仅应当熟悉国家法律条文,明确护理工作的法律范围,还应当意识到自己在实际工作中可能遇到的法律问题,自觉遵守法律法规。必要时,还应运用法律手段来维护自身的合法权益。

(一)侵权

侵权是指对国家、集体或个人的财产及人身权利造成损害的行为,包括生命健康权、医疗自主权、知情同意权、医疗隐私权和名誉权等。从广义上来说,侵权行为可分为有意侵权行为和无意侵权行为。有意侵权行为表现为当事人具有相关法律知识,但仍故意侵犯他人的权益。在护理实践中,有意侵权行为包括欺骗、诽谤、威胁、侵犯病人的身体或隐私。无意侵权行为包括疏忽大意和渎职。疏忽大意是指医护人员应当预见其行为可能对病人造成伤害,但因疏忽而未能预见,从而导致不良后果。渎职是指医护人员因玩忽职守、滥用职权或徇私舞弊,导致病人受到较大伤害的行为。这是临床护理工作中最常见的过失,例如忘记发药、洗漱水温过高烫伤病人等,但未造成严重后果。临床工作中,护士不得以经济困难为由拒绝病人入院治疗或抢救。若因护士拒绝、不积极参与或工作拖沓而导致病人伤残或死亡,护士可能会被起诉,构成渎职罪。如果病人拒绝继续治疗并要求出院,护士应耐心劝说;若病人或其法定监护人坚持要求出院,则应由病人或其法定监护人在"自动出院"一栏签字,并及时做好护理记录。在护理实践中,护士有义务为病人提供适当的护理,护士未履行此义务,病人因此受到伤害,伤害与未履行义务之间存在因果关系。因此,护士在工作中应当约束自己的行为,尽职尽责地为病人服务,避免潜在的侵权行为发生。

(二)犯罪

犯罪是指危害社会、违反国家刑法,应当受到法律惩处的行为。根据行为人主观心理状态的不同,犯罪可以分为故意犯罪和过失犯罪。故意犯罪是指行为人明知其行为会造成危害社会的结果,而希望或放任这种结果发生,从而构成犯罪。过失犯罪是指行为人应当预见其行为可能会造成危害社会的结果,但因疏忽未能预见,或虽已预见但轻信能够避免,最终导致该结果发生而构成犯罪。例如,注射青霉素导致过敏反应可能会致人死亡,护士必须在注射前询问病人的过敏史并遵医嘱做皮试。如果护士未做皮试,导致病人死亡,则属于过失犯罪。从护理角度来看,同一护理活动中,有时侵权行为和犯罪行为可能同时存在。侵权行为可能不构成犯罪,但犯罪行为必然涉及对被害人合法权益的严重侵害。因此,准确鉴定护理行为的目的及结果是区分侵权和犯罪的关键。从法律后果来看,侵权行为多承担民事责任,而犯罪行为既有民事责任也有刑事责任。

(三) 受贿

受贿是指国家工作人员利用职务上的便利,索取或非法收受他人财物,为他人谋取利益的行为。《中华人民共和国基本医疗卫生与健康促进法》第三章第五十四条规定:医疗卫生人员应当遵循医学科学规律、遵守有关临床诊疗技术规范、各项操作规范和医学伦理规范,使用适宜技术和药物,合理诊疗,因病施治,不得对病人实施过度医疗。医疗卫生人员不得利用职务之便索要、非法收受财物或者牟取其他不正当利益。

构成受贿罪必须具备两个特征:一是行为人必须是国家工作人员,二是行为人利用职务上的便利为其谋取利益,并非法索取或接受财物或其他不正当利益。护士的职责是救死扶伤,采取有效措施减轻病人痛苦,帮助病人恢复健康,并获得法律规定的报酬。护士应发扬奉献精神,不能借工作之便谋取额外报酬。护士不能主动向病人索要红包或物品,如病人或家属给予较大金额的钱物,应当拒收,并及时向单位领导报告,否则可能构成索贿、受贿罪。然而,病人在痊愈后,出于对护士优质护理服务的感激,赠送一些小礼品,则不属于受贿范围。

四、护理工作中法律问题的防范

随着医疗科技的快速发展,护理专业技术水平也随之提升,这使得护理工作范畴扩大和技术含量增加,护士面临的潜在法律问题也逐渐增多。因此,必须强化法制观念,提高对护理工作中法律问题的防范意识。在对病人实施护理的过程中,护士应明确法律对病人及自身权益的保护作用,注意在临床护理工作中保持高度负责的态度,以法律为依据,制度为准绳,知识为保障,规范护理行为,维护病人及自身的合法权益,依法行护,防止法律纠纷的发生。

(一) 强化法制观念

护士需通过多种途径,完善专业知识和护理技能,及时掌握最新的护理质量标准及要求。同时,护士还应强化法制观念,积极学习相关的法律知识,做到知法、懂法、守法,并将掌握的法律知识应用到实践中去,依法从事护理工作,准确履行护士职责。

(二) 加强护理管理

医院主管部门应强化护士执业资格的审核,根据规定的护士配置标准合理安排人力资源,在杜绝无证上岗的同时减少护士的工作负担,确保护士的工作环境安全,使他们能够全身心地投入工作,最大程度地消除安全隐患。同时,加强护士的法律意识和知识培训,并提供继续教育的机会,使他们能够掌握新的知识和技能,及时了解最新的护理质量标准和要求。

（三）规范护理行为

在工作中，护士应严格遵守专业团体和工作单位的护理操作规程及质量标准，并不断学习，掌握最新的护理操作规程和质量标准，全面履行医学照顾、病情观察、协助诊疗、心理支持、健康教育和康复指导等护理职责，提供安全优质的护理服务，确保病人的安全，防止法律纠纷的发生。

（四）维护病人的合法权益

在护理工作中，应该尊重病人的各种权利，包含隐私权、知情同意权和选择权等。护士在执行护理措施时需要履行告知义务，确保病人在同意的情况下进行，如病人不同意，则应尊重其意愿，并在病历中进行文字记录。同时，护士应尊重病人的人格、尊严、信仰和价值观等，坦诚与病人沟通，注重换位思考，利用自己的专业知识和技能，为病人提供高质量的身心护理服务，从而获得病人的理解与支持，建立良好的护患关系，减少法律纠纷的发生。

（五）促进信息沟通

护士应与患者、医生、其他护士及相关医务工作人员进行沟通，及时而准确地交换有关治疗和护理的情况及信息。同时，应核实一些不明确的问题，以保障病人的安全。

（六）做好护理记录

护士应及时而准确地完成各类护理记录。同时，明确医疗事故的举证责任倒置，也要求护士做好客观且详尽的护理记录。如果护士确实按照规定进行了护理措施，但缺乏详细的护理记录，一旦发生法律问题，将难以提供确凿证据来为自己辩护。

（七）参加职业保险

职业保险是指从业人员通过定期向保险公司支付保险费用，若在职业保险范围内发生突发责任事故，保险公司将承担对受害者的赔偿责任。职业保险是保护从业者自身及切身利益的重要措施之一，尽管它无法完全消除护士在护理纠纷或事故中的责任，但在一定程度上可以帮助护士减轻因事故发生所带来的负担。

法律是强化护理管理、推动护理专业向法制化、规范化、科学化发展的重要保障。除了具备高度的责任心、优质的服务态度、扎实的技术水平、敏锐的观察力和应急处理能力外，护士还应熟悉国家的法律法规，主动增强法律意识，认识到护理工作中的特殊法律问题。以法律为依据，严格要求自己，能够有效减少和避免护理医疗纠纷的发生，保护病人和自身的合法权益。

模块二

护理的善

第五章 护理文化

> **学习目标**
> 1. 能理解文化的含义、结构、功能及特征。
> 2. 能阐述护理文化的含义、内容、功能及构建。
> 3. 能提供适合病人文化环境的护理。
> 4. 能理解跨文化护理理论的目的及相关概念。
> 5. 能解读跨文化护理理论的基本框架。
> 6. 能阐述多元文化背景下的跨文化护理策略。
> 7. 能尊重病人的不同文化背景,落实"以人为本"的护理理念。

情境导入

一位来华出差的英国人生病住院治疗,其间得到了护士小李的悉心照料。他非常感谢地称赞道:"你的服务太好了!非常感谢!"护士小李谦虚地回应:"哪里哪里,做得不好。"病人非常奇怪:难道她确实做得不好吗?

请思考

当英国病人赞美护士小李时,小李的回答恰当吗?应该如何回答比较恰当?

护理是一门兼具专业性和艺术性的学科,护理文化以人为中心,体现了护理人文关怀和整体护理理念在实际工作中的运用,也是医院文化中不可或缺的一部分。

第一节 文化概述

一、文化的含义

在探讨"文"与"化"这一组合时,其核心精髓在于"以文教化",即倡导摒弃暴力与野蛮,转而依靠道德伦理、礼仪规范等来引导与塑造,旨在促进个体及社会的习性成熟与文明进步。这种理念与英文中的"culture"(文化)一词不谋而合,其词根源自拉丁文"cultura",涵盖了种植、耕耘、培养、教育和发展。

文化的结构是指把文化要素相互交织与排列,呈现出多样化的分析视角。当前,学术界普遍倾向于将文化分为物质文化、行为文化、制度文化和精神文化四个结构层次。

目前公认的文化定义为:"文化是在某一特定群体或社会的生活中形成的,并为其成员所共有的生存方式的总和,包括价值观、语言、知识、信仰、艺术、法律、风俗习惯、风尚、生活态度及行为准则,以及相应的物质表现形式。"

二、文化的结构层次

文化的结构是指把文化要素组合起来的方式,可以从不同角度对文化的结构做出不同分析。目前多数学者倾向于将文化分为物质文化、行为文化、制度文化和精神文化四个结构层次,四个结构层次之间既相对独立,又相互制约,从而构成一个意义与价值共存的文化世界。

(一)表层的物质文化

物质文化又称显性文化,是人类利用自然界条件进行生产活动和劳动生产的总和,是可触知的具有实体物质的事物,是构成整个文化的基础,包括饮食文化、服饰文化、居住文化等。物质文化最容易被人直观感受到。

(二)浅层的行为文化

行为文化聚焦实践中的文化表现,它融合了意识与行为的统一过程,以动态的形式展现,,包括人们的言行举止、风俗习惯等。在护理实践中,它包括护理服务态度、服务技术等,是护理人员精神风貌的动态体现。

(三)中层的制度文化

制度文化又称方式文化,根植于社会实践,是各种社会行为规范的集合体。作为管理文化的有形展现,它侧重于外在的规范与约束,常以规章制度、条例纪律等形式呈现,对个体行为进行硬性调节。护理行业的制度文化表现为各种护理规章制度及条例规范。

(四)深层的精神文化

精神文化亦称社会意识,是人类在长期社会实践与意识活动中逐渐形成的,以意识为主导的文化形态。它涵盖了道德观念、价值取向、审美标准等深层次的精神追求。在护理领域,精神文化表现为护理人员对"以人为本""整体护理"理念的坚守,对"爱业、勤业、敬业、精业、慎独"职业精神的践行,以及对多元文化的广泛接纳与尊重,呈现出一种深层内化且高度稳定的文化特质。

三、文化的功能

文化功能也称文化价值,是指文化系统内部各要素对于文化整体所发挥的作用和效能。主要包括以下 6 个方面。

(一)凝聚功能

文化如同强韧的纽带,将每个民族凝聚成一个紧密的文化共同体。在长期历史积淀下对民族文化的深刻认同,构筑了稳固的社会文化环境,如中华优秀传统文化,已深深融入中华儿女的血脉,无论身处何方,中华儿女都铭记自己是炎黄子孙、龙的传人,展现出强大的民族向心力。

(二)规范功能

在文化体系中,制度文化与行为文化自然蕴含规范性,它们不仅是价值观的载体,更是人们判断是非、规范言行的标尺。不同的文化背景下,人们的行为模式各具特色,一旦偏离既定规范,往往会受到相应的社会制约或道德谴责,从而维护社会的有序运行。

(三) 认知功能

文化源自人类对外部世界的探索与理解,同时又不断塑造着人们的生活方式。每一代人都在前人的文化基础上生存和发展,通过文化的传承与创新,实现对世界的更深刻认知。文化成为了连接过去与未来、个体与社会的认知桥梁。

(四) 载体功能

随着"互联网+"时代的到来,文化交流的方式日益多样化,文化作为信息传递与情感交流的媒介,作用更加凸显。它不仅促进了信息的广泛传播,还加深了人与人之间的理解和共鸣。

(五) 塑造功能

文化教育是个人成长不可或缺的一部分,它塑造了人的精神世界与人文素养。通过艺术作品的创作与欣赏,人们不仅能够丰富自身的文化内涵,还能陶冶情操,提升个人品质。文化如同一双无形的手,引导着个体与社会的全面发展。

(六) 经济功能

文化不仅是精神层面的财富,更是经济发展的重要驱动力。在市场经济条件下,文化产品的经济价值日益凸显,如音乐、文学、绘画等艺术作品均已成为市场中的热门商品。同时,文化作为一种软实力,能够提升企业或组织的品牌形象,带来显著的社会效益与经济效益。

总之,文化的功能远不止上述六个方面,它在人类社会的发展中扮演着至关重要的角色。21世纪是文化的世纪,任何国家、民族若能充分发掘与利用文化的力量,都将在全球舞台上绽放出更加璀璨的光芒。

四、文化的特征

文化的特征包括象征性、共享性、渗透性、普同性、差异性等。

(一) 象征性

一切具体的文化现象都是一定文化类型的反映或象征。

(二) 共享性

文化是一个群体、社会乃至人类共同拥有的财富,如语言、文字、制度、风俗习惯、价值观念等。

(三) 渗透性

任何文化都不是孤立的,任何国家和民族必然与其他国家和民族进行文化交流,在交流过程中,自身文化和外部文化必然发生文化的渗透和融合。

(四) 普同性

普同性是指各种文化的共有特性。文化的普同性表现在许多方面。如东西方的慈善文化,尽管在表述和形式上有所不同,但意义和道理是相近的,如儒家的仁爱,佛家的慈悲,基督的博爱,都是慈善;各民族的语言,无论形式上有多大的差别,其作为思维和表达思维的工具这一点是一致的;对于健康和疾病的看法,尽管各民族有一些差异,但健康以及长寿是人类共同的期盼,护理人员所做的健康维护的工作,是各民族、各地区人民都需要的。

(五) 差异性

文化是具体的、多样的。世界上不同的国家、地域、民族、专业的文化都会有差异,不同的文化呈现出差异化、多样化的特点。如国家文化有中国文化、外国文化,专业文化有医学文化、护理文化等。不同文化背景的人在价值观、审美观、健康观、生活方式等方面也有所差异。

第二节 护理文化

一、护理文化的含义

护理文化是社会文化在护理专业领域的一种表现形式,是医院文化的重要组成部分,是护理人员在长期实践探索中逐渐凝练而成的,涵盖了共同的理想信念、独特的价值观念、沿袭的传统习惯、严谨的道德规范和统一的行为准则等精神层面的精髓。其核心是组织内部广泛认同并遵循的价值观体系,为护理团队提供了精神指引。护理文化可以调动护理人员的积极性、主动性与创造性,也是团结和凝聚护理人员强有力的支撑力量。

二、护理文化的内容

(一) 护理宗旨

作为护理组织的核心指导原则,护理宗旨明确了护理活动应遵循的核心理念与共同追求,如"减轻和消除痛苦,维护和增进健康""救死扶伤、爱岗敬业"。这一宗旨不仅指引着护理人员的日常行动,更是推动护理学科持续发展的灯塔,赋予护理团队强大的精神驱动力,激励每名成员不断前行。

(二) 护理理念

随着医疗模式向生物—心理—社会医学模式的转变,护理理念亦随之深化,强调"以人为本"的整体护理观念。其核心在于护理人员对护理的信念、理想和认同的价值观,尤为注重提升病人生命质量、尊重其人格尊严,彰显了人性化护理的核心理念。护理理念以病人为中心,以护理程序为框架,贯穿于临床护理、教育、管理、科研及社区护理的各个方面,成为推动护理实践不断进步的坚实思想基础。

(三) 护理道德

护理道德是护理人员应当遵守的职业道德。护理工作关乎人的健康和生命,因此,对其有很高的道德要求。"忠于职守,尽职尽责""精通技术,救死扶伤"等,都是护理职业道德。护理人员要实践护理道德的基本原则,并据此规范自己的言行。

(四) 护理制度

护理制度作为护理管理规范化的核心体现,不仅是处理各项护理工作的准则,也是评估护理工作成效的坚实依据,深度融入并丰富了护理文化的内涵。护理制度以其刚性管理特性,对护理人员的行为进行强有力的规范与引导,确保工作的标准化与高质量。随着护理制度的深入实施,护理人员在实践中不断反思与成长,其护理理念与价值观不断得到升华,最终凝结成个人及团队的专业信念与价值观,推动护理事业向更高层次迈进。

(五)护理作风

护理作风是护理团队在达成组织目标时表现出来的行为方式的个性特点。通常一个组织的文化或风气是由其成员普遍展现的、反复出现且相对稳定的行为模式构成的,这些模式是该组织区别于其他组织的独特和典型标志。人们往往可以通过护理人员在日常工作中的言谈举止感受到护理工作作风。

(六)护理形象

护理形象是公众对护理人员的感知印象。在护理实践中,护理人员的个人形象、言谈举止和行为规范都是十分重要的。温暖的语言,优雅的举动,良好的言谈举止无疑是一剂疗效甚佳的良药。有了良好的个人形象,才会有良好的护理组织形象。

三、护理文化的功能

护理文化具有凝聚、导向、激励、协调、规范、稳定等功能。

(一)凝聚功能

先进的护理文化渗透于护理的各个领域和具体实践,将个体能力凝聚成组织的整体力量。这种凝聚力是推动专业发展的关键动力。护理管理应致力于提升团队精神,增强团队的凝聚力。

(二)导向功能

护理文化的导向功能塑造了护理形象,为护理人员提供了行动指南。在文化的熏陶下,护理人员能够自觉区分荣辱、善恶、美丑,显示出护理文化对团队的积极引导作用。

(三)激励功能

护理文化通过激励机制,提高护理人员的工作满意度,激发他们的工作热情、创造力和责任感,促使他们热爱护理事业,积极投身于人类健康服务。

(四)协调功能

护理文化在管理中可协调上下级关系、医护关系、护护关系、护患关系,促进有效沟通,提高工作效率。

(五)规范功能

护理文化中的制度和行为规范对护理人员的行为进行指导,确保执业行为与护理文化价值观念一致,防止与护理文化价值观念相悖的操守和行为,强化服务意识,改进护理作风,提升护理质量。

(六)稳定功能

护理文化得到社会、医院和病人的认可,增强护理人员的职业自豪感,使他们更安心于本职工作,全心全意提供人性化、个性化的优质护理服务。

四、护理文化的构建

护理文化的构建可从三个层面着手,即物质文化、制度文化和精神文化。

(一)物质文化构建

物质文化构建即通常所说的硬件建设。在物质文化层面构建护理文化,一是要构建和谐的护理工作环境,营造良好的文化氛围,在空间设计上以便于病人接受诊断、治疗和护理为原则,在环境装饰上应充分考虑病人的心理需求和感受,以创造一个舒适和谐的治疗环境,减少病人在挂号、缴费、取药和检查过程中的等待时间,增强护理工作的及时性和服务的整体质量。二是通过使用电子信息系统方便病人就诊,优化医疗护理服务流程,缩短排队缴费、取药、检查的等候时间,提高护理工作时效和服务质量。三是树立优雅的护理人员职业形象,统一着装,规范言行,通过职业素质和礼仪规范培训,使全体护理人员在工作中对"美与雅"统一认识,在工作中保持良好的护理人员职业形象。

(二)制度文化构建

构建护理的制度文化,即通常所指的组织"软件"建设,是至关重要的一环。正如古语所言,"没有规矩,不成方圆",护理服务的核心是对人的关怀,强化制度建设是护理工作的长期课题。构建护理制度文化,需建立和完善包括护理行政、工作流程和病区管理在内的各项制度,从建章立制入手,狠抓制度落实,强化责任意识,加强监督检查。

(三)精神文化构建

精神文化构建即通常所说的精神文明建设。精神文化是护理文化的核心内容,是护理哲学、护理精神和价值观的体现。在精神文化层面需要发挥护理文化的导向作用,树立共同的价值观;发挥激励作用,树立正面典型;发挥凝聚作用,培养团队精神;发挥推动作用,树立护理品牌。护理人员在从事护理的过程中,必须坚持基本原则,把病人的健康放在第一位,必须恪守"敬佑生命、救死扶伤、甘于奉献、大爱无疆"的行为准则,倡导"爱岗敬业、诚实守信、服务病人、奉献社会"的职业道德。通过正面的舆论引导、榜样的力量激励和崇高精神的塑造,让护理文化深入人心,并转化为实际行动。在护理管理领域,既要强调病人的中心地位,尊重他们的尊严、保护他们的权益、简化就医流程,并致力于满足他们的需求,又要对护理人员关心、信任,激发和培养护理人员的主人翁意识和责任感。

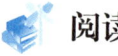

阅读材料

"敬佑生命、救死扶伤、甘于奉献、大爱无疆"的崇高精神

精神文化是护理文化的核心内容。在护理实践中,无数护理前辈和新生力量用行动践行了医务工作者"敬佑生命、救死扶伤、甘于奉献、大爱无疆"的崇高精神。这是当代护理文化价值观的充分体现。

在抗击"非典"的斗争中,广东省中医院的急诊科护士长叶欣,以她的生命诠释了救死扶伤的崇高使命,她那句"这里危险,让我来"的话语,深深烙印在人们的记忆中。而在玉树地震的救援中,藏族女护士尼玛卓玛展现了非凡的勇气,她不顾自己1.6米的身高,毅然背起了1.7米左右的重伤者,紧急送往急救帐篷。自2020年以来,面对来势汹汹的疫情,广大医务工作者牢记党和人民的重托,"白衣执甲,逆行出征",义无反顾冲在疫情防控第一线,为保护人民的生命安全和身体健康作出了巨大贡献。在支援湖北抗疫一线医务人员中,护士占比达68%。无论是在方舱医院、隔离病区,还是救治重症的ICU,都有护士的身影。护士在病人的医疗救治中精心照顾、观察病情,给予病人心理支持,与医生一道,为促进病人康复、提高治愈率作出积极贡献,是新时代"最可爱的人"。

五、提供适合病人文化需求的护理

住院治疗对于病人来说是一个重大的转变,他们从熟悉的日常环境进入了一个陌生的医疗环境,这可能导致他们感到不适应。我国是一个多民族国家,不同民族的社会环境和文化背景导致了生活方式、信仰和价值观的差异。因此,护理人员在提供护理服务时,应尊重每位病人的文化需求、健康观念、信仰和行为习惯,提供全面、高质量的护理。

(一)加速病人对医院环境的适应

护理人员应深入了解病人的文化背景,并通过详尽的入院介绍帮助病人快速了解医院环境、病房规则和工作人员的规章制度。

(二)理解病人的求医动机

护理人员需要理解病人对医疗团队的看法和态度,并结合他们对治疗和护理的期望来提供个性化的护理。一些病人可能过分依赖药物治疗而忽视了护理的重要性。护理人员应根据病人的具体情况进行健康教育,以取得病人的合作。

(三)尊重病人的文化习俗

在饮食和生活习惯上,护理人员应尊重病人的风俗习惯,如尊重回族病人的饮食禁忌。同时,避免触犯病人的忌讳和民族习俗。最后,在病情观察、疼痛管理、临终关怀、尸体料理和悲伤表达等方面,护理人员应尊重病人的文化差异。

(四)利用家庭和社会支持系统

家庭是病人的重要支持系统。护理人员应了解病人的家庭结构和功能,有效利用家庭资源。例如,在儿童住院护理中,可以利用父母的关爱帮助儿童适应医院环境。必要时,也可以寻求社会资源的支持。

(五)关注病人的心理体验

护理人员应认识到每个人对健康问题的理解都是独特的。即使病人的看法与护理人员不同,也不应轻视或忽视病人的感受。例如,面对病人因文化背景而产生的特殊健康观念,护理人员应通过沟通了解病人的心理状态,并提供适当的支持。

护理学是一门跨学科领域,它融合了社会科学、自然科学等众多学科的理论知识,形成了一个综合性的应用科学。随着社会的进步,护理学已经发展成为一个以人为中心的学科,专注于研究自然、社会、文化教育以及心理等因素如何影响个体健康,并在此基础上提供全面的护理服务。护理专业人员不仅要具备强烈的责任感和同情心,还必须深入了解病人的文化背景、职业特点、生活习惯以及宗教信仰等多元化因素。通过提升自身的文化素养,护理人员能够更好地将护理服务与病人及其文化需求相结合,从而提供个性化且高效的护理。

第三节 跨文化护理

随着现代社会的进步、科技的发展,不同国家、地区的人们的接触和交往日益增多,形成了一个多元文化的社会体系。医疗卫生保健工作同样受到多元文化的影响，其中，如何适应多元文化社会的发展，在多元文化背景下更好地和病人进行沟通，提供多元文化护理，以满足病人的健康需要，实施整体护理，对护理专业来说是一大挑战。

在世界多样化的今天，护理学科的发展和实践正经历着文化差异所带来的挑战。自20世纪60年代以来，护理学在多元文化领域的研究已经取得了显著的进展，形成了多元文化护理学，专注于不同文化背景下人们对健康、疾病、治疗、护理和保健等方面认知和需求。

美国护理理论学家莱宁格（Medeleine Leininger）提出的跨文化护理理论，因其对护理实践的深远影响而广为人知。该理论强调，尽管照护是人类普遍的需求，但不同文化背景下的照护方式和表达形式却各有不同，这些差异往往根源于各自的文化传统和价值观。莱宁格的跨文化护理理论的核心在于强调照护是护理工作的核心目标，旨在为个体、家庭和群体提供符合其文化特点的护理服务。

照护是所有人类的需求，但在不同的文化中，照护的表达过程和形式是不同的，这在很大程度上是由文化背景的不同所决定的。莱宁格提出跨文化护理理论，意在指出照护是护理的目标，是为个体、家庭和群体的健康提供与其文化相适应的护理照顾。

一、跨文化护理的相关概念

（一）多元文化

多元文化（multi-culture），指在一个区域、地域、社会、群体和阶层等特定的系统中，同时存在具有独立文化特征而又相互联系的多种文化。"各美其美，美人之美，美美相容，人类大同"可以看作多元文化最贴切的表述。

（二）跨文化护理

跨文化护理（transcultural nursing）又称为多元文化护理，是指护理人员按照不同护理对象的世界观、价值观、宗教信仰、生活习惯等采取不同的护理方式，为不同文化背景下的人们提供共性和差异性的护理，满足他们的健康需求。跨文化护理的实质是对不同文化进行比较和分析，为病人提供有意义和有效的护理关怀。

二、跨文化护理理论的基本框架

莱宁格认为根植于文化的护理关怀模式不仅能有效的促进与维持健康，更是加速病人康复的核心要素。莱宁格还认为人的存在与其独特的文化背景、社会结构紧密相连，不可分割。为深入理解关怀的本质、意义和属性，可采用微观、中观与宏观的分析方法。微观层面聚焦于在小范围内研究特定文化中的个体；中观层面则巧妙地搭建起微观与宏观之间的桥梁，专注于某一文化内部复杂因素间的相互作用与影响；而宏观层面则研究不同文化间的文化跨越现象。莱宁格用"日出模式"来表达、解释和支撑其跨文化护理理论及其各部分之间的关系（图5-1）。

莱宁格的"日出模式"包含以下四个层次。

（一）世界观、文化和社会结构层

该层次属于超系统。此系统用以指导护理人员评价和收集影响病人关怀表达方式和关怀实践的因素，包括所处文化环境、病人的世界观、文化社会结构要素及其环境背景和种

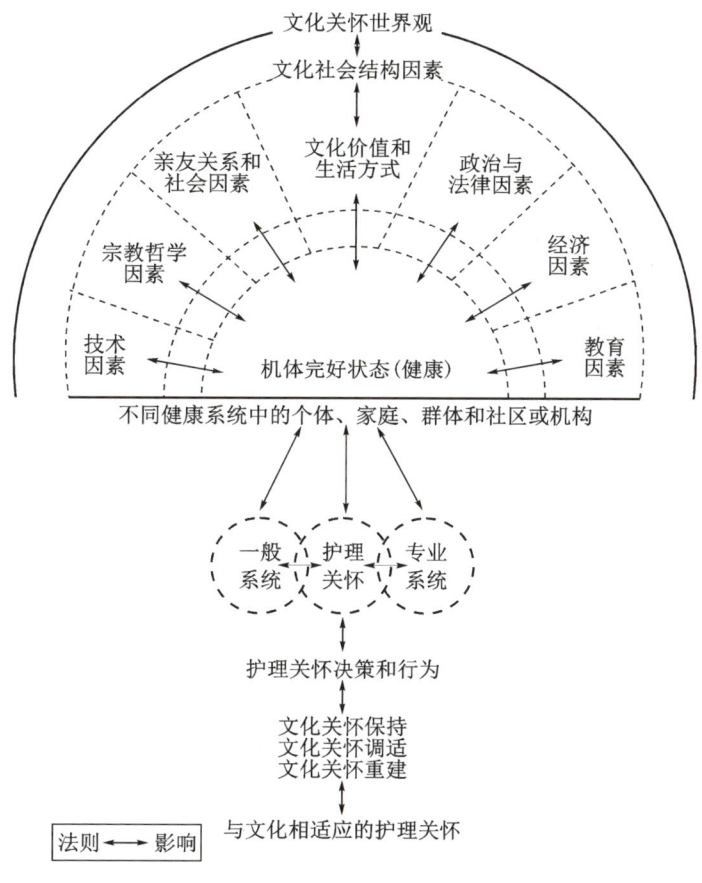

图 5-1 日出模式示意

族史等。

（二）文化关怀与健康层

提供个人、家庭、群体、社区或机构的健康、疾病及死亡的社会文化结构、文化关怀表达方式等与健康密切相关的因素，说明与文化有关的关怀和健康的特定意义及表达方式。

（三）健康系统层

健康系统层包括一般系统、专业系统及护理关怀在内的各种健康系统，着重阐述一般关怀系统、护理专业关怀系统的特征及方式。

（四）护理照顾决策和行动层

该层包括保持、调整、重建文化关怀。护理关怀以最大限度满足病人的需要，提供与其文化一致的、有利于健康、面对病残或死亡的护理关怀。

三、跨文化护理理论在护理实践中的应用

随着护理人员及护理对象文化背景的日益丰富与多元，人们对于实施契合个体文化特性的护理服务的期望愈发强烈，促使跨文化护理理论逐步应用于护理实践。

实践证明，护理人员逐渐认识到与病人文化背景相契合的护理策略能够更有效地赢得

病人的信任与接纳,进而促使就诊率增加、满意度提升。此外,这种文化适应性的护理模式还有助于优化资源配置,为提升全民整体健康水平奠定了坚实的基础。

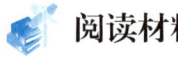 **阅读材料**

跨越国界的爱

陈声容,原中国人民解放军南京军区南京总医院妇产科护士长,第43届南丁格尔奖章获得者。从事临床护理一线工作29年,她见证了惨痛,见证了无助,她的爱跨越国界。

作为一名部队医务人员,她多次上高山,下海岛,深入老、少、边、穷地区,给病人送医送药,送去生命的希望。

2004年,她代表国家远赴战火纷飞的利比里亚,冒着生命危险,履行救死扶伤的义务,执行维和医疗任务。

2010年,她作为医院国家救援队成员,代表国家首次赴海地实施国际人道主义救援。那里自然环境非常恶劣,疾病肆虐,病人大多数是来自非洲国家的部队,其中约三分之一的病人HIV检查呈阳性。曾有一位艾滋病晚期的士兵,入院时身体状况极差,高烧不退,无法站立。陈声容没有对这位士兵投以任何歧视的目光,反而像对待亲人一样喂水喂饭、打针、抽血化验等,一项一项护理操作有条不紊地进行。一旁陪伴病人的伙伴对此感到非常惊讶,问:"难道你一点都不害怕吗?"她微笑着柔声答道:"怕,可我为维护世界和平而来,只要有一丝希望,就不能抛弃和放弃!"她的这种以人为本的人道主义精神值得每一名护理人员学习。

四、多元文化背景下的跨文化护理策略

(一)尊重病人的价值观念和传统习俗

护理人员应该了解病人的文化背景、宗教、习俗,有针对性地引导病人,使病人尽快接受恰当的治疗和护理。只有充分尊重病人的文化,才能更好地为不同的病人实施有针对性的护理。

(二)了解不同语言沟通的差异

沟通是人与人之间互通信息的方式,沟通的效果受文化背景和观念的影响,如不同语种或方言会导致沟通障碍,即使是同一话题,其文化背景不同含义也不相同。因此,在护患沟通时,护理人员应了解沟通中的文化差异,用符合病人文化背景和认知程度的语言,与病人进行有效沟通。热情且极富亲和力的语言能使病人如沐春风。除此之外,沟通中应尽量使用通俗易懂的语言,少用医学术语,减少沟通交流障碍。

(三)重视病人的心理体验和感受

对同一个问题,不同文化背景的人有不同的思考方式。护理人员要换位思考,从病人的角度理解病人,根据病人的行为评估他的心理状态,给予正面、积极的引导,不取笑、不轻视病人。

(四)了解不同文化背景下的礼仪文化

在不同的文化背景下,有时不同的动作代表截然相反的意思。跨文化护理要求护理人员在护理中注意自己的细节动作,不以自己所认为的礼仪笼统对待各种文化背景下的

病人。

(五) 理解其他方面存在的差异

我国是多民族国家,各民族的文化背景和所处的社会环境不同,其生活方式、宗教信仰差异较大,对同一问题的心理体验和内心感受也各不相同。护理人员应尊重、理解病人的语言和行为,尊重病人的内心感受,正确进行引导和护理。

综上所述,在多元文化护理中,针对人际沟通的主要障碍,护理人员应掌握并灵活运用语言和非语言沟通交流技巧,不断提高观察、理解、判断语言和非语言信息的能力,实现有效的护患沟通,使治疗护理得到落实,让病人的合理要求得到满足,提高整体护理水平,促使病人早日康复。

第六章 护理伦理

> **学习目标**
> 1. 能理解伦理概述、护理伦理学概述。
> 2. 能阐述生命论、人道论、道义论、功利论的含义,能理解"敬佑生命"的内涵。
> 3. 能阐述护理伦理基本原则的含义和内容、护理伦理具体原则的内容和要求。
> 4. 能理解护理伦理基本规范的含义和内容。
> 5. 能运用基本伦理准则分析在器官移植及基因治疗实践中的具体问题。
> 6. 能在学习过程中培养关爱病人的职业情感。

情境导入

某病人手术顺利结束后被送回病房。护士遵医嘱为其补液,数分钟后,病人全身瘙痒、发热。当班护士闻讯赶到,发现病人口唇发绀,意识到可能是输液导致的病情变化,遂停止输液,令同班护士通知当班医生。之后护士立即回到病人身边,与赶来的医师一起投入抢救工作,给病人吸氧、进行心电图监护并换输其他药液。最终,病人病情好转。由于忙于抢救且该护士性格内向,在此过程中对病人家属多次的催问未加理会,甚至连医生的抢救行为也未告知病人家属。1周后,病人因其他并发症病情恶化,其家属以护士未通知医生以致病人病情恶化为由,要求护士承担责任。

请思考
护士的行为是否符合伦理道德?

护士在履行职责的过程中,应调整个人与他人、个人与社会之间的关系,尊重病人的生命和权利,维护和履行护理职业的荣誉和责任,学习伦理知识就显得非常必要。只有将护理技术与护理伦理相结合,在工作中形成趋善向善的自觉意识,才能真正减轻病人的痛苦,提高护理工作质量。

第一节 伦 理 概 述

一、伦理概述

(一) 伦理的含义

伦理主要指人们调节、处理人与人之间、人与社会之间关系时应该遵循的道理和具体行为准则。由于人是社会的人,人都是在一定的社会关系中生存与发展的,人与自然、人与人以及人与社会之间的社会关系是否和谐,对人类社会的发展进步起着十分重要的作用。

(二) 伦理学

伦理学也称为道德学或道德哲学,是以道德现象作为研究的客体,即研究有关道德和伦理问题的学科,包括道德和伦理问题的理论和实践。伦理学一方面关注人们品质、行为、修养以及相互关系的道理与规则,另一方面又关注道德起源、本质、发展变化规律及其社会作用。

早在公元前4世纪,古希腊的著名哲学家亚里士多德就创立了伦理学这个学科。亚里士多德基于对当时古希腊哲学传统的研究以及对古希腊城邦社会道德生活的系统思考,创立了以专门研究人的道德行为为研究对象的学科即伦理学。因此,亚里士多德被后世尊为"伦理学之父"。在亚里士多德去世后,其弟子对其思想进行整理研究,相继出版了《尼各马可伦理学》《欧德米亚伦理学》和《大伦理学》3部著名的伦理学著作,从而开创了西方伦理学研究的先河。

伦理学是一个依赖于哲学思想体系和具体的社会道德现实建立起来的具有一定结构和多层理论的学科体系。自亚里士多德创立伦理学学科以来,社会发展不同时期的哲学家、伦理思想家、政治学家、社会学家等都对社会发展中的伦理道德问题进行了广泛而深入的探讨,形成了各种流派观点。

二、护理伦理学概述

(一) 护理伦理学的概念

护理伦理学是伦理学与现代护理学相交叉的一门边缘学科,是当代医学伦理学(生命伦理学)的一个特殊分支,它运用生命伦理学原理,并结合护理学理论进展以及护士角色的变革,在新的卫生格局、体制、医务分工和医疗健康消费运动、卫生经济规律下,强调护士与病人的关系,由护理哲学文化、护理社会学、护理心理学以及护士自身的职业人格发展等组成的一门崭新的独立学科。

简单地说,护理伦理学就是运用一般伦理学原则解决医疗卫生实践和医学发展过程中的医疗护理道德问题和护理道德现象的学科。护理伦理本质上是医学人文精神和医学伦理道德在护理领域的集中体现,也是生命伦理在护理领域的具体体现。

(二) 护理伦理学的研究对象

作为现代医学、护理学与伦理学交叉形成的新兴边缘学科,护理伦理学与其他学科一样,有自己独立的研究对象。护理伦理学的研究对象就是护理道德。

护理道德即在护理实践中形成的,以善恶作为评价标准的,用来约束、规范护士行为,调整护理实践中的各种道德关系,引导护士人格完善的行为准则与行为规范的总和,是一一般社会道德在护理实践中的应用与体现。护理道德是一种职业道德,一般指护理活动中的道德现象和道德关系,具体来说,应包含护士的道德风貌以及护理过程中的道德问题,可简称为"护德"。它是社会一般道德在护理领域中的具体表达,是护士自身的道德品质和调节护士与病人、他人、集体及社会之间关系的行为准则、规范的总和。它存在于从事护理职业的全体人员以及与医疗卫生事业相关的人员之中,是长期的医学文化积淀形成,并且总是围绕护理人员的职业活动及与护理相关的社会活动而展开。护理道德对护士、病人和社会都具有重要意义,特别在保障人类健康和发展护理科学以及医疗卫生事业等方面,具有不可忽视的特殊价值。

(三)护理伦理学的历史发展

1. 中国护理伦理学的历史发展

(1) 古代护理伦理思想概述。在我国传统医学中,护理伦理思想与医学伦理思想融为一体、共同发展。

① 春秋战国时期的护理伦理思想。我国现存的第一部医学经典著作《黄帝内经》以我国古代哲学思想阴阳五行学说为指导,全面述及生理学、病理学、病因学、诊断学等内容,介绍了内科、外科、儿科、妇科等300多种疾病及治疗方法,并强调"医乃仁术"的思想,奠定了医德与医术融为一体、内在于医学的固有属性的定位。战国时期神医扁鹊是著名医家典范,他医技精湛,医德高尚,行医于民间,不慕名利,不攀权贵,处处为病人着想,对病人关怀备至。他不信神、不信巫,尊重知识,尊重科学,尊重实践,这在当时是难能可贵的。

② 汉代、隋唐时期护理伦理思想。张仲景、董奉、孙思邈等人在前人的基础上进一步发展完善了护理伦理思想,奠定了我国古代护理伦理思想的基本框架。东汉杰出的医学家张仲景的《伤寒杂病论》不仅开创了我国医学辨证论治体系,而且在序言中强调了"医德"。隋唐时期著名的医学家孙思邈被称为我国传统医德的集大成者,他撰有《备急千金要方》《千金要方》各30卷。孙思邈的医德思想集中反映在《千金要方》中的《大医精诚》和《大医习业》两篇里,主张医家必须具备"精"和"诚"的精神。《大医精诚》被后人视作我国医学史上最早、最全面、最系统地论述医德的专著。

 阅读材料

我国传统医学中的"杏林文化"

我国东汉时期的名医董奉,为人忠厚,医术高超,治愈了许多疑难病症。被医好的病人要以银两感谢,董奉说:"倘若你们一定要谢我,就请在山上多种几棵杏树吧。"于是病人就在山上种了杏树。此举后来成约,凡找董奉看病,重症治愈者,每人种杏树5株;轻症治愈者,每人种杏树1株。几年过去了,杏树蔚然成林。董奉除留一些食用入药外,大部分杏子都分给邻里。

为了感激董奉的德行,有人写了"杏林春暖"的条幅挂在他家门口。从此,许多中药店都挂上了"杏林春暖"的匾额,"杏林"也逐渐成了中医药行业的代名词,升华成一种价值标准和导向。杏林文化包含了亲、善、诚、信、中、和等丰富的内涵,其灵魂是"道"与"德",凡习医药者欲成为"杏林中人",必推崇"杏林精神"。杏林文化已成为传统中医药文化现象的标志,也是中华传统文化的组成部分。

③ 宋明时期护理伦理思想。宋代医学著作《小儿卫生总微方论》强调，医者必须医德医术兼备。明代医家陈实功在《外科正宗》中把我国古代医德系统地概括为"医家五戒十要"。"五戒"分别是指戒贫富不等、为妇女看病应有侍者在旁、不可诋毁同道、不可离家游玩、对娼妓等应视为良家子女不可不尊等。"十要"则是对德艺关系、医患关系、同道关系与官府关系、治病与养生关系等方面提出的一系列要求。这些思想充分体现了平等待患、尊重病人等伦理理念，是我国传统医学伦理思想的重要内容。

（2）近现代护理伦理思想概述。

① 中国近现代护理伦理思想。鸦片战争之后，一些西方宗教团体开始在我国开办教会医院和护士学校。1914年，第一届全国护士代表大会正式召开，1918年第四届全国护士大会将"护士伦理学"规定为护理专业的必修课程。1922年，中国护士会参加国际护士会，国际护士会接纳中国护士会为第11个会员国。1926年，中华医学会制定了《医学伦理法典》，以此为基础，逐渐形成中国自己的近现代护理伦理观。

② 社会主义护理伦理思想。1931年，在傅连暲的主持下，解放区开办了第一所红军护士学校。1939年，毛泽东同志发表《纪念白求恩》一文，号召广大医务人员学习白求恩同志毫不利己、专门利人的精神，对护理道德建设起了巨大的推动作用。1941年，毛泽东同志为中国医科大学作了"救死扶伤，实行革命的人道主义"的著名题词，并成为我国社会主义医德和护理道德基本原则的重要内容。

③ 中华人民共和国成立后，护理伦理也得到了前所未有的发展和完善。1950年召开的首届全国卫生工作会议对护理事业的发展做了统一的规划。1981年，第一届全国医学伦理道德研讨会召开，倡议全国各医学院校开设医学伦理学课程；同年10月8日，原卫生部颁布了《医院工作人员守则和医德规范》。1988年12月，《医务人员医德规范及实施办法》颁布。1994年1月1日，《中华人民共和国护士管理办法》正式实施，建立了规范的护士资格考试制度和护士执业许可制度。2008年，《护士条例》颁布实施。这些都极大地促进了护理伦理的建设与发展。

2. 国外护理伦理学的历史发展

（1）古代护理伦理思想概述。在国外古代医学中，护理伦理思想与医学伦理思想融为一体、共同发展。古希腊的希波克拉底是西方医学的奠基人，也是西方医德的创始人，被称为"医学之父"。《希波克拉底誓言》中论述了医护与病人、医护与病人家属和医务人员之间应具有的行为准则，成为后世护理伦理的经典。罗马著名医学家盖伦要求医护人员要重学术，舍利求义，他指出：作为医生，不可能一方面赚钱，一方面从事伟大的艺术——医学。古印度名医妙闻（Susmta）著有《妙闻集》。犹太医生迈蒙尼提斯（Maimonides）著有《迈蒙尼提斯祷文》，其中心思想是为了人类生命与健康要时时刻刻有医德之心，医生一切要为病人着想，不要贪欲、虚荣、名利。这种终身献身于医学事业，热爱病人、不图名利的医德思想成为后世的宝贵财富。

（2）近现代护理伦理思想概述。医学的发展对医护道德不断提出新要求。18世纪德国柏林大学教授、医生胡弗兰德（Hufeland）提出的《医德十二箴》是《希波克拉底誓言》的继承和发展。19世纪，近代护理科学与护理教育诞生，护理伦理思想快速发展。1860年6月，南丁格尔在英国伦敦创办了世界上第一所护士学校，标志着护理科学的诞生，近代护理伦理也随之形成。南丁格尔一生写了大量笔记、报告和论著,1859 年发表的代表作《护理札记》是一部护理伦理思想十分丰富的著作,为护理伦理学的形成奠定了基础。南丁格尔的护理道德思想对现代护理伦理有着深远的影响。19 世纪末到 20 世纪初,特别是第二次世界大战之后,护理学逐步成为有着自己独立体系的综合性应用学科,也形成了护理伦理理论和护士规范。如国际护士协会于 1953 年拟定了第一个正规护士规范《护士伦理学国际法》。1976 年,美国护士会制定了《护士章程》。这些工作大大推进了现代护理伦理学的发展。

第二节 护理伦理学的基础理论

促进健康、维持健康、恢复健康、减轻痛苦是护理工作的基本职责和任务,工作中更多强调的是关爱和照顾。在护理工作中,护士需要审慎思考自己的言行,该做什么,该如何做,才更有利于自己的服务对象,有利于他人和社会。而这些思考都必须建立在必要的理论支持上。护理伦理学的支持理论主要有:生命论、人道论、道义论和功利论。

一、生命论

生命论是根据一个人的生命质量、价值以及人们关于生命的观念来决定对此人进行何种医学处置的伦理学理论。生命论强调对生命的敬畏,认为生命是神圣的,不可以随意放弃生命,生命具有一定的质量并能创造价值,因而生命论又分为生命神圣论、生命质量论和生命价值论。

(一) 生命神圣论

1. 生命神圣论的含义

生命神圣论是一种认为人的生命至高无上,神圣不可侵犯、具有最高道德价值的伦理学理论。它认为,生命的权利是人的基本权利,生命是宝贵的、神圣的,人的生命在任何情况下都是最重要的,人的生命不容践踏。因此在临床上,无论任何时候,抢救生命都是最重要的事情,以任何理由放弃对生命的抢救都是不道德的。

2. 生命神圣论的理论来源

(1) 西方伦理学家认为,人的生命是上帝创造的,因此也只有上帝能够决定人的生命的去留。任何杀生或者放弃人的生命的行为都是对上帝的不敬,都是错误的。

(2) 中国传统文化认为,世间生命有一个价值高低的排序,人贵畜贱,只有人的生命是最高贵和最有价值的,正如《黄帝内经》中所说:"天覆地载,万物悉备,莫贵于人。"孙思邈在《备急千金药方》中则说:"人命至重,有贵千金。"

(3) 现代科学认为人的生命的诞生是一种偶然的结果,并因此衍生出生命的独特性和神圣性。每个人在这个世界上都是独一无二的,因此,每个生命都是宝贵和神圣的。

3. 生命神圣论的伦理意义

生命神圣论唤醒人们对生命的珍视,推动了医学、护理学、伦理学的发展,在人类思想发展史中具有重要的价值。

生命神圣论强调维护和尊重人的生命,它时刻提醒医护人员珍爱生命、尊重生命,从道德的角度强化了维护人类自身的生命和健康的重要性,推动了医学的发展;唤醒了人们对生命的关注与重视,有利于民族的生存与繁衍;为医学人道主义理论的形成和发展奠定了思想基础。生命神圣论要求人们尊重病人的人格,济世救人,热爱生命,珍爱生命,促进了医学科学和医学事业的产生和发展。

4. 生命神圣论的局限性

生命神圣论在医学伦理发展中具有巨大、深远的影响。然而,随着社会科技的发展、医学的进步,人类对生命的意义有了新的认识,使得生命神圣论的局限性也日益彰显。呼吸机、人工肝肾等生命维持技术的发展,使一些在传统医学条件下无法救治的病人得以存活更长时间。许多医生和伦理学家认为,这种存活对病人来说是一种痛苦,对社会而言,则是有限医疗资源的浪费。生命神圣论认为继续抢救和维持这样的生命是一种错误。

(1)片面强调人的生命数量及生物学生命。在护理领域,我们经常基于职业直觉强调生命的数量和生物学特征。然而,这种观点可能无意中忽略了生命的质量和个体的社会属性。生命神圣论最终发展到生命绝对神圣论,可能会对人口控制和提升人口质量的伦理议题造成阻碍。

(2)对生命的认识过于简单抽象。如果我们不能全面地审视生命神圣论,将其与生命质量和价值分开,就可能与现实情况产生冲突。实际上,并非所有生命状态都具有同等的神圣性,生命的神圣性应当基于生命质量和生命价值的综合考量。

5. 生命神圣论在护理实践中的应用

自近代以来,医学科技的飞速进步塑造了一种普遍的道德观念:无论在何种情况下,利用医学手段全力挽救生命都被视为一种善举和道德行为。进入20世纪,法律开始明确医务人员有责任保护病人的生命权。1949年,世界医学会通过《日内瓦协议法》,进一步明确了医疗工作者的最高职责是"始终保持人类生命"及"完全忠诚地贡献他的全部科学知识",在面对重症病人时,医生应尽"人道主义的义务"。

 阅读材料

特殊的"联合签名"

某日下午3时,农民胡先生的27岁妻子周女士在医院进行剖宫产手术。术后2小时,周女士出现了弥散性血管内凝血的症状。医院了解到,周女士曾有流产史,子宫受过伤害,因此紧急建议进行子宫切除术,以避免生命危险。

主治医生紧急向胡先生解释了周女士的病情,并强调了立即进行手术的必要性,要求他签署手术同意书。但胡先生拒绝签字,导致手术推迟了4个多小时,周女士的生命岌岌可危。

面对这一紧急情况,医院院长果断决定,以"生命至上"的原则,即使家属不签字,医护人员也要联合行动。晚上8点,主治医生和责任护士在手术告知书上签字,迅速为周女士进行了手术,成功挽救了她的生命。

(二)生命质量论

生命质量论与生命神圣论相比较,其对生命的关注由生命存在的数量转向对生命质量的追求。

1. 生命质量论的含义

生命质量论是以人的自然素质的高低、优劣、身体状况,如器官功能、智商、全身状态等为依据,衡量生命对自身、他人和社会存在价值的一种伦理观念。它强调人的生命价值不仅在于生命的存在,更在于生命存在的质量,人们不应单纯地追求生命的数量和保持生命延续,更应该关注生命的质量。生命质量论不仅为人类控制人口过度增长而采取避孕、流产、节育等措施提供了道德支持,而且为医护人员对不同生命质量的病人采取不同的治疗方式提供了一定的道德取舍标准。

2. 生命质量论的表现形态

(1) 主要质量涉及个体的生理和智力状况,它关乎个体满足基本生理需求和生存的能力。这种生命状态属于较低层次。这种质量程度如果过低,例如在无脑儿或严重先天畸形的情况下,可能需要考虑终止维持其生命。

(2) 根本质量反映了个人对社会和他人的影响。如果该质量降至生命失去意义和目的时,我们应当审慎考虑是否继续维持其生命。

(3) 操作质量通过客观标准来评估生命的质量,如利用智商测试或诊断学标准来评估智力发展和生理状况。

生命质量同样可以通过痛苦程度和意识状态来评估,例如,患有严重脊柱裂的婴儿、晚期癌症病人承受极大痛苦,以及不可逆昏迷的病人,他们的生命质量都极为低下。从伦理学角度来看,生命质量论不仅基于上述个体生命质量的评估,还应从整个人类社会的利益出发,对个体生命实施有效的道德指导,这是一种现代的生命观念。

3. 生命质量论的伦理意义

长期以来,生与死的权利和选择问题一直是人们关注的焦点。生命质量论为这些问题提供了新的评判标准和理论支持。

(1) 自我意识的提升。生命质量论深刻认识到个人素质与命运的紧密联系,并鼓励人们通过提升自身素质来追求更高的生命质量,从而拓展个人的发展可能性。

(2) 伦理决策的指导。在医疗和护理领域,生命质量论为决策提供了伦理框架。医护人员可以根据这一理论,评估个体的生命质量,并据此做出是否延长或终止生命的艰难选择,例如在面对胎儿畸形时考虑终止妊娠。

(3) 服务质量的提升。生命质量论促使医护人员追求更高质量的医疗服务。它强调医疗工作的目标不仅是治疗疾病和延长生命,更重要的是帮助病人恢复健康,提高他们的生命质量,从而推动了医疗护理学科的进步。

(4) 社会政策的制定。生命质量论还为制定各类社会政策提供了理论基础,包括但不限于人口、环境和生态政策。这些政策的制定需要考虑到提升整体社会的生命质量,同时确保可持续发展。

4. 生命质量论的局限性

生命质量论认为生命神圣论只注重生命的数量,不注重生命的质量,应该用生命质量的伦理观代替生命神圣的伦理观,并主张如果一个人的生命无质量,就没必要加以保护或保存。这种观点有其片面性和局限性,存在不太合理、不太科学的一面。仅以生命质量的高低为标准来取舍生命的存在,实际上抹杀了生命的神圣性,在一定程度上降低了人们对生命的敬畏感。

5. 生命质量论在护理实践中的应用

在当代医疗护理领域,诸如生命保障系统、器官移植、辅助生殖和基因治疗等创新技术的应用,常常引发复杂的道德问题。这些问题超出了传统生命神圣论所能解决的范围。通过整合生命质量论和生命价值论的观点,可以为这些医疗技术的合理应用提供更加全面的伦理指导,包括道德的辩护或谴责、促进或规制,有助于解决医疗实践中的道德难题,帮助医疗护理服务摆脱伦理困境,确保技术的应用既符合伦理标准,又能满足病人和社会的需求。

(三) 生命价值论

生命价值论与生命质量论相辅相成,共同构成了现代生命伦理学的核心。生命价值论不仅完善了传统的生命观,还提出了以生命价值为尺度来衡量生命存在的意义,强调个体对他人和社会的贡献。生命价值论认为,生命的神圣性并非孤立存在,而是与生命质量和生命价值紧密相连,形成了一种辩证的统一关系。

1. 生命价值论的含义

生命价值论是一种以个体的内在和外在价值为尺度来衡量生命意义的伦理观念。个体生命之所以有价值,是因为他们能够在社会中扮演重要角色,过上有意义的生活,并为他人和社会做出积极贡献。生命价值的评估涉及两个关键维度:一是生命本身的质量,二是这个生命对他人及社会的意义。前者决定了生命的基础价值,后者体现了生命的社会学价值,即生命价值的目的和生命归宿。因此,生命质量构成了生命价值的基石。

在评估生命价值时,社会价值尤为重要,它从社会学角度出发,判定个体对他人和社会的影响。个体对社会的贡献越大,其生命的价值也越高。然而,由于社会历史背景、文化和宗教信仰的差异,生命价值并非一成不变,其评估过程充满挑战和复杂性。鉴于此,评价个体生命价值时,应采用全面、历史和辩证的方法,特别是在面临生命抉择时,更需保持全面、冷静和审慎的态度。

2. 生命价值论的伦理意义

生命价值论深化了医学价值观,代表了人类生命观和伦理理念的重要历史转变。这一理论反映了人类对提升自身素质、追求更广阔发展空间的渴望,标志着自我意识的显著进步。

(1) 全面理解生命意义。生命价值论将生物学价值和社会学价值相结合,为评价生命存在的意义提供了伦理基础。它强调生命的多维价值,促使我们从更全面的角度理解人的生命。

(2) 指导科学医疗决策。随着医疗技术的进步,如辅助生殖、基因治疗和器官移植等,现代医疗领域面临前所未有的道德挑战。生命价值论为医务人员提供了在挽救生命和作出生命价值判断时的伦理指导,帮助他们平衡医疗资源的合理分配,避免无谓的生命延长,减少家庭和社会的负担。

(3) 促进医学与社会发展。生命价值论的提出扩展了医学道德的视野,从关注生物学和医学价值转向更加关注社会学价值,为优生优育提供了道德支持,并对处理临床难题,如无效治疗、缺陷新生儿的处置和安乐死等,提供了新的视角,不仅推动了现代医学的发展,也对社会文明的进步产生了积极影响。

3. 生命价值论在护理实践中的应用

在护理工作中,面对生命质量的重大问题时,需要评估某些医疗护理措施的适用性,例如是否应积极治疗处于植物状态的病人,或者在众多等待供体的病人中选择哪位接受单肾移植。这些决策往往涉及复杂的价值判断。在这种情况下,生命质量论可能过分强调生命的自然属性,而忽视了其社会属性。因此,生命价值论提供了一个补充视角,它主张从生命的社会贡献和对他人的意义来衡量生命的存在价值。与生命质量论相比,生命价值论不仅关注病人的个体生命,更重视病人的生命对他人和社会的影响。

生命神圣论、生命质量论和生命价值论这三种观点并不是相互排斥的,而是可以在相互借鉴的基础上实现有机融合。生命的神圣性不仅源于其质量和价值,而且在于生命本身所具有的一定质量和价值,这是生命神圣论的核心原则。

二、人道论

(一) 人道论的含义

人道论是研究人道主义的一种道德理论,是一种强调人的地位、肯定人的价值、维护人的尊严和幸福、满足人的需要和利益的道德理论。人道论认为人的地位至高无上,人的生命具有重要价值,因而应维护人之为人的尊严、权利与人格的伦理学理论。人道论认为,任何人都应该得到最基本的尊重,享有生存并追求个人幸福的权利。人道论强调尊重人的尊严和价值,强调人追求幸福的权利,坚持以人为本。

(二) 人道论在护理领域的应用

在护理领域,人道论对护理人员提出了很高的要求,其核心内容是尊重生命。第一,要尊重病人的生命,任何时候不轻易放弃病人的生命,这是人道论的基本要求;第二,要尊重病人的权利,如知情同意权、选择权等;第三,要尊重病人的人格,对任何病人都一视同仁,不歧视任何病人,对病人的病情和隐私保密;第四,要重视病人当下的幸福,对于病人的痛苦不可麻木不仁,即使对绝症病人,也应尽量让病人享受人生幸福,体现人文关怀;第五,要维护病人的健康利益,应向病人或其家属说明病情和诊疗措施以及存在的风险,在护理中尽到与当时医疗水平相应的护理义务。

(三) 人道论的局限性

人道论专注于个体层面的道德研究,属于微观伦理学范畴。它主要关注个体道德修养的完善,忽略了社会环境对个体道德发展的影响。人道论未能充分认识到个体作为道德主体,是社会关系网络的一部分,这可能导致个体道德发展与社会道德建设之间的协调性不足。

三、道义论

(一) 道义论的含义

道义论又称义务论或非效果论,是关于道德义务、责任和担当的理论,研究和探讨人应该做什么、不应该做什么,即人应该遵守怎样的道德规范,并对人的行为动机和意向进行研究,以保证人的行为合乎道德。

(二) 道义论在护理领域的应用

道义论以护理道德义务和责任为中心,主要研究探讨护理人员的行为动机和意向,并确定护理人员的行为准则和规范,来保证护理人员的行为合乎道德,即护理人员应该做什么、不应该做什么以及如何做才是道德的。护理道德义务是社会对护理界的职业责任要求,其具体内容就是社会的护理道德体系所规定的。随着社会的发展，护理人员的职业责任和道德义务也在发生变化。中华护理学会于 2008 年 5 月 12 日颁布的《护士守则》第一条规定："护士应当奉行救死扶伤的人道主义精神，履行保护生命、减轻痛苦、增进健康的专业职责。"

（三）道义论的局限性

在护理职业领域中，道义论注重护理人员的护理道德要求，并且认为这些道德要求是绝对的，不管行为的效果对社会、对病人、对自己是祸还是福。换句话说，道义论的精神实质为"即使天塌下来，也要行正义之事"。道义论认为动机本身不能根据行为后果来判断。道义论注重护理道德，但并不看重这些护理道德提出、形成、论证和研究的过程，也不看重这些道德规范在复杂的现代医学实际中的灵活运用。不可否认，在实际生活中，特别是进行护理伦理决策和评价时，所依据的护理道德规范之间会发生矛盾，此时道义论的局限性就很明显。道义论的局限性主要体现在三个方面：

第一，护理行为的价值与效果。道义论强调护理行为的动机纯正性，忽略行为本身的价值及其产生的实际效果，未能充分认识到动机与效果的一致性对于护理行为的重要性。

第二，道德责任的全面性。道义论主要基于护患关系，以对病人的责任为核心，但未能充分肯定护理人员对他人及社会所承担的道德责任。护理人员在对病人尽责的同时，也应考虑对他人和社会的责任。

第三，护患义务的双向性。道义论倾向于强调护理人员对病人的责任是绝对的和无条件的，却未能明确提出病人自身的责任。这种单向性的观点忽略了护理关系中双方义务的互动性和平衡性。

四、功利论

功利论是后果论的一种，而后果论也被称为效用论或结果论，是指根据行为后果来判定某一行为是否合乎伦理的一种伦理学理论。后果论有三种，即利己主义、功利论和公益论。典型的后果论认为，行为的道德与否与道德主体的动机无关，而主要取决于行为是否能够带来好的结果。所谓好的结果，就是对行为者或者行为所能影响的人群有益的结果，如带来快乐、幸福等。

（一）功利论的含义

所谓功利论，是根据增加还是减少行为相关者（即利益共同体）的利益来判定行为是否合乎伦理的伦理学思想。它认为，一种合乎伦理的行为应该能够给所有的行为相关者带来好处。功利论的主要代表人物是英国哲学家边沁（Jeremy Bentham）和穆勒（John Stuart Mill）。功利论的著名原则是"最大多数人的最大幸福"。在功利论者看来，趋乐避苦是人的天性，而快乐意味着幸福，痛苦意味着不幸。只有增加快乐和幸福，避免痛苦和不幸的行为才是符合道德的行为。根据功利论思想，人应该做出能"达到最大善"的行为，而最大善的计算必须依靠此行为所涉及的每个个体之苦乐感觉的总和，其中每个个体都被视为具有相同分量，而且快乐与痛苦是能够换算的，痛苦只是"负的快乐"。

（二）功利论在护理领域的应用

在护理伦理领域，功利论提倡以病人和社会大众的健康利益为护理行为的导向。

第一，满足病人的健康功利需要。功利论认为护理人员应首先考虑病人的健康利益，将其作为护理工作的首要目标。

第二,满足社会大多数人的功利需要。面对有限的卫生资源,当个体需求与社会大众利益发生冲突时,护理伦理要求在确保每位病人基本医疗需求的基础上,依据医学和社会价值标准合理分配资源,尽量减少未获得资源的病人的损失。

在实际工作中,功利论指导护理人员建立正确的价值观,注重病人及社会的健康利益,合理分配和使用卫生资源,避免资源浪费。此外,功利论还认可护理人员的个人利益,有助于激发他们的工作热情。

（三）功利论的局限性

一方面,功利论不考虑动机的纯洁性和合理性,可能会导致一些人为了达到目的而不择手段,助长歪风邪气,使护理队伍失去纯洁性和凝聚力,影响护理道德建设。另一方面,功利论在一定程度上存在自私性,如果没有正确的价值观和坚定的道德立场,容易滋生小团体主义和利己主义,涣散人心。只有把功利论与道义论相结合,才能更好地为护理伦理学提供理论指导。

第三节 护理伦理学的规范体系

一、护理伦理原则

护理伦理基本原则、具体原则在护理伦理规范体系中十分重要,它是护理伦理规范体系的核心内容,也是护理伦理学的纲领和精髓。它是指导护理工作者实现敬佑生命、救死扶伤光荣使命的航标,是护士理论联系实际的依据和标准,也是促进医护人员不断进取的力量源泉。

（一）护理伦理基本原则

1. 护理伦力基本原则的含义

护理伦理基本原则是社会主义道德原则在医疗、预防和护理服务领域中的具体应用,为护士在职业实践中提供了伦理指导。这些原则是调节护士与病人及其他相关人员关系的出发点,也是评估护理行为的道德标准,贯穿整个护理过程。同时,护理伦理学的基本原则也是我国护理工作者在多领域长期不断积累、不断临床实践的总结,它从根本上反映了护士和服务对象的根本利益,是衡量个人行为在实践伦理原则中的试金石。此外,护理伦理基本原则是护士塑造正确道德观念和选择恰当护理行为的基石,指导护士在进行伦理决策、监督、评价、考核和教育活动时遵循的准则,也是评估医护人员道德水平的最高标准。

2. 护理伦理基本原则的内容

护理伦理基本原则的内容可归纳为:防病治病,救死扶伤;实行社会主义人道主义;全心全意为人民的身心健康服务。护理伦理基本原则三方面的内容相互联系,不可分割,是有机的整体,它科学地指出护理实践活动的本质和规律,明确了护士服务的宗旨和目的。

（1）防病治病,救死扶伤。防病治病是现代医学、护理学科发展的要求。当今社会,预防与保健已成为人们对健康与疾病关系的一种态度,作为护士要坚定不移地贯彻预防为主方针,坚持防治结合、联防联控、群防群控,为百姓提供全生命周期的卫生与健康服务,最大程度减少人群患病。因而,护士要树立大卫生、大健康的观念,不仅要考虑病人的利益,还要关注社会利益,把以治病为中心转变为以人民健康为中心,建立健全健康教育体系,提升全民健康素养,推动全民健身和全民健康深度融合。与此同时,还要重视特殊人群健康,保障妇幼健康,为老年人提供连续的健康管理服务和医疗服务,努力实现残疾人"人人享有康复服务"的目标。这是医护人员的共同责任,也是护士实现防病治病的具体要求和工作内容,更是新时期护理伦理的特点和工作目标。救死扶伤是医护人员做好救治、诊疗、照护工作的首要责任,所以,护士应将病人的生命、安危和健康放在首位,时刻为病人着想、对病人负责,全力救治病人,这是护士的天职。

 阅读材料

艰难的抉择

病人,张某,男性,60岁,膀胱癌晚期,智力低下。他的监护人是丧失劳动能力、在福利院的母亲。由于膀胱癌晚期导致病人大量血尿,为防止失血性休克,医生决定为其输血。病人母亲最初同意医生的建议,但她发现,输血增加了张某的膀胱出血,给儿子带来痛苦,于是请求医生停止对病人输血,而医生认为,停止输血就意味着剥夺了病人的生命权利。最后,医院将其监护人诉讼至法院。

(2) 实行社会主义人道主义。实行社会主义人道主义是护理伦理继承性和时代性的统一,体现了社会主义制度对人生命价值的肯定和尊重。医学人道主义随着历史的变迁和医学科学的进步展现出多样化的形式和特征。在社会主义背景下,这一理念不仅继承了传统医学人道主义的核心价值,还在现代社会中得以充实和发展,进一步强调了对人类生命的尊重和关怀。因此,护士要做到:尊重病人的生命价值和人格,不论民族、国籍、地位、职业、年龄、性别、亲疏等,做到在生命价值面前人人平等、一视同仁;尊重病人的基本需要,为病人创造最佳的治疗、护理、休养环境,用严谨、科学、精湛的技术完成各项治疗、护理任务,充分体现以人为本、与人为善、生命至上的思想内涵,用行动弘扬社会主义人道主义精神。

(3) 全心全意为人民身心健康服务。全心全意为人民身心健康服务是"为人民服务"宗旨在护理工作领域的具体化,同时包含着以下含义:护理服务的对象不是少数人,而是广大的人民群众。服务的目标不仅包括躯体健康,还包括心理健康,从而达到身心整体健康。时刻将人民利益放在首位。护士要有高尚的使命感,要把人民利益放在高于一切的位置,时刻自觉地把为人民群众解除疾苦作为自己的天职。这也是护士实现全心全意为人民身心健康服务的核心内容和根本原则,是护理工作的出发点和归宿。护士是人民健康的守护神,要想做到全心全意为人民身心健康服务,必须坚定不移履行好医护人员的职责,弘扬"敬佑生命、救死扶伤、甘于奉献、大爱无疆"的精神,为全面推进健康中国建设,推进社会主义强国建设贡献力量。

(二) 护理伦理具体原则

美国学者彼彻姆和查尔瑞斯(James Childress)在《生物医学伦理学原则》一书中提出了

护理伦理学的四个基本原则,即自主原则、不伤害原则、公正原则和行善原则,这些原则已被国际伦理学界接受,并应用于医学伦理学与护理伦理学中,同时也得到了我国医学界人士的认同,并在实践中应用和遵循。

1. 自主原则

(1) 自主原则的含义。在提供医疗服务之前,医护人员有责任向病人解释治疗的目的、潜在的风险与益处以及可能的后果,并征询病人的意见,让病人能够基于充分信息做出自己的决定。这一过程体现了对病人自主权的尊重,包括自主知情权、自主同意权和自主选择权等。然而,自主原则并不适用于所有病人,主要适用于那些具备理性决策能力的人,对于自主能力受限或缺失的病人,例如婴幼儿、严重智力障碍者或昏迷病人等,不应简单地赋予他们自主权,而是需要给予他们额外的保护、监督和帮助。

(2) 自主原则对护士的要求。医护人员必须尊重病人的自主权,包括承认病人有权利根据自己的意愿做出理性的医疗决策。在护患关系中,护士与病人应建立一种伙伴关系,通过共同参与来提升病人的自主性。作为医学专业人员,医护人员有责任为病人创造一个适宜的环境,并提供必要的条件,以确保病人能够自主选择医生、医护团队和治疗方案。这种尊重不仅体现在对病人的决策权的承认,也包括对病人及其家属意愿的尊重。病人拥有接受或拒绝医疗护理方案的自主权,这是他们自主性的重要体现。护士需要认真倾听病人和家属的意见,关心并尊重他们的意愿,提供个性化的护理服务,确保病人获得必要的信息,以便做出最佳的医疗决策。

协助病人行使自主权。医护人员在尊重病人自主权的同时,也应积极履行自己的职责。通常情况下,病人在完全了解自己的健康状况后,能够做出明智的选择。然而,当病人因各种原因(如角色缺失或行为异常)难以做出决定时,护士需要与医生合作,深入了解病人的心理状态,并与家属一起提供耐心和理性的建议。此外,护士应帮助病人调整心理状态,以促进其做出最符合自身利益的决策。在面对可能影响他人或社会利益的医疗选择时,护士应协助病人慎重考虑,确保决策既符合个人需求,又兼顾社会责任,尽量减少对各方的不利影响。

正确行使自主权。护士在遵循自主原则时,需要平衡病人的自主权与护理人员的决策权,合理运用护理干涉权。这种平衡是必要的,因为病人或其家属在行使自主权时可能会受到限制,有时可能做出不当的决定。以下情况护士可以行使护理干涉权:当病人昏迷或病情紧急,需要立即救治而无法及时获得家属同意;当病人或家属将治疗决策权完全委托给医护人员;当病人患有可能危害他人或社会的疾病,且有不合理的要求。

此外,如果病人或家属的决定可能对病人的健康和生命造成严重危害,或家属的决定明显违背病人的意愿,护士有责任行使护理干涉权进行干预和纠正。根据错误的决策可能带来的后果,护士应适当劝导和限制。总的来说,尊重病人的自主权并不意味着护士放弃自己的道德责任,而是要在尊重病人意愿的同时,保持专业判断,确保病人的最佳利益。

2. 不伤害原则

(1) 不伤害原则的含义。不伤害原则指医疗护理实践中最大限度地避免给病人带来精神或肉体的损害。其真正意义不在于消除任何医疗伤害,而在于强调树立为病人高度负责、保护病人健康和生命的护理伦理理念和作风,正确对待医疗伤害现象,在实践中努力避免病人受到不应有的医疗伤害。

不伤害病人是护士的基本责任。始终将病人的利益和健康作为护理工作的首要任务,坚决避免因疏忽或故意行为导致的医疗伤害。护理人员应积极评估每项护理活动可能带来的影响,合理评估风险与效益,选择最合适的护理方案。在实施护理过程中尽最大努力,控制不可避免的伤害,确保这些伤害被降至最低。同时,严格遵守职业操守,预防那些可以预见但非故意的伤害,以及那些难以预料的意外伤害,确保不增加病人的不必要风险。

医疗伤害带有一定的必然性。现实中的诊治伤害现象,依据其与医护主观意志的关系,可划分为以下四种:①有意伤害与无意伤害。有意伤害是指医护人员拒绝给病人实施临床诊治或急救,或者为病人滥施不必要的诊治手段或方案等直接造成的故意伤害;无意伤害是指医护人员不是出于故意而是实施正常诊疗护理措施所带来的间接伤害。②可知伤害与意外伤害。可知伤害是指医护人员可以预先知晓也应该事先知晓的对病人的伤害;意外伤害是指虽然经过护士评估预测,但难以预料的对病人造成的伤害。③可控伤害与不可控伤害。可控伤害是指经过医护人员努力救治可以控制的伤害;不可控伤害是指超出医护人员控制能力的伤害。④责任伤害与非责任伤害。责任伤害是指由于医生、护士责任问题造成的伤害;非责任伤害是指并非由于医护人员责任心不强所导致的意外伤害、虽可知但不可控的伤害。

(2) 不伤害原则对护士的要求。增强将病人利益和生命健康放在首位的思想意识,杜绝有意伤害和责任伤害;积极了解和评估各项护理活动可能对病人造成的影响,正确权衡风险与治疗、伤害与受益的利害关系,选择最佳护理方案,并在实施护理中尽最大努力,把不可避免但可控的伤害控制在最低限度内;恪尽职守,防范无意但却可知的伤害以及意外伤害的出现,不给病人造成本可避免的伤害。

3. 公正原则

(1) 公正原则的含义。"公"是无私,"正"是不偏不倚,公正即公平正直、没有偏私。公正包括人际交往公正和资源分配公正,即医疗护理服务过程中平等待患和公平分配医疗卫生资源。公平公正原则作为护理伦理的基本原则之一,其依据主要是无论社会地位如何,每位病人和医护人员都享有平等的人格尊严。尽管病人之间存在个体差异,但其生命健康权和医疗保健权是平等的。鉴于病人在医患关系中可能处于较为弱势的位置,他们有权获得公正和平等的医疗关怀。这些因素共同确立了在医疗护理中实现公正的必要性和合理性。

(2) 公正原则的要求。在人际交往公正方面,医护人员在提供医疗护理服务时必须坚守公正原则,平等地对待所有病人,确保每位病人都受到相同的尊重和关注。无论病人的社会身份、职业背景、教育水平或宗教信仰,都应得到一视同仁的对待,医护人员应真诚地关心病人的病痛,并尊重他们接受治疗的权利;对于精神病病人、传染病病人以及有特殊需求的病人,医护人员同样应给予尊重,确保他们的权利不受侵犯;在处理医疗纠纷时,应坚持客观公正,确保处理结果不偏不倚。在资源分配公正方面,医护人员应努力确保所有病人享有平等的医疗保健权利。

4. 行善原则

(1) 行善原则的含义。行善原则也称有利原则,低层次原则要求不伤害病人,这是有利的最低要求和体现;高层次原则要求为病人谋利益,履行仁慈、善良或有利的义务,做善事,做好事,做有道德、有良心、有责任心的医护工作者。

(2) 行善原则对护士的要求。护士应培养全面的服务意识,关注病人的多方面利益。在提供优质护理服务的过程中,护士应综合考虑病人的客观和主观利益,客观利益包括病人的基本健康需求,例如缓解病痛、促进健康恢复、降低医疗开支,主观利益包括病人的个人期望和心理需求,例如他们对治疗的合理期望和心理满足。

二、护理伦理基本规范

(一) 护理伦理基本规范的含义

护理伦理规范是在护理实践中用以调整各种人际关系、判断护士行为是非善恶的一种标准,是社会对护士的基本伦理要求,是护士在护理实践活动中所形成的道德关系普遍规律的概括和反映,是一种特殊的职业道德规范。

护理伦理规范是护理伦理原则的具体体现和进一步发展,是护士的护理道德行为和护理道德品质的具体准则和基本要求。护士应自觉遵守护理伦理规范,如果违反了这些规范并造成一定后果,不仅违背了护理职业道德,还有可能会受到法律的制裁。

阅读材料

医务人员医德规范及实施办法(节选)

第三条 医德规范如下:

1. 救死扶伤,实行社会主义的人道主义,时刻为病人着想,千方百计为病人解除病痛。
2. 尊重病人的人格与权利,对待病人不分民族、性别、职业、地位、财产状况,都一视同仁。
3. 文明礼貌服务,举止端庄,语言文明,态度和蔼,同情、关心和体贴病人。
4. 廉洁奉公,自觉遵纪守法,不以医谋私。
5. 为病人保守医密,实行保护性医疗,不泄露病人隐私与秘密。
6. 互学互尊,团结协作,正确处理同行同事间的关系。
7. 严谨求实,奋发进取,钻研医术,精益求精,不断更新知识,提高技术水平。

(二) 护理伦理规范的内容

护理伦理规范以多种形式存在,有些是明文规定,有些则是约定俗成。另外,它也是具体的、可变的,随着社会变迁、医学发展而不断总结出适合时代和人民需要的医德规范。结合护理实践,护理伦理基本规范内容可表述为以下 8 个方面。

1. 敬佑生命,救死扶伤

"敬"是指对生命价值的态度,"佑"则是指护士面对生命时的责任和行为。"敬佑生命"体现了医护人员对待病人生命的态度和责任,是护士人格的最高道德要求。"救死扶伤"则是抢救生命垂危的人,照顾受伤的人。敬佑生命、救死扶伤是护士的最高宗旨和神圣天职,是护士在道德实践过程中应遵守的最基本的伦理规范,是医护人员践行全心全意为人民健康服务宗旨的最好体现。

2. 举止端庄,语言文明

护士端庄的举止和文明的语言不仅展示了其个人的素质和修养,而且对于建立与病人之间的信任关系至关重要,对于促进病人的康复过程具有积极作用。护士应熟练掌握礼貌用语,并在与病人的互动中展现沟通的艺术,根据病人的个体差异和具体情况灵活调整沟通策略,有效地稳定病人情绪,帮助他们保持积极的心态。

(1) 举止行为端庄。护士在与病人互动时,应展现出专业和文明的行为。她们的神态、表情和动作对于病人的情绪和求医行为具有显著影响。因此,护士应保持和蔼的态度、稳重的举止和敏捷而轻盈的动作。在紧急情况下,护士需保持冷静,有序地处理问题。在着装方面,护士应选择与职业相符的服饰,确保规范、整洁、朴素而得体,避免过于随意或过度装饰。

(2) 语言表达文明。护士与病人交流时,要使用文明语言。俗话说:"良言一句三冬暖,恶语伤人六月寒。"语言是心灵的窗户,护士在护理工作中,应十分注意与病人、家属的语言交流,注意自己的态度和表情,根据病人病情和心理状况选择恰当的语言沟通。在使用医学术语时,护士要做好解释,避免使用简单、生硬、刺激性的言语。尤其对残疾病人和危重病人、老人及儿童,在给予安慰和鼓励的同时,更应注意语言的技巧,以消除病人的思想顾虑或恐惧心理,使病人接受现状,稳定情绪,减轻痛苦,增强信心。禁用违反道德行为的粗俗语言,切忌在任何情况下训斥或侮辱病人。

3. 钻研技术,精益求精

随着社会的发展、医学的进步,现代护理理念和技术正在发生着日新月异的变化。一方面,经验积累和临床实践推动护理学不断发展;另一方面,疾病谱的改变、医学模式的转变及新的疾病和致病因素的出现,使护理内容和范围不断扩大,这对护士的业务能力和整体素质提出了更高要求。护士专业技术的高低直接关系到病人的生命质量,高超的护理水平、精湛的护理技术是保证护理质量的前提。这就需要护士在工作中不断加强学习,钻研技术,锐意进取,精益求精,努力学习新技术,熟练掌握各项专业技能,提高自己的专业能力,利用现代科学技术精心护理,尽可能减少百姓病痛,高质量、高标准完成各项护理工作任务,全面提升护理质量,为百姓健康尽职尽责。

4. 尊重病人,一视同仁

尊重是人的基本精神需要,尊重病人的人格和尊严,是护士最基本的道德品质。尊重病人是医德的重要规范和基本要求,是每一名护士医疗行为的基本准则。护士应认识到病人是有尊严的人,不能训斥、辱骂、嘲笑、捉弄、欺骗病人,即使对待精神疾病病人或因其他原因而致病的人,甚至对囚犯也应给予人道主义待遇,不能羞辱他们。一视同仁是护士处理护患关系问题时必须遵守的道德准则。尽管病人在社会地位、文化水平、职业领域、经济状况、心理素质、道德修养等方面存在差异,但在人格尊严和就医权利上是平等的。因此,不能以权取人、以钱取人、以貌取人,也不能因为政治立场、宗教信仰、私人关系的不同而不平等地对待病人。任何时候、任何场合、任何事情上都要给予病人同情、尊重,不可厚此薄彼,亲疏不一。

5. 诚实守信,保守秘密

诚实守信既是中华民族的传统美德,也是护士应遵守的重要伦理原则。唐代著名医学家孙思邈在《大医精诚》中强调了"诚"字在医学职业精神中的核心地位,认为这是成就"大医"的关键。对于现代护士而言,应以诚挚的医心,忠诚于病人和护理事业,展现诚实守信的职业操守,避免任何不诚实和欺诈行为。保守医密即保守医疗护理秘密。根据我国《医护人员医德规范及实施办法》和《护士条例》,医护人员应尊重、关心和爱护病人,保护病人的隐私。在病人接受询问、检查、治疗或护理过程中,护士应维护其隐私权,并提供必要的心理支持。在公开病人资料时,护士应进行审慎的判断和处理。

6. 廉洁奉公,遵纪守法

廉洁奉公是指廉洁不贪,忠诚履行公职,一心为公。遵纪守法是指每名从业人员都要遵守纪律和法律,尤其要遵守职业纪律和与职业活动相关的法律法规。护士应自觉遵守法规,不以权谋私,不利用医疗技术手段谋取个人私利。护士要凭借高超技术、丰富临床经验、诚实劳动和优质服务,获得待遇和报酬,绝不能利用职务便利营私舞弊,用不正当手段获取个人私利。因此,护士要提高自律能力,提高"管住自己"的自制能力,这种自律能力,需要护士根据伦理原则以及社会要求,通过自我教育、自我约束、自我修养、自我监督,规范自己的行为,自觉树立良好形象,坚持做到认真工作,兢兢业业,尽职尽责,担负责任,做知法、懂法、守法的模范。

7. 互尊互学,团结协作

护士在其护理活动中,要顾全大局,明确工作任务和共同目标,共同为维护病人的身心健康而努力。现代医学条件下护理分科越来越细,一名病人或者一种疾病往往需要多科室的医生和护士通力合作,完成救治任务。互尊互学、团结协作要求护士树立整体观念,坚持病人利益第一的原则,互相尊重和信任,互相支持和协作,互相学习和提高。在工作中不计较个人的得与失,在利益面前不争不抢,在责任面前敢于担当,与人为善,宽容对待每一名同事与病人,如有意见和矛盾,应以实事求是的态度,以高尚的事业情感,相互协商解决问题。正确处理医护人员之间的竞争,遵守各项规则,努力创造公平、公开、公正的工作、学习、交流环境,推动医学护理事业不断向前发展。

8. 高度负责,甘于奉献

高度负责是对护理事业竭尽全力的精神体现,是护士忠于职守的重要标志。要求护士在临床工作中,具有高度的事业心、责任感,认真履行职责,精准完成各项技术操作,全面掌握病人疾病情况,勇于尽责,乐于付出,以高度负责的态度对待病人,对待护理工作,杜绝任何疏忽大意、违规违纪行为给病人带来的损伤和致命危险,切实担负起维系健康、保护生命安全和延长生命的崇高使命。甘于奉献是把护理工作当成一项事业热爱,从护理工作的点点滴滴中寻找乐趣,不计较个人得失,努力做好每一件事,认真善待每一名病人,全心全意为百姓健康服务。护理工作提倡奉献精神,倡导甘于奉献,这是爱的传递和护理精神的传承,南丁格尔及无数护理前辈用毕生精力捍卫了护理事业,用无私奉献、甘于付出诠释了护理事业的崇高和神圣。

阅读材料

白求恩的生活费

白求恩同志是加拿大共产党员,为了帮助中国人民抗日战争,不远万里来到中国。为了照顾好白求恩的生活,也为了表彰他的共产主义精神,毛泽东亲自发来电报,指示军区每月发放给他100元生活津贴,白求恩当面拒绝了聂荣臻司令员。第二天,他复电毛泽东:"我谢绝每月100元津贴。我自己不需要钱,因为衣食一切均已供给。"一个月后,他又给聂荣臻写信进一步说明:"其他大夫每月只拿1元钱的生活补贴,司令员也每月只拿5元'巨款',如果我接受每月100元的津贴,是不可思议的。"他解释说,我没有钱,也不需要钱,能和这样一些有共产主义信仰的同志们在一起工作是我毕生最大的幸福。1939年11月,白求恩因给伤者做手术时被细菌感染转为败血症,医治无效在河北省唐县黄石口村逝世。

第四节　医学新技术临床应用伦理规范

一、器官移植伦理

大约在公元前600年,古印度的外科医师就用从病人本人手臂上取下的皮肤来重整鼻子,这种植皮术实际上是一种自体组织移植技术。中国和古希腊都有关于器官移植的传奇故事。20世纪50年代,经过多年的发展,器官移植成为临床上挽救危重病人生命的有效手段。器官移植经历了试验阶段、临床实践阶段和临床发展阶段,移植的种类从单一的肾移植发展到心脏、肺、胰腺、小肠以及多器官联合移植等30多种,目前器官移植已经成为常规手术。但器官移植并不是简单地将供体器官移植到受体身躯的简单过程,而是一个复杂的医学和社会伦理学的实践过程,涉及诸多伦理问题。

(一)器官移植概述

1. 器官移植的含义

器官移植是指通过手术的方法用正常、具有完好功能的器官置换一个人由于疾病等原因损坏而无法医治的脏器,来抢救该病人的治疗方法。也就是将健康的细胞、组织或脏器移植到另一部位(自体或异体),使其恢复生理功能。由于脏器移植代表了当今器官移植的主体,所以我们通常所说的器官移植指的是脏器移植。

2. 器官移植的分类

按照受体不同,器官移植可分为自体移植、同种异体移植和异种移植;根据移植位置不同,器官移植可分为原位移植和异位移植。

(二)器官移植伦理原则

1. 知情同意原则

这是器官移植伦理原则中最重要的。活体捐献一般来源于与受者有血缘关系的亲属、无血缘关系的配偶及自愿无偿献出器官的健康者,在移植过程中,应该最大限度地保护活体供体的健康利益,慎重地选择活体供体。对所有捐献者都应告知实情,医务人员必须向活体器官捐献者说明器官摘除手术的风险、术后注意事项、可能发生的并发症及其预期措施等,并与其本人或直系亲属签署知情同意书。

2. 自愿、无偿原则

器官移植时医务人员首先要考虑的是病人的生命健康需求,要把恢复病人的健康作为器官移植的首要动机。人体器官的捐献应当遵循自愿、无偿原则。每个公民都享有捐献或拒绝捐献的权利,任何人不得利诱、欺骗,甚至强迫他人捐献器官。

3. 公平、公正的分配原则

由于供体严重短缺,医务人员在器官的分配方面一定要坚持公平、公正原则。在病人等待器官源排序的登记名单上,应当根据医疗需要审慎地选择每一个受体,使有效的器官资源得到最佳的利用。

4. 非商业化原则

医务人员在器官移植的过程中要坚决反对器官买卖行为。不得利用职业的特殊性参加任何有商业性质的器官买卖活动。世界上绝大多数国家都严厉反对器官的商品买卖,我国也如此。除此之外,医务人员还应本着对受体、供体和社会负责任的态度,认真负责地做好这项工作。

 阅读材料

王倬榕医生的捐赠

2021年3月末,北京市清华长庚医院的王倬榕医生突发脑出血,医院进行全力抢救,希望挽救这位医生的生命,但是回天乏术。其家人悲痛万分,但想起他生前说过"希望自己去世后能把遗体捐给有需要的人",全家无一反对,在器官捐赠同意书上签上了名字。这位伟大的医生虽永远地离开了我们,但他却拯救了五个年轻人鲜活的生命,他以另一种方式永远活着。他在选择成为医务人员的同时,也把救死扶伤的精神深深地镌刻在了自己的心底,并且坚持用自己最后的力量给世界留下爱与温暖。

二、基因治疗伦理

(一) 基因治疗概述

基因治疗是指将外源正常基因导入靶细胞,以纠正或补偿由基因缺陷和异常引起的疾病,以达到治疗目的。它是用基因工程方法,对人的基因进行有效的拼接,用外来正常基因代替人体内有病的或缺少的基因,从而达到治愈疾病的新方法。

(二) 基因治疗伦理原则

人类基因治疗的研究和应用将成为21世纪生物技术的一场革命,而且也将成为治疗疾病的主要方法之一。鉴于基因治疗的研究现状和高风险性,以下伦理原则有助于规范医务人员行为。

1. 无伤与有利原则

基因治疗给某些目前尚无法治疗的疾病带来了希望,其蕴藏的巨大潜力是毋庸置疑的,但是基因治疗尚存在很多亟待解决的技术问题。因此,开展基因治疗要有严谨的科学态度,不能急功近利,匆忙地向临床过渡,必须是在动物实验模型中有安全、有效的治疗效果,并经国家有关部门审批后方可进入临床试验和临床应用。同时,基因治疗必须遵循最后选择的原则,即某种疾病在所有疗法无效或微效时,才考虑使用基因治疗方法。

2. 知情同意原则

基因治疗目前仍然处于不断完善和改进的阶段,技术的不成熟及预后的不可预测都可能对病人造成伤害。因此,必须向病人提供基因治疗的效益、风险等级信息,让病人在充分理解这些信息的基础上,自主地决定是否接受基因治疗,并自觉承担治疗可能产生的一切后果。1997年11月,联合国教科文组织通过了《世界人类基因组与人权宣言》,这是生物学领域的第一份国际性文件,它为人类基因组计划的顺利进行及尊重人类的各项权利和基本自由提供了确切的保证。

3. 保密原则

人类基因组计划将揭示人类生命的奥秘,也将揭示生物个体的DNA核苷酸序列。个体间的生物遗传差异记录在他们的基因组里,一个人的遗传信息应看成是个人隐私,而不是一般的可以公开的医学数据,在未征得病人同意的情况下,把病人的遗传信息尤其是基因缺陷泄露出去,可能会对其产生不利影响,甚至导致社会歧视等严重问题。因此,为了防止基因歧视的发生,保证平等的人格权利受到尊重,未经本人同意,任何人不得向外界提供其DNA信息。

4. 公正原则

目前在开展基因治疗技术资金有限的情况下,应考虑哪些治疗技术应优先发展,哪些疾病作为重点攻克的对象,即卫生资源应如何公平公正地进行分配。一般认为那些严重危及生命的疾病,如癌症、艾滋病、致死性遗传病应作为重点和优先研究的对象;而对那些有替代治疗方法的疾病,若疗效较好风险又小,则尽可能地选择替代疗法,不用基因治疗,这是公正原则在基因治疗中的体现。

 阅读材料

世界首例艾滋病基因编辑婴儿诞生引发的刑事案件

2018年11月26日,南方科技大学副教授贺建奎宣布一对名为露露和娜娜的基因编辑婴儿于当年11月在中国健康诞生,由于这对双胞胎的一个基因经过修改,她们出生后即能天然抵抗艾滋病病毒。这一消息迅速引起轩然大波,震动了世界。

2018年11月26日,国家卫健委回应"基因编辑婴儿"事件,强调依法依规处理。11月27日,科技部副部长徐南平表示,本次"基因编辑婴儿"如果确认已出生,属于被明令禁止的,将按照中国有关法律和条例进行处理。中国科协生命科学学会联合体发表声明,坚决反对有违科学精神和伦理道德的所谓科学研究与生物技术应用。11月28日,国家卫健委、科技部发布了关于"免疫艾滋病基因编辑婴儿"有关信息的回应:对违法违规行为坚决予以查处。

2019年1月21日,广东省"基因编辑婴儿事件"调查认为,该事件是南方科技大学副教授贺建奎为追逐个人名利,自筹资金,蓄意逃避监管,私自组织有关人员,实施国家明令禁止的以生殖为目的的人类胚胎基因编辑活动。12月30日,"基因编辑婴儿"案在深圳市南山区人民法院一审公开宣判。贺建奎、张仁礼、覃金洲等3名被告人因共同非法实施以生殖为目的的人类胚胎基因编辑和生殖医疗活动,构成非法行医罪,分别被依法追究刑事责任。

第七章　护理安全与质量管理

学习目标
1. 掌握管理学的概念、管理的过程和管理的职能。
2. 熟悉管理的基本特征。
3. 能正确运用管理学方法为病人制定安全管理的策略。
4. 能坚持以问题为导向,正确运用护理质量管理方法分析护理质量问题。
5. 能树立质量管理意识,为人民群众提供优质的护理服务。

 情境导入

因为病区病人较多,护士 B 在为病区病人更换输液瓶时,匆忙中,没有查看输液瓶上的名字。直接喊了病人的名字后,将 X 病人的药物输给了 Y 病人,Y 病人发现后,立即喊来护士,并要求保存标有 X 名字的瓶子。面对铁证,护士 B 备受斥责,幸亏病人没有出现不良反应。

请思考
作为护理人员,如何避免出现用药差错?

管理活动是社会各领域不可或缺的一部分,其普遍性体现在日常工作的各个方面。近年来,人们对管理规律的理解不断加深,促进了管理学及其分支学科的逐步完善。护理管理学则是将管理学的基本理论、方法和技术应用于护理实践,通过深入研究护理管理的独特性,致力于提升护理工作的科学性、专业性和效率。

第一节　管理概述

一、管理的概念及内容

(一) 管理的相关概念

1. 管理的概念

管理是管理者通过计划、组织、人力资源管理、领导、控制等各项职能工作,合理分配、协调组织内部一切可调用资源,与被管理者共同实现组织目标,并取得最大组织效益的动态过程。管理学大师罗宾斯(Stephen P. Robbins)认为,所谓管理,就是通过与其他人的共同努力,既有效率又有效果地把事情做好的过程。

准确理解管理的概念需明确以下五点:①管理是一个有意识、有目的的行为过程;②管理的宗旨是实现组织目标;③管理的核心是执行计划、组织、人力资源管理、领导和控制五大职能;④管理的对象是组织内部一切可调用资源,包括人、财、物、信息、技术、空间和时间等;⑤管理的作用是提高任务完成的效率及效果,以同样的投入获得最大的社会效益和经济效益(图7-1)。

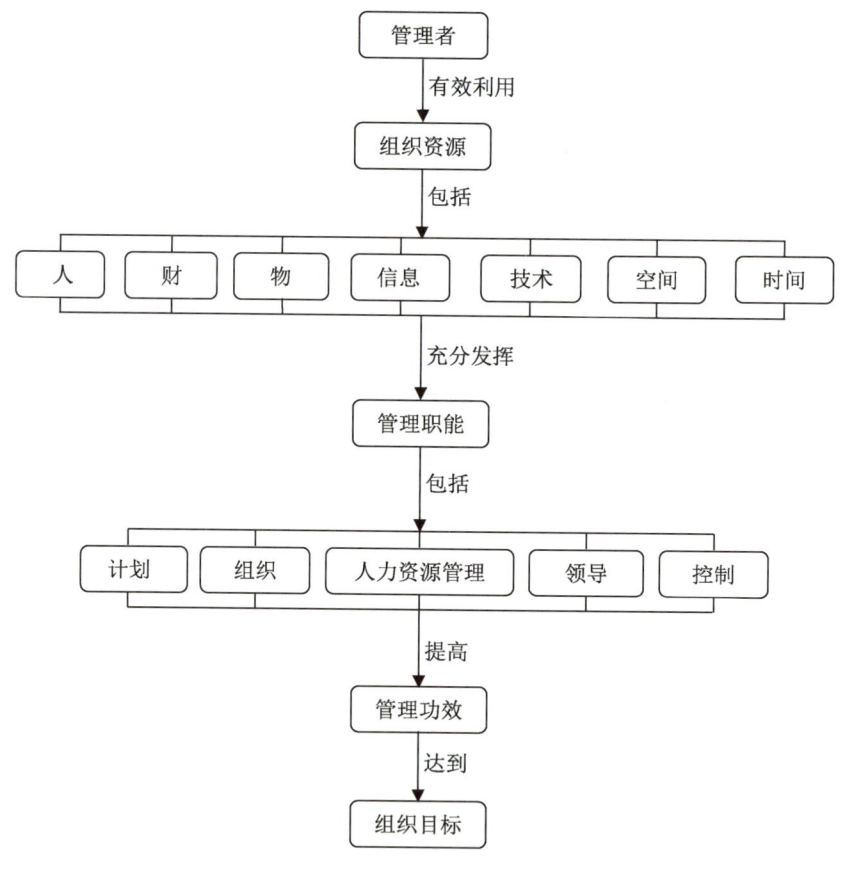

图7-1 管理过程

2. 管理学的概念

管理学是由社会科学、自然科学和其他学科相互渗透、融合、交叉产生的一门综合性应用科学,主要研究管理活动的基本规律与方法,具有实践性、综合性、社会性的特点。在众多社会组织及其多样化的管理实践中,可以观察到一些普遍的规律。管理学正是通过科学的方法,系统地梳理出管理的基本原理、理论框架、有效方法和实用技术,以此来揭示并反映管理活动的内在规律。

3. 管理者的概念

管理者是指在组织中行使管理职能,承担管理责任,指挥协调他人活动,与他人一起或者通过他人实现组织目标,其工作绩效将直接关系到组织的兴衰成败。管理者的职责不仅限于通过协调和监督团队成员来实现组织目标。在特定情况下也需要承担一些与直接监管工作无关的其他任务。例如,病房护士长或护理组长不仅要负责日常的协调和监督工作,确保护理团队的高效运作,还可能直接参与到护理操作中。

(二) 管理的内容

管理的内容主要包括三个方面:管理职能、管理对象和管理方法。

1. 管理职能

管理职能是对管理基本功能和活动内容的理论概括,是管理或管理人员所应发挥的作用或承担的任务,包括计划、组织、人力资源管理、领导和控制五个方面。

(1) 计划。计划是组织实现管理目标的关键步骤,它涉及对未来行动的系统性安排。包括确定做什么(what)、为什么做(why)、谁来做(who)、何时做(when)、何地做(where)和如何做(how)。作为管理的基础职能,计划为其他管理活动提供了必要的前提。周密的计划确保了组织内各项任务能够有序、高效地推进。

(2) 组织。组织涵盖了组织设计、运作和变革等关键环节。组织设计涉及合理分配人力、物力、信息和技术资源,构建一个高效的组织结构,对于提升管理效率至关重要。组织运作则包括一系列为了成功地实现既定组织目标而采取的活动,如设定目标、明确业务分工和管理授权等。组织变革则是为了适应环境、技术发展和任务变化,对组织功能进行调整和创新。组织不仅是一种重要的管理职能,还为各种关系提供了结构化的框架,确保了计划的顺利执行,并为领导和控制提供了基础。

(3) 人力资源管理。人力资源管理是管理者依据组织内部的人力资源需求与供给状况,进行的一系列活动,包括人员的选拔、培养、应用、评价,旨在确保组织任务的顺利达成。这一职能的核心在于选拔合适的人才、培养员工能力、合理利用人力资源、公正评价员工表现和留住关键人才。高效的管理往往建立在对人力资源的深入理解和有效利用之上,这使得人力资源管理在近 20 年里成为管理学科中发展最为迅速的领域之一。

(4) 领导。领导职能是管理者通过影响下属实现组织和集体目标的行为过程。其核心目标是激发下属的内在动力,自发地为组织目标贡献力量。领导力的有效运用是确保计划、组织、人力资源管理和控制等管理职能顺利执行并产生实际效果的关键。领导职能的发挥,关键在于营造一个积极的工作环境,并通过领导者的影响力,激发下属的主动性、积极性和创造性,以此提升工作效能,确保组织目标的实现。

(5) 控制。控制职能是指根据既定目标和标准来衡量、监督、检查和评价组织活动,发现偏差,采取纠正措施,确保工作按照计划进行,或在必要时对计划进行调整,以实现组织目标。控制与其他管理职能紧密相连,它不仅依赖于其他职能所提供的条件,还负责评价这些职能的表现,从而推动新一轮的管理活动。

从上述管理职能的作用来看,各职能间存在内在逻辑关系,即计划是前提,组织、领导是保证,人力资源管理是关键,控制是手段,各职能相互联系、相互交叉。

2. 管理对象

管理对象也被称为管理客体,是指管理者实施管理活动的对象。在一个组织中,管理对象主要是指人、财、物、信息、技术、时间、空间等一切资源,而其中最重要的是对人的管理。

（1）人力资源。人是保持组织有效运作的首要资源。激发员工的主动性、积极性和创造性，提升劳动生产率，已成为现代管理理念的核心。有效的人力资源管理不仅关注员工的个人发展，还涉及对其思想、心理和行为的科学管理，确保人才得到合理利用，实现人与岗位的最佳匹配。

（2）财力资源。财力资源是推动组织发展的基础，通过财力资源的合理配置和使用，提高管理效率，实现资源的最大化利用，创造更大的社会和经济效益。

（3）物力资源。物力资源包括组织的有形和无形资产，如设施、设备、材料等，是实践工作的基础。管理者需要根据组织目标和实际需求，合理配置和高效利用这些资源，以实现资源的最优分配和使用。

（4）信息资源。在信息化时代，信息资源的有效获取、分配和使用对资源管理至关重要。信息资源管理涉及信息的收集、处理、传输和存储，确保信息的及时性、准确性和有效性，支持组织的决策和运营。

（5）技术资源。技术资源是自然科学知识在实际应用中的体现，包括两个方面，一是与解决实际问题有关的软件方面的知识；二是为解决这些实际问题所使用的设备、工具等硬件方面的知识。

（6）时间资源。时间是宝贵的无形资源，有效的时间管理能够提高工作效率和产出。管理者应通过控制和优化时间的使用，确保在有限的时间内完成更多的任务，提升时间的利用效率。

 阅读材料

惜时如金的良言

古书《淮南子》有云："圣人不贵尺之璧，而重寸之阴。"

汉乐府《长歌行》有这样的诗句："百川东到海，何时复西归？少壮不努力，老大徒伤悲。"

晋朝陶渊明也有惜时诗："盛年不重来，一日难再晨，及时当勉励，岁月不待人。"

唐末王贞白《白鹿洞》诗中更有"一寸光阴一寸金"的妙喻。

鲁迅先生对时间的认识更深刻。他说："时间就是生命。无端地空耗别人的时间，其实无异于谋财害命。"

（7）空间资源。涵盖了高度资源、环境资源和物质资源等多个方面。探索和开发空间资源，充分利用空间的独特优势来补充地球上资源的短缺，改善资源的分配，提升资源的综合使用效率，扩大人类的生活和发展空间，为人类的持续发展提供新的可能性。

3. 管理方法

管理方法是指在管理实践中，为了达成既定的管理目标，并确保管理过程的顺畅执行，所制定的具体方案和措施，是管理理论、原则在实际工作中的应用和体现。近年来，随着科学管理理念的日益普及，管理方法也在不断向数据化、标准化、系统化和民主化方向发展。具体的管理方法有以下八种。

（1）行政方法。行政方法是组织内部依托于组织的行政权力，通过行政程序和层级关系来履行管理职责和执行管理任务的一种方法，是组织管理中最根本和传统的管理方法。行政方法的特征包括：①强制性，建立在组织的权威之上，要求下属对上级的指令无条件服从，时效性强，见效快；②限定性，其效力仅限于行政权力所覆盖的领域，不能超越其管辖范围；③层级性，基于组织的权力结构，以服从上级命令为原则，要求下属完全遵守上级的指示。

（2）经济方法。经济方法是一种基于人们对物质利益追求的管理策略，遵循经济规律，通过物质激励来履行管理职责并达成目标。经济方法的特点包括：①激励性，经济方法通过满足人们对经济和物质利益的需求，来激励和引导被管理者；②交换性，基于交换原则，管理者通过提供报酬来鼓励被管理者完成分配的任务；③关联性，经济方法的应用极为广泛，与组织的多个方面都存在直接或间接的联系。然而，经济方法也存在局限。人们的行动动机并非完全由对经济利益的追求所驱动，这一点管理者需要特别留意，以防止形成一种认为"金钱至上"的错误观念。

（3）教育方法。教育是根据既定目标和标准，对受教育者从德、智、体等方面进行塑造，促使其行为发生积极变化的一种有计划的活动。教育方法的特点包括：①渐进性，教育是一个逐步深入的过程，专注于改变个体的思想观念和价值观，以提升个人素质为目标，通常需要较长时间来实现；②互动性，教育是一个双向的交流过程，教育者和受教育者在这一过程中相互启发、相互促进，实现共同成长；③多样性，教育可以采取多种形式，包括但不限于思想政治教育、企业文化的培育、岗位技能培训以及对员工的情感关怀等。

（4）法律方法。法律方法亦称"制度方法"，是一种通过应用法律标准和具有法律性质的行为准则来实施管理的方法。这种方法涵盖了国家正式颁布的法律条文，以及各级政府和各类管理机构制定的具有法律效力的社会规范。法律方法的特点包括：①强制力，与一般的社会规范相比，法律和组织规范是由国家或相应组织强制执行的，要求所有人必须遵循，具有广泛的约束力和强制执行力；②规范性，法律和组织规范为人们在特定情境下的行为提供了明确的指引，规定了允许和禁止的行为，并作为评价行为是否合规的标准；③概括性，法律和组织规范的约束对象不局限于特定的个体，而是面向所有成员，因此具有普遍适用性和相对稳定性。

（5）数量分析方法。数量分析方法是建立在现代科学理论如系统论、信息论和控制论的基础上，是一套用于数量分析和决策的技术。数量分析方法的特点包括：①模型化，在给定的假设条件下，运用数理逻辑对问题进行分析，并构建相应的模型，以模拟和解决实际问题；②客观性，在应用这些方法时，除了对前提条件的设定和方法选择的主观判断外，模型的构建和推导过程基本不受人为因素的干扰，确保了分析结果的客观性。

（6）系统方法是指按照事物本身的系统性把管理或研究对象放在系统的形式中认识和考察的一种方法。这种方法强调从整体视角出发，关注整体与各组成部分（要素）之间、整体与外部环境之间以及各组成部分相互之间的互动和制约关系，以寻求解决问题的最佳方案。系统方法的特征包括：①整体性，系统由一系列相互联系、相互依存的部分构成，这些部分以特定的方式结合，形成一个协调一致的有机整体。在组织中，任何单一部分的决策和行为都可能对其他部分产生影响，只有各部分协调一致，才能确保实现共同目标；②开放性,系统方法认识到组织并非封闭自足的实体,而是需要与其环境进行互动,依赖环境提供必要的资源,同时也向环境输出其成果。

(7) 权变方法。权变方法亦称"情境方法",主张管理者应根据组织面临的特定情境选择相应的管理手段。该方法认为没有一成不变的管理理论或方法能够适用于所有情况。权变方法通常采用"如果……那么……"的句式来描述,以体现其对特定情境的重视。权变方法的特点在于:①情境特殊性,在组织管理中,不存在普遍适用的最佳理论和方法,管理策略需要根据组织的具体条件和环境进行调整;②灵活性,管理者需要根据组织规模、任务的技术性质、外部环境的不确定性以及成员的个性差异等因素,灵活运用不同的管理理论和技巧;③适应性,权变方法要求管理者具备广泛的知识和技能,以便在实际工作中根据具体情况做出恰当的决策。

(8) 人本方法。人本方法是一种现代管理理念,与过去以物质资源为中心的传统管理方式有显著区别。这种理念基于对人在社会经济活动中关键作用的深刻理解,强调在管理过程中将人置于核心位置,以促进人的全面发展和自由成长为最终目标。人本管理方法的特点包括:①发展目标,将促进个体的全面自由发展作为管理的首要目标,通过以人为中心的管理实践,旨在通过高效利用资源来培养人的意志、智力和体能,实现人的全面发展;②尊重个体,在管理过程中,强调尊重每个人的人格和尊严,这不仅涉及到对他人的尊重,也包括自我尊重和自我管理;③团队导向,倡导团队精神作为管理的价值取向,激发成员的责任感,促使他们自觉地以团队利益为重,同时通过贡献自己的才智,实现个人与团队的共同成长。

 阅读材料

学习管理学的方法

1. 案例分析法

通过梳理和分析实际管理案例,使管理者能够更具体地理解在多样化情境下采取的策略和解决方案。有助于深化对管理理论的理解,并提升解决实际问题的能力。

2. 比较法

通过对照不同的管理理念和实践,识别它们之间的差异和联系,管理者可以评估各自的优势和局限。这种方法特别适用于跨文化或不同教育水平背景下的管理实践比较。

3. 历史研究法

通过对历史上的管理实践、思想和理论的深入研究,管理者可以从中提炼出有价值的规律,将历史经验应用于现代管理实践中。

4. 系统分析法

要求对组织内外部的各种因素及其相互作用进行全面的分析,强调了组织内部各部分之间的相互依赖性,以及组织与外部环境之间的动态互动。

二、管理的基本特征

1. 管理的自然属性与社会属性

(1) 管理的自然属性:管理的自然属性涉及对资源(包括人力、财力、物资、信息、技术、时间和空间)的整合与协调,包含一些不受特定社会制度或文化影响的规律和特性,与生产力的发展水平紧密相关。例如,在护理领域,通过实践总结出的各项技术操作程序和护理流程,体现了提供安全、有效、精确服务的基本规律。这种属性促进了国际管理经验交流,为借鉴发达国家的管理实践提供了理论基础。

(2) 管理的社会属性:管理的社会属性体现在管理活动受特定生产关系、社会文化、政治和经济制度的影响。不同的社会背景会导致管理思想、目标和方法的差异,赋予管理以特殊性。例如,不同社会制度下的国家在管理中管理者与被管理者的关系可能存在显著差异,这反映了社会结构的深层影响。社会属性提醒我们,在采纳国外管理经验时,需要考虑本国的实际情况,发展具有本土特色的管理模式。

2. 管理的科学性与艺术性

(1) 管理的科学性:管理者在管理活动中遵循管理的原理原则,按照管理的客观规律解决管理中的实际问题。有效的管理必须基于科学的方法论,其科学性主要体现在3个方面:①规律性,管理规律是人们在长期的社会实践中对管理活动经验的总结;②程序性,管理活动通常遵循严格的程序化流程;③技术性,管理的实用性要求管理理论能够转化为有效的技术应用。

(2) 管理的艺术性:管理者熟练地运用管理知识,针对不同的管理情景采用不同的管理方法和技能达到预期管理效果的管理行为。管理的艺术性主要体现在3个方面:①应变性,管理者需要具备处理意外情况的应变能力;②策略性,管理者在战略决策和策略执行上都需要展现出灵活性;③协调性,管理者的关键任务之一是协调各种关系,尤其是人际关系。

管理的科学性和艺术性是相辅相成的。科学性为艺术性提供了理论基础,而艺术性则是科学性在实践中的体现和提升。有效的管理既需要深厚的理论知识,也需要丰富的实践经验。

3. 管理的普遍性与目的性

(1) 管理的普遍性:管理是一项普遍存在于人类社会各领域的活动,与社会和组织的运作紧密相连。管理的普遍性包含2层含义,一是管理作为一种普遍的社会活动,是贯穿人类社会各个发展阶段的持续现象;二是不同的管理实践虽各有特点,但都遵循着一些共通的规律性原则。

(2) 管理的目的性:与其他社会实践活动一样,管理是有计划和目标导向的。管理的每一项活动都旨在推动组织目标的实现。正是这些共同的目标,使得不同的管理职能和活动能够协调一致,形成推动组织持续发展和生存的整体力量。

第二节 护理安全管理

一、护理安全相关概念

安全是指不受威胁,没有危险、危害、损失。人类整体与生存环境资源的和谐相处,互相不伤害,不存在危险、危害的隐患,就是免除了不可接受的损害风险的状态。

护理安全是指在实施护理服务的全过程中,不发生法律和法定的规章制度允许范围以外的心理、机体结构或功能上的损害、障碍、缺陷或死亡。它包括护理主体的安全和护理对象的安全。前者是指护理活动过程中护士的安全,后者是指护理活动过程中病人的安全。

护士安全是指使护士遭受不幸或损失的可能性最小化,属于医疗机构职业健康与安全的范畴,主要涉及护理工作场所中的各类安全问题。

病人安全是指病人避免遭受事故性损伤,改善健康服务以规避病人损伤。

护理安全管理是指以创建安全的工作场所为目的,主动实施一系列与安全以及职业健康相关的各种行动措施与工作程序。它包括病人安全管理和护士职业防护,是护理质量管理的重要内容,也是医院安全管理的一个重要内容。

二、护士安全管理

随着社会发展累积的矛盾和医疗领域面临的挑战,医患关系变得日益紧张,医疗纠纷频发。护士在日常工作中需要执行大量护理操作,经常面临疾病传播的风险,同时,高负荷的工作强度也对他们的身心健康造成了影响。因此,我国护理界对护士的安全管理进行了深入的研究和探索。

(一) 护士安全的威胁因素

(1) 生物因素:如接触耐药菌和病毒。
(2) 化学因素:如在配制抗癌药物过程中可能发生的液体渗漏。
(3) 物理因素:如针刺伤和各种锐器刺伤。
(4) 环境与设备因素:如医疗暴力和设备可能造成的放射性伤害。
(5) 身心因素:如工作量大导致的高压力和不规律的作息时间。

护士的安全与病人的安全紧密相连,互相影响。护理中的不安全事件不仅可能损害病人安全,还可能引发病人对护士的不信任,进而影响护患关系,对护士的安全构成威胁。

(二) 护理安全管理的策略

1. 培养以人为本的医院文化

护理管理的核心是认识到人的重要性。管理者需要理解护士安全与病人安全之间的联系,并坚持以人为本的理念,平衡成本控制与职业安全防护,合理分配护士资源,采取预防措施,并提供安全的设备、器材和工作环境,以确保护士能在健康安全的环境中工作,从而为病人提供高质量的护理服务。

2. 制定护士安全健康指引

制定一系列预防措施的指引,如预防呼吸道感染指引、预防消化道感染指引、预防血液和体液感染指引、预防化学药物损伤和锐器伤处理流程指引、医疗废物处理流程指引等,旨在降低护士的职业暴露风险。护士在临床工作中应严格遵守这些指引,确保职业安全和健康。

3. 强化职业安全防护培训

随着护理工作范围的扩大,风险也在增加。对护理人员进行职业安全防护培训,可以提高他们对职业暴露防范的认识,加强专业知识的掌握,并学习如何使用防护设备和应对医院暴力的自我保护方法,从而提高他们应对压力和处理风险事件的能力。

4. 构建护理职业防护管理体系

将职业防护纳入护理管理的重要议程,通过护理部、科室和病区的三级管理体系,从规划、资源配置、实施、监督和评价等环节,建立全面的护理职业防护管理体系,确保护士的职业安全。

三、病人安全管理

希波克拉底的名言"最重要的是不要带来伤害"强调了病人安全的重要性,这不仅是医院管理的核心议题,也是全球关注的焦点。病人安全管理旨在建立一个能够最大程度降低临床错误并提高错误拦截率的健康服务体系,以最大程度地提升服务质量并预防病人受到伤害。根据国际病人安全运动的最新趋势和医疗机构的管理实践,病人安全已经不仅仅局限于单一医疗机构的范畴,成为一个需要在国家层面上解决的问题。病人安全的概念广泛,涵盖了护理、医疗以及医院管理等多个方面。本节仅讨论护理工作中的病人安全。

(一)病人常见的安全问题

1. 医院感染控制

医院感染通常指病人在入院时和入院前不存在,而在住院期间遭受病原体侵袭引起的感染或是出院后出现的症状,是病人安全的严重威胁。常见感染部位包括消化道、呼吸道、手术切口和泌尿道。

2. 环境安全

一个安全的环境对病人的健康和康复至关重要。包括确保病床安全、合理使用水电气、预防火灾、保障病人活动安全、维护公共设施安全、控制医院辐射环境,以及应对地震等不可预测事件。管理者需通过标准化流程来处理环境安全问题,同时临床护士也应在日常工作中积极参与维护。

3. 用药安全

确保用药的合理性、规范性和正确性,关注药物配伍禁忌、药品质量和有效期,以及进行用药后的观察,这些都是保障病人安全的关键环节。临床护士和护理管理者作为用药实施的核心,必须严格管理用药安全。

4. 仪器设备安全

医疗设备直接参与病人的检查和治疗,其使用安全至关重要。任何使用上的失误都可能导致财产损失或威胁病人生命,甚至引发严重的医疗纠纷。常见的仪器设备的安全问题有质量问题、违法违规重复使用、缺乏有效监管、人为扩大使用的适应证、医疗设备缺乏维护和定期保养等。

5. 违背法律和护理规程问题

医疗护理工作必须遵循法律法规、技术规范、操作流程以及医院规章制度,是护理服务的基本准则。护理人员有责任严格遵循这些标准,确保护理服务的合法性和专业性。任何故意修改或忽视临床护理规范、违反《护士条例》或无执照从事护理工作等都被视为违法行为。

(二)病人安全管理的策略

1. 培养病人安全文化

病人安全管理不是单纯的方法和程序,是一种深入人心的意识和思维模式,用于指导工作实践。这种文化意识需要从医院的各个层面进行培养,包括管理层在内的所有部门都应参与其中。领导层的重视和支持,以及各部门的共同努力,对于长期培养安全文化至关重要。

营造病人安全文化要求管理者更新安全管理观念,将错误视为提升安全的机会,而非仅仅责备犯错的个体。护理管理者应不断提升自己的问题分析和解决能力,从学习和责任两个维度进行系统性分析。其中,学习系统关注事件本身,分析事件的发生、原因及预防措施;责任系统则关注个人,评估他们对系统安全的关注度和安全职责的胜任能力。通过系统分析,寻求改进护理安全管理的方法,例如增加人员、调整排班、加强关键环节的控制和设置警示标识等。

2. 完善护理安全管理体系

建立一个全面的护理安全管理体系对于分析、评估和预警不安全事件,如护理差错、投诉、意外和并发症至关重要。这需要对护理服务的全过程进行动态监测,对纠偏措施的制定、执行和跟进等。信息收集、报告、公示和预警发布等环节构成了这一体系的基础。

首先,构建三级管理结构。建立由护理部、科护士长和护士长组成的三级护理质量安全管理结构。护理部应设立委员会,负责全院病人安全管理和质量标准的制定、执行和监督,以及部门间的协调沟通;科护士长成立分管片区内的护理质量安全控制小组;各病区成立科内护理质量安全控制小组。其次,明确职责和标准。护理部需定期组织护理质量控制和安全事件分析讨论,采用根本原因分析法进行系统性分析,识别个人和系统原因,并制定改进措施;科护士长应定期评估分管科室的护理质量和安全,制定防范措施;病区则需进行自我控制,定期组织风险分析会,确保质量标准的执行。再者,采用科学管理方法。各级管理者应采用PDCA循环、质量管理圈等科学方法,持续提升病人安全。最后,加强沟通与制度落实。建立和完善医护团队的沟通机制,加强与病人的沟通,严格执行病人安全相关的规章制度,确保安全管理工作的有效实施。

3. 实施护理风险预警与评估

护理工作具有两面性,在治疗疾病和改善病人健康的同时,也可能带来损伤。病人安全管理的目标是最小化护理行为可能导致的伤害,即降低护理风险。风险识别是管理工作的基础,需要系统化地评估人员、设备、材料、药品、环境、流程和规章制度,以识别和分类护理过程中的潜在风险。护理风险识别的关键方法包括:①准确报告护理风险事件并收集相关信息;②积累临床护理数据,全面了解风险控制的规律;③分析护理工作流程,科学预测并防范护理风险。由于护理服务是一个动态过程,风险识别本质上是对护理风险进行持续的动态监测。

明确护理风险之后,各级管理者需要根据自己的职责,具体分析各方面的风险,如人员、物品、器械、环境和制度流程等,评估风险的严重性和发生频率,确定风险等级,并制定预警机制和有效的防范措施,如建立护理规章制度和质量标准,组织护士进行相关学习和培训,制订并演练风险应急预案,加强护理巡查和督导,加强信息的沟通和交流。此外,管理者还需监督风险防范措施的执行,并定期对高风险项目进行结果分析,评价和改进护理风险防范措施。这样的做法有助于将护理安全管理模式转变为更加主动的预警防范和干预控制模式。

4. 强化安全教育与培训

护理安全管理的核心在于应对护理风险,这类风险作为职业特有的挑战,是每位护士职业生涯中可能面对的现实问题。因此,安全管理是一个持续的教育和积极干预的过程。护理人员的持续学习与专业培训是这一过程的重要组成部分,同时,还需对病人及其家属进行多形式的安全教育,提高他们的安全意识,鼓励他们积极参与安全管理,共同营造一个安全的护理环境。

5. 应用病人安全技术

病人安全技术是一系列旨在降低医疗差错和提升病人安全的技术。在护理实践中,以下是6种广泛应用的关键技术。

(1) 个人数字化设备:如 PDA 系统,允许在病人床边直接录入生命体征、进行护理评估和记录。

(2) 条形码识别系统:如腕带识别系统,口服药、输液、检验、治疗等二维码扫描系统,检验条形码管理系统等。

(3) 智能药品管理系统:集成了自动摆药、分药、包装、打印和二维码识别等功能,简化口服药品的分发过程。

(4) 电子医疗记录系统:医生和护士工作站通过计算机化系统处理医嘱的整个流程,包括开具、转抄、打印、执行和核对等,并实现与影像、检验系统的联网操作。

(5) 实时监控与报警系统:如护士工作站的实时报警功能和生命体征的预警报警技术,即时提醒护理人员关注病人状况。

(6) 病人监护系统:电子监护系统通过集中管理病人的生理信号,如心率、体温、血压和心电图等,并定时记录,形成连续的病人监护日志。

6. 深入分析护理安全事件

对护理安全事件进行分析的核心目标是防止相同错误的再次发生。以下是2种常用的分析方法.

(1) 根本原因分析:由跨学科团队针对选定的安全事件进行深入的回溯性调查分析,专注于识别导致病人安全事故或严重临床失误的根本原因,并提出相应的改进措施。分析的关键步骤包括:①问题识别,按时间顺序梳理护理过程中的活动和现象,明确事件的发生及其过程;②原因探究,使用科学方法分析事件原因,找出导致病人安全事故的根本原因;③预防策略,从不同专业角度提出建议,探讨如何防止事件重演,总结经验教训,并确定医疗机构在事故发生时的应对措施。

(2) 重大事件稽查:涉及医疗团队成员对医疗或护理中的重要正反两方面的事件进行定期、细致的分析,目的是发现改进空间并提升服务质量。稽查的关键步骤包括:①事件选择,确定稽查对象,收集相关信息;②讨论与决策,组织讨论会,对事件进行深入讨论并做出决策;③记录与分析,系统化地记录事件的起因、过程和结果;④执行措施,基于分析结果,采取必要的改进行动。

7. 执行《病人安全目标》

为了强化风险控制和保障病人在接受医疗护理时的安全,中国医院协会持续推动医疗质量和病人安全体系的完善。自 2006 年起,协会响应世界卫生组织世界病人安全联盟,定期发布《病人安全目标》。这些目标不仅涵盖十个关键领域,还包含具体细致的要求。护理管理者需要将这些目标融入医院的护理管理实践中,确保它们渗透到护理管理的各个层面,成为日常管理和自我评估的核心内容,要求所有护理人员严格遵守并执行。

第三节 护理质量管理

一、护理质量管理管理概述

护理质量管理是护理管理的核心,体现了护理管理的重要职能。护理质量不仅与护士的专业能力和整体素质紧密相连,也与所采用的护理管理策略和执行的管理标准密切相关。采用科学、高效、严谨和全面的管理方法对于持续提升护理服务质量至关重要,同时也是确保病人得到安全护理的关键。因此,护理管理者的主要责任是探索如何提供全面、系统和高标准的护理服务,以满足病人的多元化需求。

(一)护理质量管理的概念

开展护理质量管理,关键在于以下几个方面:①建立体系,构建一个全面的护理质量管理体系,并确保其高效运作;②制定标准,确立清晰的护理质量标准,为管理提供明确的指导;③质量控制,根据既定标准,对护理流程中影响质量的关键要素进行严格监控;④持续改进,在质量管理的各个环节中实现相互监督和促进,通过循环迭代不断提升服务质量,最终形成一个动态的护理质量管理体系和技术方法。

(二)护理质量管理基本原则

1. 以病人为中心原则

病人是医疗服务的核心,医院发展的基础。以病人为中心的原则要求我们在设计临床护理流程、制定护理标准、评价服务活动时,超越仅以工作为中心的模式,建立一种以尊重病人、满足其需求、提供专业服务和确保病人安全为基础的文化与制度。

2. 预防为主原则

在护理质量管理中,倡导"第一次就把事情做对"的理念,通过识别潜在风险、制定应急预案和采取预防措施来减少护理质量问题。重点应放在事前控制上,以防止小问题扩大,认识到护理质量是通过日常实践而非检查来保证的。

3. 全员参与原则

护理服务的质量是护士们共同努力的结果。各级护理管理者和一线护士的态度和行为对护理质量有直接影响。因此,管理者需要重视人员的作用,通过培训和引导提高护士的质量意识,鼓励每位护士积极参与质量管理,激发他们的主动性和创造力,共同提升护理服务水平。

4. 基于事实的决策方法原则

有效的决策需要基于充分和准确的数据。护理管理者应利用统计技术来测量和监控护理质量的各个方面,分析数据间的逻辑关系,寻找规律,评估不同质量控制方案,并结合经验与直觉，做出基于事实的质量管理决策。近年来，护理管理者通过对不良事件的采集、分析，获得护理质量管理的基本数据，并针对性地提出解决方案，就是基于事实的决策方法。

5. 持续改进原则

持续改进是一个不断提高服务水平和管理体系效率的循环过程。护理质量的追求永无止境，需要各层级护理人员，特别是管理层，持续强化对卓越的追求，主动寻找改进机会，确定并实施改进措施。

二、护理质量管理基本标准

（一）护理质量标准的概念及分类

1. 护理质量标准的概念

护理质量标准是依据护理工作内容、特点、流程、管理要求、护士及服务对象的需求和特点制定的护士应遵守的准则、规定、程序和方法。护理质量标准由一系列具体标准组成，如在医院工作中，各种条例、制度、岗位职责、医疗护理技术操作常规均属于广义的标准。《中华人民共和国护士条例》《病历书写规范》《综合医院分级护理指导原则》《常用临床护理技术服务规范》等，均是正式颁布的国家标准。

2. 护理质量标准的分类

护理质量标准是多维度的，目前尚未形成统一的分类体系。根据应用范围划分为业务质量标准和管理质量标准；根据使用目的分为方法性标准和衡量性标准，其中方法性标准包括质量计划标准（如工作计划、技术发展规划）、质量控制标准（如病人满意率、不良事件上报率）、工作实施标准（如护理人员工作职责、技术操作规范），衡量性标准即质量检查评价标准（如病区管理标准、基础护理合格标准）；根据管理过程结构分为要素质量标准、过程质量标准和结果质量标准。要素质量、环节质量和结果质量标准是不可分割的标准体系，下面具体阐述。

（1）要素质量标准：要素质量是构成护理工作质量的基本元素，涵盖技术和管理两个方面，并为每一项设定了具体要求。如原卫生部三级综合医院评审标准中对临床护理质量管理与改进的具体要求是：建立分级护理制度、明确岗位职责和工作规范、设立评价标准和考核指标，以及构建质量追溯机制。

（2）过程质量标准：过程质量标准关注要素如何通过组织管理形成各项工作能力、服务项目及其工作程序或工序质量，它们是一环套一环的，所以又称为环节质量。在过程质量中强调协调的护理服务体系能保障提供高效、连贯的护理服务。在临床护理中，包括入出院、检查、手术交接、诊断与治疗的协调，以及特定技术操作的过程，都需要建立相应的过程质量标准。

（3）结果质量标准：护理工作的结果质量是指病人护理效果的综合质量。通过评价方法形成一套质量指标体系。例如住院病人以重返率、死亡率和安全指标3个结果质量为重点。这类指标还包括病人和社会对医疗护理工作的满意度等。

（二）护理质量标准化管理

护理质量标准化管理，就是制定护理质量标准，执行护理质量标准，并不断进行护理标准化建设的工作过程。

1. 制定护理质量标准的原则

（1）客观性原则：质量的衡量需基于数据，在制定护理质量标准时，应优先使用量化数据，并将定性标准转化为可度量的指标，确保标准的客观性和可衡量性。

（2）科学性原则：制定护理质量标准需要同时满足法律法规、规章制度和病人需求。鉴于护理工作的对象是人，任何失误都可能带来严重后果，因此标准的制定必须在循证的基础上按照质量标准形成的规律结合护理实践的特点。

（3）可行性原则：护理质量标准的制定应考虑临床实际，评估当前医院护理质量水平与国内外护理质量水平的差距，并基于现有资源（如护士、技术、设备等）来设定切实可行的护理质量标准。标准的制定应基于事实又略高于事实，应设定在经过一定努力能够达成的水平。

（4）稳定性原则：护理质量标准的制定需建立在科学依据和群众基础上，一旦确定，就必须严格执行。强制性标准应成为质量管理的法规，而其他标准也应发挥其规范指导作用。因此，标准的更新应谨慎，以保持其稳定性和权威性。

2. 制定护理质量标准的方法和过程

制定护理质量标准的方法和过程可以分为四个步骤。

（1）资料收集与调研：开展全面的调查研究，搜集国内外护理质量标准、科研成果、实践经验、技术数据和相关意见。调研方法应综合资料搜集、现场考察、案例研究与全面调查，以及本单位与外单位的比较分析。

（2）标准拟定与验证：在深入分析现有资料的基础上，归纳总结并拟定初步的护理质量管理标准。初稿完成后，与专家和临床一线护士讨论，收集反馈，确保标准的科学性和实用性。在小范围内测试标准的可操作性，并根据反馈进行修订，以形成最终的质量标准。

（3）审定、发布与实施：将拟定的标准提交给相应的卫生行政主管部门或医院管理层审批。审批通过后，公布并逐步在更广范围内实施。

（4）标准更新：随着护理实践的不断发展，现有标准可能需要更新以适应新形势的需求。护理管理人员应定期审查现有标准，并根据变化进行修订或废止，制定新标准以持续提升护理质量。

护理质量标准是护理管理的基石，为护理工作提供了评价标准和操作指南。建立一套系统、科学、先进的标准和评价体系，对于提升临床护理质量和保障病人安全至关重要。

三、护理质量管理过程

（一）构建质量管理体系

建立一个全面的质量管理体系对于实现护理质量持续改进至关重要。护理质量管理应融入医院质量管理体系中，并根据医院规模和护理部门的管理模式，构建护理部—科护士长—护士长三级护理质量管理体系或护理部—护士长两级护理质量管理体系，设立专门的护理质量管理办公室来处理日常事务，并明确每位护士在质量管理中的角色和职责，以确保护理管理活动的高效执行和服务质量的持续提升。

(二) 制定质量标准

护理质量标准为护理人员的行为提供规范,并作为评价护理质量的重要工具。护理管理者需负责制定这些标准,并随着医疗实践的发展不断进行更新。标准的制定应以病人需求为核心,遵循科学发展的原则,并结合国家、部门或行业的标准以及医院的实际情况。

(三) 强化质量教育

护理人员对质量的认识和态度直接影响护理工作的效果。提升护理人员的质量意识是质量管理工作成功的关键。护理管理人员需要在不同层面推进质量教育,一方面提升全体护理人员的质量意识,,使护理人员的质量观念与医学模式的发展相适应,认识到自己在提升护理质量中的责任和对医院及社会的贡献;另一方面,系统地教授护理质量标准和质量管理方法,提高护理人员对标准的执行能力,促使他们能够将质量管理的技术和方法应用于临床实践,不断提升工作质量。

(四) 执行全面质量管理策略

在完成质量教育后,护理团队应对质量标准有深刻理解,并能自如运用。全面质量管理的实施应包括以下四个步骤:①自觉执行标准,鼓励团队成员主动遵循质量标准,确保其得到有效执行;②建立追溯机制,通过标签、标识和记录等方式,为服务提供唯一标识,确保在出现问题时能够追踪原因,如使用灭菌物品的追溯系统;③监督与检查,护理管理者需根据质量标准建立监控机制,定期和不定期地检查,及时纠正任何偏差;④质量管理指导,对于质量管理中遇到的技术和方法难题,以及临床紧急情况等,提供专业的指导和支持。

(五) 质量评价与持续改进

质量评价是提升护理质量管理效果的关键环节,涉及对既定标准或目标实现情况的衡量。评价应涵盖工作成效、进度和对策的正确性,并在工作过程中持续进行,而不仅仅是在结束之后。评价结果应通过多种反馈渠道,如向上级、同级和下级反馈,确保相关信息传达给所有相关方,促进质量工作的改进,并为护理质量的持续提升打下基础。

四、护理服务与质量管理

马克思提出服务作为一种商品,其提供的劳动与消费者之间存在直接联系,这种联系体现了服务的真正价值。因此,服务质量与消费者的联系比物质产品更为紧密,这使得服务质量管理显得尤为关键。

(一) 护理服务概述

护理服务是指护理人员借助各种资源向护理服务对象提供的各种服务。核心目标是在维护病人安全的基础上,提供迅速、高效且令病人满意的服务。护理服务可基于工作范围划分为门诊和住院两大类;根据服务的紧急性可分为维护生命的护理服务、一般性护理服务、预防和保健性护理服务。

随着护理服务模式由传统的"以疾病为中心"向"以病人为中心"转变,公众对护理服务的认识日益加深。护理服务的发展趋势表现为:①从生理服务转向综合服务;②从被动服务转向主动服务;③从粗放式服务转向精细化服务;④从普遍化服务转向个性化服务等。护理人员在临床工作中持续推陈出新,致力于提供更为人性化、温馨、便捷的护理体验。

护理质量是在服务过程中逐渐塑造的。为了确保服务过程中的质量控制,护理质量管理不可或缺。它不仅确保了服务对象需求的满足,也通过定期的满意度调查和投诉处理机制,不断优化服务,提升护理服务的整体水平。

(二) 护理服务对象分析

"病人"是对医疗护理服务对象的传统称谓,但就医人群不仅指病人,还包括健康人群。因此,"就诊者"和"就医顾客"等新概念开始逐渐替代传统的称谓。这种观念的更新也促使护理人员在心理定位和服务态度上进行相应的调整,他们现在更倾向于以一种尊重和平等的态度来对待每一位服务对象。护理服务对象的心理特征和需求通常涵盖以下四个方面。

(1) 求愈心理:病人通常对恢复健康有强烈的心理期望,这使得疾病预防和治疗效果成为他们对医疗护理服务的核心需求。

(2) 求快心理:时间成本是病人普遍考虑的因素,他们期望治疗能够迅速见效。这种心理需求进一步转化为对医疗检查、治疗和护理服务便捷和快捷的追求。

(3) 求廉心理:在寻求医疗服务时,病人普遍希望以较低的成本获得高质量的服务,并且希望费用结构清晰透明。

(4) 求名、求新心理:病人倾向于选择知名医院和专家,并对医疗领域的新服务、新技术表现出浓厚的兴趣,这反映了他们对医疗服务品牌和创新的需求。

此外,病人的心理特点还包括对熟悉医护人员的偏好、对优质护理的追求以及对安全保障的关注。深入理解这些心理特征和服务需求,有助于护理服务提供者制定更有针对性的改进措施,从而提供更符合病人期望的护理服务。

(三) 满意度测评

1. 满意度的概念

满意是一种心理状态。满意度是服务达到期望值的程度。医疗服务的满意度包括就诊者满意度、员工满意度和社会满意度3个方面,三者互相联系、互相影响。通常情况下,护理服务满意度主要指就诊者对护理服务的满意度,即护理服务对象满意度。

2. 护理服务对象满意度测评

护理服务对象的满意度测评涵盖满意度调查、分析和改进3个环节。其中,满意度调查包括确定调查内容,选择调查指标,设计调查表,运用适当的调查方法,实施调查。调查可以定期执行,也可以根据需要进行抽查,多数医疗机构倾向于月度调查。调查对象通常分为住院病人、门诊病人和社区人群等,根据不同群体的特点定制问卷。问卷设计时应注意以下5点:①引言部分应清晰传达提升服务质量的目的,以促进填写者的积极参与;②考虑到受访者文化水平的差异,问卷语言应简洁易懂,避免使用专业术语;③问卷条目应具有针对性且数量适中,避免冗长;④提供空间供受访者表达问卷未覆盖的个人观点或感受;⑤为了提高回答的诚实性,调查通常以匿名形式进行。收集到的数据需要进行细致分析,以便识别服务质量的优势和不足,从而为服务改进提供依据。

(四) 投诉处理

随着病人对医疗护理服务期望的提高,他们更加积极地维护自己的权益,投诉事件有所上升。一些医院为此设立了专门的投诉处理部门,以更好地应对病人及其家属的反馈。正确处理投诉对于提高护理服务质量和塑造医院形象至关重要。以下是处理投诉的具体步骤:①倾听投诉,认真倾听是获取投诉者需求和信息的关键,应保持耐心,展现同理心,避免立即辩解;②允许情绪表达,给予投诉者充分表达不满的空间,避免中断,以助于他们情绪的平复;③澄清问题,在倾听中识别问题核心,做好记录,并以关心的态度引导投诉者阐明问题;④适时道歉,一旦发现服务不足,应及时表达真诚的歉意,有助于缓解紧张情绪;⑤解决问题,主动了解投诉者的诉求,尽量提出让其满意的解决方案,并积极落实。提升护理团队的整体形象;⑥礼貌结束,在问题解决后,确认投诉者是否满意,并对他们的反馈表示感谢。

在处理投诉时,还需注意:护理管理者应重视投诉,认识到其在服务改进中的作用;所有护理人员都应承担起接待和处理投诉的责任,必要时及时上报;通过加强沟通,及时发现并解决服务中的不足,预防投诉的产生;建立明确的投诉处理制度和流程,确保问题得到及时有效的解决。

五、护理质量管理方法

护理质量管理采用多种方法,包括但不限于 PDCA 循环、追踪法、六西格玛法以及临床路径等技术,PDCA 循环是护理质量管理最基本的方法之一。

(一) PDCA 循环

PDCA 循环由美国质量管理专家爱德华·戴明(W. Edwards Deming)于 1954 年提出,又称"戴明循环",包含 4 个阶段,即计划(plan)—实施(do)—检查(check)—处理(action),是一种程序化、标准化、科学化的管理方式。由于 PDCA 循环发现问题和解决问题的本质,其作为质量管理的基本方法,已经广泛应用于医疗和护理领域的各项工作中。

(二) PDCA 循环的步骤

PDCA 循环包含四个阶段,细分为八个步骤,形成一个完整的质量改进流程(图 7-2)。

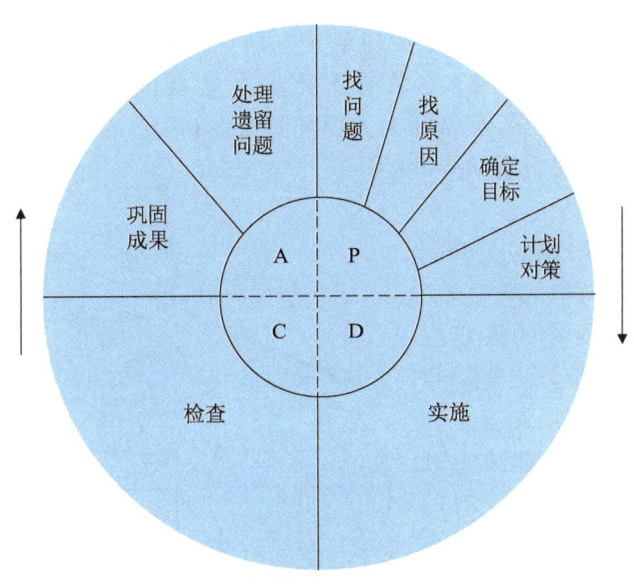

图 7-2　PDCA 循环步骤

(1) 计划阶段。第一步,分析质量现状,找出存在的质量问题;第二步,分析产生质量问题的原因或影响因素;第三步,找出影响质量的主要因素;第四步,针对影响质量的主要原因研究对策,制订相应的管理或技术措施,提出改进的行动计划,并预测实际效果。解决问题的措施应具体而明确,回答"5W1H"内容,即原因(why)、事件(what)、地点(where)、时间(when)、人员(who)和方法(how)六个方面。

(2) 实施阶段。按照预定的质量计划、目标、措施及分工要求付诸实际行动。

(3) 检查阶段。根据计划要求,对实际执行情况进行检查,将实际效果与预计目标进行对比分析,寻找和发现计划执行中的问题并进行改进。

(4) 处置阶段。对检查结果进行分析、评价和总结。具体分为两个步骤:把成果和经验纳入有关标准和规范之中,巩固已取得的成绩,防止不良结果再次发生;把没有解决的质量问题或新发现的质量问题转入下一个 PDCA 循环,为制订下一轮循环计划提供资料。

PDCA 循环的四个阶段构成了一个持续的质量改进过程,它不是一次性的任务,而是一个循环往复、逐步提升的动态循环。当现有的质量问题得到解决,新的挑战又会出现。这种不断的挑战与解决推动了 PDCA 循环的持续运作,体现了护理服务质量的持续改进。

(三) PDCA 循环的特点

1. 系统性

PDCA 循环是一个系统化的工作程序,循环的 4 个阶段相互依存,共同构成了一个完整的质量改进体系。如果计划阶段不充分,执行将遭遇障碍;若缺乏检查环节,工作可能无法达到预期效果;不注意将未解决的问题带入新的循环,将难以实现质量的持续提升。

2. 关联性

PDCA 循环适用于各种管理活动,各个循环之间存在内在联系,相互促进。护理质量管理是医院整体质量管理中的一个组成部分,与其他部门如医疗、医技、行政、后勤等共同构成医院的整体质量管理体系。每个护理单元也是护理质量管理体系中的一个环节。整个医院的运行效率依赖于各部门和环节的质量表现,需要围绕医院的目标协调一致地工作。大循环为小循环提供指导,小循环为大循环打下基础,通过 PDCA 循环将医院的工作整合起来,实现相互促进和质量的持续提升。

3. 递进性

PDCA 循环是一个阶梯式上升的持续改进模型,它不是简单的重复,而是在每次循环中实现质量的逐步提升。每个 PDCA 循环都应设定新目标,解决新问题,并在完成后制定更高水平的新计划,从而在新的起点上开始新一轮的改进。这种螺旋式上升的过程,推动管理工作不断达到新的高度(图 7-3)。

(四) PDCA 循环的应用

PDCA 循环应用案例见表 7-1。

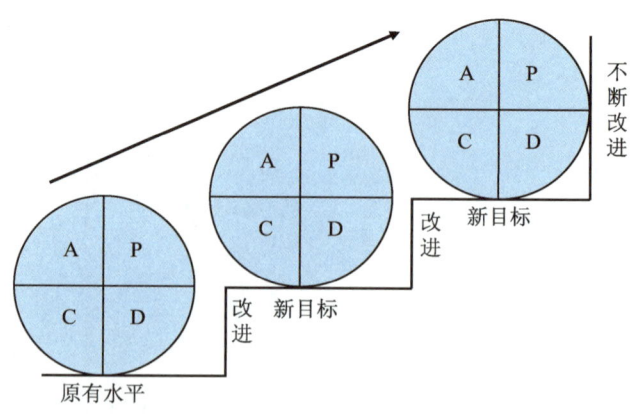

图 7-3 PDCA 循环递进性示意图

表 7-1　PDCA 循环应用案例表

主题： 双手回套针头套引起扎伤的 PDCA 分析

A：处理	P：原因分析
1. 巩固成果，采取措施以保证长期的有效性，将新规则文件化 2. 处理遗留问题，将未达标的问题在下一个改进机会中重新使用 PDCA 循环	1. 物品：无盖回收盒 2. 护士缺乏防护意识引起 　（1）针头回收盒不好用 　（2）不回套无法将针头分开 　（3）怕其他人员受伤 　（4）未使用治疗盘 　（5）觉得不回套更危险 3. 组织 　（1）没有针头处理流程标准 　（2）未定期监测 　（3）缺乏有关针刺伤在职教育 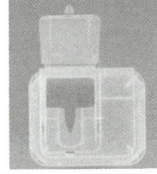
	P：确定目标 1. 掌握预防血源性传播知识达到 100% 2. 双手回套扎伤率为 0 3. 使用物品有盖回收盒 100% 4. 针头处理流程标准落实率 100%
	P：改进计划 1. 病区建立有盖回收盒 2. 培训：因扎伤引起感染对护理人员的危害性及预防与处理知识的培训 3. 制定针头处理流程标准 4. 公布流程一周，阅读后签名
C：检查 1. 检查评估结果同确定目标相符吗？ 　□ 达到　　□ 未达到 2. 每项措施的有效性如何？ 　（1）掌握预防血源性传播知识达到 100% 　（2）双手回套扎伤率为 0 　（3）使用物品有盖回收盒 100% 　（4）针头处理流程标准落实率 97% 3. 哪里还存在着距离？ 　第 4 项还未能达标 100% 4. 我们学到了什么？ 　自我保护……	D：实施 按照既定的计划执行措施（协调和跟进） 1. 培训相关知识 2. 与针头有关的操作配备有盖利器盒 3. 制定针头处理流程 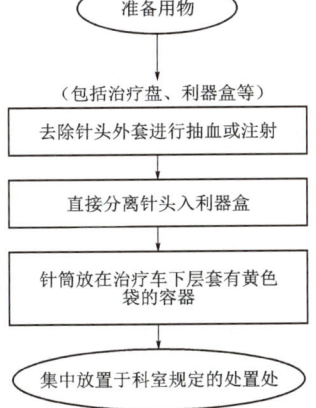

— 147 —

六、护理质量评价与持续改进

护理质量评价是护理质量管理的重要手段,是一项贯穿护理过程始终的系统工程,能够提供对护理服务质量和效果的客观反馈,帮助识别问题根源,发现改进机会,推动持续的质量改进。

评价工作的核心在于判断实际表现与既定标准或目标之间的符合程度,涉及对工作成果、效率、质量以及策略适宜性的全面分析。评价的主体包括内部和外部评价,评价的客体是护理结构、过程和结果;根据评价时间分为定期与不定期评价,定期评价按照固定周期(如月度、季度、半年或年度)进行,而不定期评价则基于特定需求灵活安排;根据评价内容分为综合性与目标专题性评价,前者覆盖广泛的服务方面,后者则针对特定目标或问题;根据评价主体分为医院外部评价、上级评价、同级评价、自我评价和服务对象评价。

(一)护理质量评价方法

1. 以要素质量为导向的评价

要素质量评价专注于评估构成护理服务基础的各个关键要素,包括对护理服务的组织结构、物理环境、资源配置、设备维护以及护理人员的素质进行综合考量。

具体表现为:①环境评估,检查病房的布局、温湿度控制以及清洁度,确保病人享有安全、清洁、舒适的治疗环境;②人员评估,分析护理团队的工作安排、专业素质、技术能力,以及他们采用的护理方法和管理者的协调能力;③设备评估,审查护理工作相关器械和设备的正常运行状态,包括药品和物资的库存管理;④病人护理评估,考察护理人员对病人病情的了解程度,护理计划的有效性,以及对病人生理、心理和社会需求的关注;⑤文档和制度评估,确保护理记录的完整性,医院规章制度的执行情况,以及后勤支持的充分性。

评价方法包括现场检查、技能考核、问卷调查、资料审查等,旨在全面了解和提升护理服务的各个要素。

2. 以过程质量为导向的评价

以过程质量为导向的评价体系聚焦于护理流程的设计、执行与持续优化。这一过程不仅要求护理人员准确执行护理任务,更强调流程的高效性、安全性和病人满意度。护理流程优化是一个系统工程,涵盖管理、服务、成本、技术、质量和效率等多个维度,通过不断精细化调整,全面提升护理质量。

具体表现为:①护理管理,评估人员配置是否高效利用;排班制度是否兼顾病人需求与护理人员的健康与工作效率;护理操作流程是否简化且对多方有益;②护理服务,强调接待的热情度、安置的及时性、出入院介绍的详尽性以及住院期间的主动沟通;③护理技术,聚焦于急救、操作、药品配制及健康教育等流程的合理性;④护理成本,包括物资损耗、水电消耗及一次性护理用品的使用情况等。

实施以过程质量为导向的评价时,主要采用现场检查、考核与资料分析等方法,结合定性与定量指标,全面评估护理流程的各个环节。

3. 以结果质量为导向的评价

以结果质量为导向的评价则侧重于病人接受护理后的最终效果,主要依据病人反馈进行评判。这一评价体系涵盖了健康教育普及率、静脉输液穿刺成功率、护理不良事件发生数、抢救成功率、病人满意度、投诉与护患纠纷等多个维度。其中,病人满意度作为最直接且客观的评价指标,涵盖了医德医风、服务态度、技术水平、护患沟通、健康教育及病区环境等多个方面。

评价方法上,除了现场检查、考核与问卷调查外,还充分利用医院信息系统及新媒体平台收集相关数据,确保评价的全面性与准确性。

(二)护理质量评价结果分析

护理质量评价的结果通常以数据形式呈现,但这些数据需经过统计分析才能转化为有价值的评价依据。分析方法包括定性分析与定量分析两大类,前者如调查表法、分层法、因果分析图法等,后者则涉及排列图法、直方图法等。

1. 调查表法

调查表法常使用系统收集、整理分析数据的统计表。通常有检查表、数据表和统计分析表等。

2. 排列图法

排列图法又称主次因素分析法或帕洛特图法,是一种直观展示影响产品质量主要因素的有效工具。排列图基于"关键的少数和次要的多数",将众多影响质量的因素按其影响程度从大到小进行排序,并以直方图的形式呈现。

排列图结构由两个纵轴、一个横轴、若干个直方形和一条曲线构成。左侧纵轴代表不合格项目出现的频次,右侧纵轴则展示这些不合格项目的百分比,横轴则列出了各种影响因素。通过直方图的高度反映各因素的影响程度,而累计频率曲线则帮助识别出哪些是关键因素。

排列图的主要作用:首先,明确哪些是主要的质量影响因素。通常按累计百分比将影响因素分为三类,A类因素即主要因素,累计百分比在80%以内;B类因素即次要因素,累计百分比在80%~90%;C类因素即一般因素,累计百分比在90%~100%。这些因素的解决将显著提升整体质量。其次,指导我们优先处理这些关键因素,从而更有效地分配资源。最后,动态排列图可以评估采取措施的效果,持续推动质量改进。

3. 因果图法

因果图因其形似鱼骨而得名鱼骨图,是一种用于解析结果与其潜在原因之间复杂关系的工具。通过系统地列出可能导致某一结果(或现象)发生的所有可能原因,并将这些原因按照层次结构进行组织,从而帮助分析者全面、深入地识别问题的根源。因果图分为"原因"和"结果"两部分,其中原因部分根据影响程度进一步细分为大原因、中原因和小原因,有助于抓住问题的核心所在。

4. 控制图法

控制图又称管理图,作为一种统计工具,通过设定控制界限来区分质量波动中的偶然因素与系统因素。其结构包括纵坐标(代表目标值)、横坐标(代表时间)以及3~5条控制线(中心线、上下控制线和上下警戒线)。当质量数据服从正态分布时,中心线通常设置为均值Mean,上下控制线以Mean±2S表示(S表示标准差),上下警戒线以Mean±S表示。

应用控制图时,需注意以下几点:对于治愈率、合格率等指标,若数据落在Mean±S以上,通常表示计划执行良好;而对于床位使用率,超过上控制线则可能意味着工作负荷过重,需采取措施进行调整;对于护理缺陷发生率,数据保持在 Mean±S 以下表明控制有效,一旦接近或超过警戒线,则须高度警惕并采取相应措施。

(三) 护理质量持续提高

护理质量评价的核心在于识别问题根源,探索改进空间,从而推动护理质量的稳步提升。这一过程涉及多个环节,包括寻找机会和对象,确定改进项目和方法,制订改进目标、质量计划和改进措施,实施改进活动,检查改进效果和不断总结提高。

护理质量改进机制的构建主要包含两个层面:一是问题导向的即时改进。当护理质量问题出现时,立即启动响应机制,对护理服务流程进行全面审查,结合体系审核结果及病人反馈,组织专业团队深入分析原因,并据此制定针对性的改进措施,确保问题得到及时有效解决;二是前瞻性的主动改进。即便在无明显质量问题的情况下,也应主动探索护理服务过程中的优化空间,积极倾听并满足病人的需求。同时,通过与国际国内先进同行的对标学习,明确自身发展方向与改进目标,不断创新服务模式,引入先进技术与管理理念,持续提升护理服务质量与效率。

 阅读材料

护理品管圈

品管圈(quality control circle,QCC)是由相同或相近工作场所的人们自动自发组织数人一圈的小组,圈员团结合作,应用品管的各种工具进行统计分析,解决工作场所管理、文化等方面的问题,以达到改善业绩的目标。将品管圈有效用于护理质量的管理中,能提高护理人员工作的主动性,有效提高临床护理质量和管理水平。现将品管圈八大步骤简要介绍如下:

1. 主题选定
(1) 选择需要检视的流程;
(2) 定义流程范围。
2. 组织团队
(1) 确定团队目标;
(2) 团队编组;
(3) 团队活动计划安排;
(4) 需要的资源或支援需求分析。
3. 绘制流程图
(1) 主流程图;
(2) 重要的子流程图。
4. 危害评分与决策树分析
(1) 失效模式分析(失效点)及影响分析;
(2) 失效原因分析;
(3) 严重度与再发率识别与分析(危害分数计算);
(4) 决策树分析。
5. 拟定与实施改善行动

（1）提出行动类型和具体措施；
（2）制定行动实施表并征求意见；
（3）监测行动效果。

6．效果确认

（1）措施指标改善情况；
（2）危害评分改善情况；
（3）附加效益。

7．标准化

8．检讨与改进

第八章　护士的人际关系

> **学习目标**
> 1. 能阐述人际关系的内涵及影响因素。
> 2. 能阐述护患关系的特征及促进方法。
> 3. 能理解病人角色适应的含义及影响因素。
> 4. 能理解人际关系的基本理论、护患角色特征及护患关系的基本模式。
> 5. 能灵活处理护理工作中的各种人际关系。
> 6. 能全面认识护士角色功能，理解如何建立良好的护患关系，构建和谐社会。

 情境导入

王奶奶，60岁，农村人。因糖尿病并发糖尿病足就诊入院，她的主管护士是刚进入临床工作的新护士小李。王奶奶入院后，因不适应医院的环境以及担心自己的病情而不断地按铃叫小李护士，询问自己的病情。在王奶奶第三次按铃后，小李护士怒气冲冲地说："你怎么这么烦的，就来了！怎么又按铃了？"在此之后，王奶奶极度不配合小李护士的工作，多次拒绝小李护士的护理服务，并要求更换主管护士。

请思考
1. 你觉得造成这种局面的原因是什么？
2. 假如你是小李护士，你会怎样应对王奶奶的行为？

人有社会属性，不会独立而存在，这正如我国古代荀子所言"人生不能无群"，而在这个"群"中，存在着"人际关系"。人际关系是人与社会相互作用的基本形态。一位哲人说过"人生的美好是人情的美好，人生的丰富是人际关系的丰富"，良好的人际关系可以促进群体和谐，反之，则不利于群体发展。护士作为社会医疗保健机构的重要成员之一，在工作中会形成各种各样的人际关系，只有熟练掌握人际关系的发展策略以及改善人际关系的方法，才能在护理工作中建立良好的护理人际关系，以满足不同服务对象的健康需要。

第一节 人际关系概述

一、人际关系

(一)人际关系的概念与特征

1. 人际关系的概念

对人际关系(interpersonal relationship)全面、系统的研究起于20世纪20年代后期,美国心理学家梅奥(George Elton Mayo)等学者进行了"霍桑实验"。随后,社会学家、社会心理学家、行为科学家等基于不同方向发表了自己的观点。

本章节的人际关系是指人与人之间在交往过程中产生的情感上的关系和心理上的距离,反映了个体或群体寻求满足其社会需要的心理状态。

2. 人际关系的特征

(1)社会性。社会性是人际关系的基本特点,也是本质属性。这是人与动物的群体关系之间的区别。

(2)复杂性。它是由多方面变化的因素联结,且具有高度个性化和以心理活动为基础的特点。

(3)多重性。人际关系具有多因素和多角色的特点。每个人都是多个角色的扮演者,在不同的情景中(时间、地点、人物、环境、场景、方式)分别处于不同的角色,人际关系的建立,本质上是一个复杂且客观的过程,它超越了单一维度的限制,展现了多维交织、丰富多样的面貌。

(4)多变性。人际关系并非静态稳固,而是随岁月流转、周遭环境与个人条件的更迭而持续演化。一方面,人际交往在特定的社会环境中产生,但环境处于不断变化中,如政治因素、经济因素、文化因素、道德因素、习俗因素、科技因素等,人际关系会随着社会环境的变化而变化。另一方面,人际交往的双方都是能动的主体,任何一个个体的态度、行为、年龄、环境、条件的变化都会影响人际关系。

(5)目的性。人际关系的建立和发展具有一定的目的性。人们建立一定的人际交往关系都是为了自己的某种目的和需要,目的性是构成人际关系的必备因素。

(二)人际关系的功能

人际关系可以发展自我意识、促进个人社会化、促进行为改变、增进身心健康、增强群体合力、优化社会环境和利于信息交流。

(三)人际关系的影响因素

1. 仪表

当我们没有其他参考依据时,外表便成为评价对方的重要依据,一个精心打理的仪表,不仅能够传递出个人的自信与尊重,更能激发他人与之建立友好联系、深化交往的渴望,进而对人际关系的萌芽与成长产生积极而深远的影响。随着时间的变化、了解的深入,外表对人际关系的影响也逐渐减少。

2．空间距离

所谓"近朱者赤,近墨者黑"。心理学的研究证明,人与人在空间距离上越接近越容易建立密切的关系。空间距离的接近给双方提供了更多沟通与了解的机会。空间距离近是相互吸引的一个重要条件,但不是唯一的条件。

3．交往频率

交往频率是指相互接触的次数。交往的频率越高,越可能建立密切的人际关系。但交往的内容和态度也起着至关重要的作用,否则交往的频率再高也不能建立良好的人际关系。

4．相似性

交往双方如年龄、性别、学历、兴趣、爱好、态度、气质等相似,就很容易被对方吸引,形成较好的人际关系。

5．互补性

当交往比较深的朋友、夫妻等情感双方在性格等多方面互补时,彼此会产生强烈的吸引力。这就是互补性因素在人际关系中的影响作用。

6．个性品质

良好的个性品质具有持久的人际吸引力,如正直、真诚、善良、热情、宽容、幽默、乐于助人等,它们是影响人际关系的重要因素。仪表因素仅仅在人际交往的初期起重要的作用,随着交往的深入,个性品质会发挥出越来越重要的影响力。护士应兼顾这两方面的因素。

二、人际关系的基本理论

(一) 人际交往的动机

1．亲和动机

马斯洛的人类基本需求层次理论将人的需求分为五级,分别是生理需求、安全需求、社交需求、尊重需求和自我实现。人际交往是满足人类基本需求的途径。

2．成就动机

关于人际交往的动机,美国社会心理学家弗斯廷格(Leon Festinger)认为个体能力、体验与人格的形成,根植于社会比较之中,是一个互动塑造的过程。

3．赞许动机

赞许动机源于对心理满足的追求,它驱动人们在社会交往中寻求正面的反馈与认可,以鼓励与称赞为动力源泉。

在护理工作中恰当运用赞许动机可以加强人际关系,例如医护人员赞许病人及其家属工作中的配合,会使他们产生良好的心理,增强他们的信心,也有利于开展护理工作。

(二) 人际交往的需求

美国心理学家舒茨(W. Schutz)提出的三维理论,三种基本需求是包容需求、控制需求和情感需求。

1．包容需求

这类需求体现了个体渴望通过积极互动来被接纳和融入群体的愿望。拥有包容需求的人倾向于主动交流、参与活动并寻求与他人的和谐共处,如果这一需求得不到满足,个体可能会表现出退缩、孤立或排斥他人的行为。

2. 控制需求

控制需求反映了人们通过权力或权威来建立和维护人际关系的渴望。这类人群倾向于利用权力和权威来影响和控制他人的行为,如果控制需求得不到满足,个体可能会变得顺从,容易被他人支配或追随。

3. 情感需求

情感需求是指个体在情感层面上建立与他人亲密关系的愿望。拥有这种需求的人通常表现出对他人的亲密、友好、热心和照顾,如果情感需求得不到满足,个体可能会变得冷淡、厌恶甚至憎恨他人。

舒茨进一步指出,这些人际需求都可以转化为个体的行为动机,从而产生不同的行为倾向。这些行为倾向可以分为主动和被动两大类,共六种不同的表现形式。这样的分类有助于我们更深入地理解人们在人际交往中的复杂心理和行为模式。

(三) 人际认知理论

1. 人际认知的概念

人际认知(interpersonal cognition)是指个体对他人内心世界的一种洞察过程。它不仅涵盖了对他人仪态表情的解读,更深入到了心理状态、思想性格和人际关系的洞察。

2. 人际认知的特征

(1) 信息的选择性接收。在人际交往的舞台上,人们通过多元的方式展现自我,如外貌、举止、言语表达、能力展示等。这些特征中,某些特定品质往往会在形成初步印象时发挥关键作用。值得注意的是,不同的文化背景会对这些品质有不同的价值评判。

(2) 认知的双向互动。人际认知是一个双向的过程,不仅认知者在观察和分析,被认知者也在通过自我呈现来影响他人的看法。他们可以通过精心修饰自己,从而主动塑造他人对自己的认知,以此建立良好的人际关系。

3. 人际认知的内容

(1) 自我认知。自我认知是人们在日常生活中不断进行的对自身的深度探索,它涵盖了生理、心理以及社会活动的各个方面。这包括对自我行为、情感的观察、体验、感知和评价。正如古人所言,"人贵有自知之明",强调的正是对自我全面、深入的认知。

(2) 他人认知。在人际交往中,认知的双方是相互作用的。为了做出准确的判断,我们需要借助自身的认知素质去全面、正确地理解对方。这就是他人认知,它要求我们在社会交往中细致地观察、分析交往对象的各个方面。

(3) 人际环境认知。人际环境认知侧重于对交往环境的细致观察和分析。它要求我们不仅关注自己与他人的关系,还要洞察他人之间的相互关系,以此来判断和理解我们共同生活的空间中的整合性和选择性。这种认知有助于我们更好地适应和融入各种社交环境。

4. 人际认知效应

社会心理学将人际认知中规律性的相互作用概括为一系列认知效应。

(1) 首因效应。首因效应是指首次接触时,基于对方的外显行为形成的强烈第一印象,对后续交往产生深远影响。第一印象对后续交往具有很大的影响,因此称为首因效应。外表、身材以及言谈举止是首因效应的主要影响因素。由于第一次见面,双方注意力高度集中,且第一印象一旦建立很难改变,具有一定的稳定性,所以会产生"先入为主"的心理现象。

(2)近因效应。近因效应是指观察者与对方最近一次相处时对其产生一定的认知及评价。人际交往中,人们对交往对象之前的印象相对模糊时,往往依据最近一次的信息来评价对方,改变之前的某些印象。

(3)光环效应。即晕轮效应,描述了在人际交往中,一旦对某人的人格特质形成深刻印象后,由此会不自觉地扩散至对其其他特性的评价上,形成整体性的偏见或过度概括。其实就是个人主观判断的泛化、扩张的结果。光环效应容易造成对他人认知的偏差。

(4)社会刻板效应。社会刻板效应是指群体对某一类事物或人物的固定、笼统、简化的看法。社会刻板效应是一种群体的共识,其根本特点是"刻板",如认为"男人不能哭"。

(5)先礼效应。先礼效应在提出批评或要求前,先以礼貌的方式表达,能增强对方的接受度。先礼能让对方感到善意和诚恳,如此交往,对方较为容易接受意见和要求。

(6)免疫效应。免疫效应是指接受并相信某种观点后,对相反观点产生的自然抵触心理。

5. 人际认知效应的应用策略

护士在人际交往中应做到避免以貌取人,关注一贯表现,注重个性差异,注意在动态和发展中全面观察、认识人。

(四)人际吸引理论

1. 人际吸引的含义

人际吸引,简而言之,就是人与人之间产生的相互吸引力和魅力的体现。

2. 人际吸引的过程

(1)注意。注意指注意到对方的存在。

(2)认同。认同指接纳及内化交往对象的行为及表现,这样可以缩短心理上的距离。

(3)接纳。接纳指情感上与对方相容。

(4)交往。交往指心理上相互依赖,形成相互吸引力。

3. 人际吸引的规律

(1)相近吸引。由于时间和空间的相近,交往的机会增加,人际吸引增加,就产生了相近吸引。

(2)相似吸引。人们遇到观点、态度、职业、背景、专业、国籍、民族等相近或一致的交往对象时(特别是观点和态度接近),容易产生共鸣,从而增强人际吸引。

(3)相悦吸引。在人际交往中,彼此相互接纳而相悦,满足自己的心理需求,这样可进一步增强交往的吸引力。

(4)互补吸引。双方的个性或需要能形成一定互补关系时,如能力特长、人格特征等,就会产生一定的吸引力。

(5)仪表吸引。交往双方会根据仪表、风度、言语、举止等外显行为来判断好恶,美好的仪表还会产生光环效应。然而随着交往、认知的加深,个人的内在品质会更加被重视。

(6)敬仰吸引。一个人某方面较为突出,如能力、特长、品质等或社会知名度较高,由此形成人际吸引。如护理事业的创始人南丁格尔的理论和思想指引着一批又一批的护士追随她,为世界的医疗事业作出贡献。护士应充分扬长避短,发挥自身优势,与病人形成良好的关系。

三、护理工作中的人际关系

(一)护士人际关系范畴

护理工作中的人际关系,涵盖了护士与医疗团队,与病患及其家庭成员,以及与其他相关群体在护理实践过程中构成的人际交往关系。

(二)护士人际关系在医疗机构中的作用

良好的护士人际关系有助于高效提升护理品质与工作效率。

第二节 护患角色

"角色"本是个戏剧术语,指的是演员在戏剧舞台上,按照剧本的规定,扮演某一个特定人物,这个特定的戏剧人物,正是现实人物的典型化。

而把"角色"这个概念正式引入社会学、心理学研究的学者,是美国社会学家米德(R. H. Mead)和人类学家林顿(R. Linton)。1936年,林顿在《人的研究》一书中首次提出"社会角色"一词,后来被广泛用于分析个体心理、行为与社会规范之间的关系,成为社会学、社会心理学、护理学的专门术语。

护士与病人各自承担各自的角色。良好的护患关系是有利于护士更好地开展工作,给病人提供高质量的护理服务。因此,有必要学习护患角色的相关内容,以了解护患关系的特点,促进建立良好的护患关系。

一、角色

(一)角色的概念

"角色"(role)这一词汇,其起源可追溯至戏剧舞台,原指戏剧中塑造的人物。然而,在更广泛的社会学意义上,它指代的是那些拥有一定社会地位的个体或群体,在履行与这一地位相关的权利与义务时,所展现出的符合社会期待的行为模式。简而言之,角色就是一个人在不同场合下所应承担的义务、所拥有的权利和应遵循的行为规范的综合体现。

(二)角色特征

1. 角色具有多重性

任何一个人在社会中总是承担多种社会角色。这种多种角色集于某一个体时,该个体所处的位置,又称角色集或复式角色。以女性为例,她们在家庭中可能同时扮演女儿、妻子和母亲的身份;在职业领域,她们可能是护士、教师等;在社会上还可是顾客、游客、乘客等。但每个社会成员承担的最主要的角色是与职业和家庭相关的角色。

2. 角色具有互补性

不同角色在其特定的社会环境中总是与其他角色相互依存,在完成某一角色时,必须要有一个互补的角色存在。例如,教师的角色之所以得以实现,是因为有学生的参与;同样,护士的职责履行也离不开病人和医师等角色的协同。这些相互补充、相互依存的角色集合,我们称之为角色丛。

3. 角色行为由个体完成

每个社会角色都是由特定的个体来承担的。社会对每个角色都有一套明确的"角色期待",角色期待是社会对个体所处的角色地位,应具有的态度、行为方式等寄予的要求和期望。如护士应具有的职业素质和职业道德等。每一社会角色都应认知其自身的角色行为规范准则,并自觉地使自身角色行为与社会角色期待相符合。

(三) 角色转换

角色转换(role transition)是一个个体逐步接纳并发展全新身份的动态过程。在人生的旅途中,我们会在不同的阶段和环境中扮演多种角色,每种角色都承载着独特的责任和功能。为了成功实现角色的转换,个体需要深刻理解社会对每种角色的期待,并通过持续的学习和实践,不断调整自身的情感与行为,直至自己的行为与社会对个体新角色的期望相契合,从而高效地完成角色的转变。

二、护士角色

(一) 护士角色的概念

护士角色是指护士在职业生涯中应展现的、与职业紧密相关的社会行为模式。这一模式源于社会对护士职业的专业要求,随着社会的不断发展和变迁,其内涵也在持续演进。护士需要深刻理解社会对这一角色的期望,并通过自我塑造和不断提升,以更好地满足社会的期待。

(二) 护士角色的特征

1. 护士角色的基本特征

(1) 护理者。护理者的首要任务是提供全方位的照顾服务,这涵盖了满足病人在生理、心理以及社会各个层面的需求。通过精心的护理,护士确保病人得到最贴心的关怀与支持。

(2) 教育者。作为教育者,护士不仅针对病人的特定需求进行健康教育,引导他们学习保健知识、掌握疾病预防、康复训练和技能,以改善健康态度和不良行为,提高生存质量;同时,护士还扮演着教师的角色,承担学校教学和医院的带教任务,为培养新一代医疗护理人才贡献力量。

(3) 管理者。护士在护理工作中扮演着管理者的角色,负责组织、协调和控制护理活动,确保护理计划的高效执行,并参与医院或科室护理方向的规划。领导者还要管理人力资源、物质资源和计划资金使用,制订医院、科室的整体护理发展方向。

(4) 咨询者。护士凭借沟通技巧,为病人答疑解惑,提供医疗护理信息,并在情绪支持和健康指导方面给予支持,旨在帮助病人找到最佳方案,全面满足其生理、心理和社会需求。

(5) 协调者。为确保病人在整个医疗护理过程中的顺畅进行,护士需积极与各类卫生保健机构及工作人员进行联络、协作与配合,确保病人获得全面、协调、高质量的医护照顾。

(6) 病人权益的维护者。在病人从入院至出院的整个医疗流程中,护士不仅是服务提供者,更是病人权益的坚定守护者。她们负责确保病人从其他健康服务者处获得完整信息,并补充必要信息,以维护病人的权益不受任何侵犯。此外,护士还承担着评估影响全民健康的潜在问题的重要职责,为医院和卫生行政部门的决策提供有力参考,因此,她们也是全民健康的坚实后盾。

(7) 研究者和改革者。护士不仅是护理实践的执行者,更是科研与改革的积极推动者。她们运用科学的研究方法,深入探索护理实践、管理、教育、心理和伦理等各个领域的问题。同时,护士具备勇于改革的精神,她们运用科学思维,不断在实践中检验和应用新的护理服务方式,为护理事业的持续发展和创新注入源源不断的动力。

2. 护士角色的特征扩展

(1) 开业护士。能独立开具处方,并对常见疾病及损伤进行诊断及治疗。开业护士主要在自己单独开业的护理诊所、医院、养老院、私人医生诊所等机构,为病人提供各种卫生和预防保健服务。

(2) 临床护理专家。主要在医院、私人医生诊所、养老院、社区卫生服务机构,为病人提供各种身心保健护理服务。同时也从事咨询、研究、教育及管理工作。

(3) 专科助产士。他们专注于在多元化的医疗环境中,如医院、分娩中心及家庭,为女性提供全方位的妇科保健服务。特别地,他们致力于为那些被评估为风险较低的产妇提供专业的助产支持,确保分娩过程的安全与顺利。

(4) 专科注册护士。高级专科护士中的独立开业者或临床护理专家,主要在多领域护理专科如妇产科、儿科等开展护理工作。

(5) 护理麻醉师。护理麻醉师在医疗领域扮演关键角色,专注于为各类手术提供麻醉服务及后续的麻醉护理工作,其在美国的手术麻醉执行中占据了超过65%的主导地位。

(6) 护理教育者。护理教育者作为行业内的重要角色,他们不仅具备深厚的护理理论知识,更拥有丰富的临床实践经验。这些护理教育者主要在高等医学院校、护理继续教育培训机构以及健康教育服务部门等多元场所发挥作用,他们的工作涵盖了护理教育、科研和管理等多个方面。

(7) 行政管理者。专门从事护理管理的人员,在各种健康相关机构和场所、学校等部门行使护理行政管理职责,包括财务预算,人员招聘,机构工作计划的安排和制订,参与卫生保健方针政策的制定,促进医疗保健制度的改革。

三、病人的角色

(一) 病人角色的概念

病人角色(patient role)是指社会对个人患病时的权利、义务和行为所期望的行为模式。病人一般被认为是"由某些原因引起的生理的、心理的变化或阳性体征出现而导致个体行为变化且得到社会承认的人"。每个人患病后都会从不同的社会角色进入病人角色。

(二) 病人角色的特征

1. 社会职责的暂时性解脱

当个体患病时,可以暂时免除或部分免除其正常社会角色所承担的义务和责任,这种解脱的程度与疾病的性质、严重程度、病人的责任心以及所获得的支持系统紧密相关。

2. 非人为的疾病状态

患病是一种不受个体意志控制、无法自主避免的自然现象。因此，除了因不良行为导致的疾病外，病人无须为陷入疾病状态承担任何责任。他们有权受到照顾和帮助。

3. 恢复健康的责任与主动性

面对疾病带来的不适、痛苦甚至死亡的威胁，大多数病人都期望能够早日恢复健康。社会期望每个成员都保持健康状态并履行其责任，因此，病人有义务和责任主动寻求恢复健康的方法，并为此付出努力。

4. 与医护人员的协作性

在疾病治疗和护理过程中，病人需要积极与医护人员合作，充分利用他们的专业知识和技术帮助。同时，从亲属和朋友处获得情感支持也是促进健康恢复的重要因素。病人应严格遵守治疗和护理原则，如遵医嘱服药、休息、治疗和进行适当的运动锻炼等，以协助治疗并促进康复。

(三) 病人角色适应

1. 角色适应的概念

一个人患病后，由社会角色过渡转变成社会对其所期望的病人行为模式，或随着疾病恢复从病人角色又过渡转回原有社会角色。在角色过渡转变的过程中，病人必将发生心理和行为上的变化以适应其角色转变，即为角色适应。

2. 角色适应不良

个体在患病前通常扮演着多重社会角色，维持着一种健康的生活状态。然而，当面临从常态向病人角色的转变，或是从病人角色再回归社会角色的过程时，都需要经历一个角色适应的阶段。这一适应过程并非总是顺利的，有时会出现适应不良的情况。当角色适应不良发生时，它可能引发病人心理层面的波动和行为模式的改变，这些变化进而可能对其整体健康和生活质量产生不良影响。角色适应不良具体表现为以下五个方面。

(1) 角色行为缺失：某些病人在患病后未能有效进入病人角色，否认自己的疾病状态。他们可能自我感觉良好，或质疑医生的诊断，导致治疗和休息的配合度不足，或有的病人采取等待观望的态度，认为症状还没严重到需要治疗的程度，这些情况均易导致延误疾病的诊治。例如，一位父亲出现多饮、多食、多尿等症状，却认为自己并无大碍，拒绝就医。

(2) 角色冲突：病人在适应病人角色的过程中，可能会与其原有的社会角色产生心理冲突，导致行为上的矛盾。这种冲突常表现为病人难以接受自己的疾病状态，出现焦虑、烦躁等情绪反应。例如，一位母亲因生病而无法照顾孩子，可能产生母亲角色与病人角色的冲突。

(3) 角色行为强化：部分病人过于依赖病人角色，对自我能力产生怀疑，对康复后的社会角色感到恐惧。他们可能希望继续享受作为病人的"特权"，这是一种角色适应的变态现象。常见于老年人和慢性疾病患者。例如，骨折病人在康复阶段对简单的锻炼表现出畏惧，过度依赖护士和家属的帮助，即属于角色行为强化。

(4) 角色行为消退：在已适应病人角色的情况下，病人可能因某些原因重新承担起原有的社会角色，放弃病人角色。例如，患病的母亲可能因孩子生病需要照顾而放弃自己的治疗。

(5) 角色行为异常：长期患病、病情危重或患有难以治愈疾病的病人，在疾病折磨下可能出现异常行为。他们可能表现出攻击性言行、悲观厌世情绪，甚至自杀、他杀等极端行为。例如，癌症病人在病情恶化和经济压力双重打击下，可能表现出自卑、绝望情绪，拒绝治疗，对医护人员产生敌对行为。

3. 角色适应常见的心理反应

当个体面临疾病时，其正常的生活和工作节奏会受到冲击，病痛体验也会深刻影响病人的内心世界，导致其心理状态发生变化，进而改变对周围事物的感受和态度。在角色适应过程中，病人常表现出以下九种心理反应。

（1）焦虑、恐惧：这种情绪表现为紧张、易怒，程度各异。轻度焦虑可能影响不大，但中重度焦虑会给病人带来巨大心理压力，并伴随相应的行为表现。特别是临产初产妇、儿童等群体，更容易产生对疼痛、残疾、被遗弃和死亡的恐惧心理。

（2）主观感觉异常：病人对周围环境的声音、光线、温湿度和自身症状特别敏感。他们可能觉得环境不清洁、病房条件不佳、饮食不合口，甚至将正常的心跳和胃肠活动误解为心悸或消化不良。

（3）情绪不稳定：病人情绪容易波动，对轻微刺激反应过度，易与家人、室友或医护人员发生冲突。表现为冲动、易怒、悲伤和落泪等，尤其是长期受慢性病折磨的病人，耐受性降低，情绪难以控制。

（4）孤独感增强：住院、卧床或传染病隔离等使病人与外界隔绝，环境陌生、信息交流减少、亲情需求得不到满足，病人度日如年，产生强烈的孤独感。

（5）自尊心增强：患病后，由于需求得不到满足，病人的自尊心可能变得更为强烈。他们既希望得到他人的加倍关心，又担心这种关心意味着自己无能。当尊重得不到满足时，他们可能感到沮丧，自我价值感丧失。

（6）依赖性增强：病人往往成为人们关心和帮助的中心，受到格外的照顾，这无形中使病人变得依赖性增强，表现为小心翼翼、畏缩不前、自信心下降、行为幼稚。

（7）疑心加重：病人对环境中的个体与事件展现出异常高的敏感度，体现在猜疑和行为上的矛盾。他们既不相信别人，又渴望从别人那里获取信息，内心充满恐慌和警觉。对医生的诊断和治疗方案可能反复思考，甚至怀疑其正确性。

（8）习惯性心理：习惯性心理不能使病人立即适应环境的变化和身体状态的改变。患病初期往往不能接受患病事实，否认有病，怀疑诊断有误；疾病康复后又认为没有完全恢复，需继续观察治疗，担心出院后病情恶化，不能适应正常的家庭生活。

（9）害羞与罪恶感：有些不易被社会所接受的疾病，如患有艾滋病、淋病等的病人，常产生害羞和罪恶感。就医时言行异常，表现为吞吞吐吐、欲言又止、不愿暴露就诊部位等。

（四）影响病人角色适应的因素

1. 疾病因素

疾病的性质、症状及其严重程度在病人角色适应过程中起着重要作用。对于症状明显且引人注目的疾病（如骨折、创伤出血），病人往往能迅速意识到自己的健康状况，并倾向于积极就医，快速进入病人角色。然而，对于症状较为隐匿或轻微（如乏力、消化不良）的疾病，病人可能因缺乏明显的生理警示而忽略自身健康问题，导致角色适应的延迟或不足。

此外，疾病的预后情况和预期病程也会影响病人的角色适应。当病人感知到病情严重，可能影响其生活质量时，他们更可能积极寻求医疗帮助，并表现出与病人角色相符的行为。相反，如果病人对疾病的严重程度或预后持乐观态度，他们可能会淡化或延迟进入病人角色。

2．医院环境

医院的规章制度不仅保证了病人能够获得良好的医疗护理，同时也对病人的行为和生活方式提出了一定的约束。如住院病人因受医院环境、室友氛围的影响，比没有住院的病人更容易适应病人角色。

3．病人特征

患病需就医诊断治疗，不但工作受到影响，也增加家庭经济负担。若病人作为家庭经济的核心支柱，其健康状况的波动无疑会给家庭经济带来沉重的压力。鉴于对职业中断及经济困境的深切忧虑，部分患者可能因此产生抗拒心理，不愿去就医，或拖延诊治，不能进行角色适应。

4．人际关系

病人角色适应受家庭、亲友、同事及医务人员关系影响，获得充分关怀与支持的病人，往往能更顺利地完成角色适应过程。周围人群、家庭成员对疾病的态度直接影响病人角色适应，如人们对艾滋病、性病、传染病等表现出的恐惧、厌恶心理，使病人往往拒绝承认患病。

（五）促进病人角色适应的措施

1．正确评估病人角色适应水平

病人角色转变过程中，角色适应受病人的个性、性别、年龄及其文化背景影响，会出现不同的行为改变。护士需敏锐洞察，重视角色适应中的障碍与偏差，精准评估适应水平。同时，护士应审慎言行，避免对病人角色转变造成负面干扰，并积极营造有利环境，助力病人高效过渡，无论是深化病人角色认同，还是顺利重返社会与家庭角色。

2．指导病人适应角色

护士是病人角色适应的主要指导者，为了促进病人能尽快适应角色，除自身应具有良好的语言、行为和技能等综合素质外，还应采用适当方法指导病人适应角色。

（1）病人初入院，护士首要任务是自我介绍，并详尽介绍医院环境、规章制度、关键注意事项，同时引导病人认识同室病友及相关的医护人员。通过这些常规指导，消除病人的陌生感，树立病人自信心，促使其尽快进入病人角色。

（2）病人住院期间，会接受各种检查、治疗和护理，如诊断检查、创伤性治疗护理、手术等，可能面临多样的生理与心理挑战，出现身体的不适感以及焦虑、恐惧等情绪反应。作为护士，须保持高度警觉，细致地观察病人的身心状态变化，并依据情况迅速提供恰当的医疗护理指导与技术支持。同时，确保在整个护理过程中，充分尊重并维护病人的知情同意权，使病人有信心充当好病人角色。

（3）在与病人接触互动的过程中，适当运用倾听、解释、疏导、支持、同情、鼓励等情感指导方法，通过有效沟通，敏锐捕捉病人情感与情绪的动态变化，并适时提供恰当的援助与支持，使其达到心理平衡，更好地完成病人角色转换。

第三节 护患关系

在医院环境中,护士与病人的关系占据护士人际关系的首要位置,其和谐程度不仅关乎护理实践的效率,还深刻影响整体护理成效。护士应重视并维护此关系,不断促进护理质量的优化。

一、护患关系的基本概念

护患关系(nurse-patient relationship)是护士与病人在相互尊重与文化理解的基础上,形成和发展的一种工作性、专业性和帮助性的人际关系。

二、护患关系的基本内容

护患双方由于受到多种因素的影响,在互动过程中形成不同内容的护患关系,可分为如下两种关系。

(一) 技术性关系

技术性关系是一种为解决病人的健康问题,护患双方在一系列的护理技术活动中所建立的专业性帮助性关系。护士由于掌握相关的护理知识及技术,占主动地位,技术性关系是护患关系的基础,是维系护患关系的纽带。

(二) 非技术性关系

非技术性关系涵盖了护患间在互动中构建的道德、利益、法律及价值等多维度联系,包括以下五种。

1. 道德关系

道德关系作为非技术关系的基石,要求护患双方遵循伦理准则,自我约束行为,同时尊重彼此的权利与利益。

2. 利益关系

利益关系是指护理活动中护患双方物质和精神方面的利益关系。病人来医院支付医疗费用是为了得到有效的治疗与护理,促进健康;护士则是得到物质报酬,照护病人,使病人康复后获取精神利益。

3. 法律关系

法律关系是指在护理活动中,护患双方的行动与权益皆受法律的制约与保障,且能够在法律规定的范畴内履行各自的权利和义务。

4. 文化关系

护患关系也是一种文化关系。护患双方应相互尊重对方,并根据彼此不同的文化背景采取不同的沟通方式。

5. 价值关系

价值关系是指护患双方在护理活动的相互作用及影响中实现了人的社会价值。护士通过运用护理知识与技能促进病人康复,实现了人生价值;病人接受护理服务后恢复健康重新返回工作岗位,以实现个人的社会价值。

在护理活动中,技术性与非技术性关系相互依赖、相互作用、相互联系。和谐的非技术性关系可以增强病人对护士的依赖性及护士对工作的热情,从而有利于技术性关系的发展,而技术性关系的失败如护士打错针、发错药等,也会影响非技术性关系的发展。

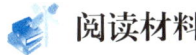

阅读材料

方舱里的年轻护士

欧家琪,深圳职业技术学院医学技术与护理学院护理专业2019届毕业生,就职于河源市某医院。2020年2月9日,随广东省医疗队支援武汉,在武汉方舱医院参加抗疫工作。3月20日,武汉新冠疫情得到有效控制,方舱医院所有的病患清零后,随广东省医疗支援队回到了河源。她在抗疫日志中写道:"比较有感触的是在给其中一位病人发放口服药、叮嘱病人按时吃药、询问有无其他不舒服时,他回答说'好很多了,没什么不舒服了,谢谢你们!那么远过来支援我们武汉,谢谢你们!'听到病人症状有所缓解,听到病人的谢意,疲惫的自己瞬间愉悦起来,忘记了防护用具带来的压力性疼痛。"

可见,护士善良、真诚而热情的关心,哪怕只是一句叮嘱按时吃药,病人也会铭记在心;病人的回应同时也给护士带来了成就感,促进良好护患关系的建立。

三、护患关系的基本模式

护患关系的基本模式并非凭空而来,而是建立在托马斯·萨斯(Thomas Szasz)和马克·荷伦德(Marc Hollender)在《医患关系的基本模式》中提出的医患关系三种模式的基础上。考虑到护患双方在关系建立和发展过程中的不同作用、心理态势等因素,护患关系被细分为以下三种模式:

(一)主动—被动型

主动—被动型护患关系是一种传统的、以生物医学模式和疾病护理为主导思想的模式,表现为"护士为病人做什么"。在此模式下,护士处于主导地位,所针对的护理活动,不需要询问病人,病人处于被动地位,绝对服从。这种模式适用于昏迷、休克、精神病、全身麻醉、精神障碍等意识丧失及难以自主表达的病人。

(二)指导—合作型

指导—合作型是单向性的,以生物—心理—社会医学模式及病人为中心的护患关系模式,表现为"护士教会病人做什么"。护士处于主导地位,病人也具备一定主动性,存在微弱的心理差位关系。护患关系仍然不完全对等,适用于急危重症、重病初愈、手术及恢复期的病人,病人意识清醒,依靠护士指导的同时,也可以更好地发挥自己的主观能动性。

(三)共同参与型

共同参与型是一种双向互动的模式,强调生物-心理-社会医学模式与健康为中心的理念,表现"护士帮助病人自我恢复"。护患双方双向作用,护患双方为心理等位关系。适用于慢性疾病病人及受过良好教育的病人。护士需尊重病人的自主权,尊重病人的权利。

这三种模式不是固定不变的,可随着病人病情变化、护患意愿的变化而转变。

四、护患关系的分期

护患关系的构建与发展,虽遵循人际关系的普遍规律,但独具特色,其过程可细分为三个阶段。

(一)观察熟悉期

在护患双方初期接触,相互了解并建立信任关系。双方需进行自我介绍等,从陌生逐步到熟悉。在此阶段,护士展现出来的第一印象有利于护患间信任关系的建立。

(二)合作信任期

指护患双方初步信任后开始合作,是护患关系最重要的阶段。护士需与病人共同制订护理计划。在护理过程中保持对病人的尊重,维护其权利。同时,护士还会鼓励病人积极参与护理活动,增强其自主性和康复动力。在此阶段,护士的专业知识、技能以及服务态度等,都是构建良好护患关系的重要基石。

(三)终止评价期

终止评价期是指在护患密切协作下,实现了预期的护理目标,病人即将出院,护患关系即将进入终止阶段。该阶段护士为病人做好出院准备及宣教,如制订出院计划及康复计划,病人对自身健康状况及护理服务进行评价。在此期间,护士应继续关注病人健康状况,以免病人病情反复,愉快终止护患关系。

五、促进护患关系的方法

良好的护患关系可以帮助病人恢复健康。在这种帮助性关系中,护士起主导作用。为建立良好的护患关系,护士需要掌握相关方法与技巧。

(一)提高业务水平,维护双方权益

精湛的业务能力可以提高病人的信任度,有利于建立良好护患关系。劣质的护理服务会为病人的健康埋下隐患,甚至导致不良后果。

(二)注重人文关怀,尊重并平等对待病人

美国医生爱德华·特鲁多(Edward Livingston Trudeau)的墓志铭"有时去治愈,常常去帮助,总是去安慰"是对人文关怀最好的诠释。护士应尊重每一名病人,使他们放松,以良好的心态接受治疗。

(三)主动沟通交流,鼓励共同决策

与病人进行有效的沟通交流,有助于护理工作的开展,能够构建良好的护患关系。消除病人角色定位失败对护患沟通造成的影响,尽全力满足病人的需求。

(四)强调安全文化,避免责任冲突

护士向病人恰当的卫生宣教和健康指导,可以纠正病人的不良习惯。

(五)讲究职业修养,克服交往阻抗

护士需要不断提高职业道德修养,调整好心态,做到尊重病人,恰当运用语言及非语言的沟通技巧,帮助病人减轻抵抗心理。

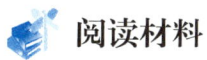 阅读材料

"护士没吃饭"

陕西咸阳一位七旬老人在检查中突发脑病意识丧失，13名医护人员奋力抢救6个小时，终于把老人从死亡线上拉了回来。老人苏醒后，第一时间看向床边的护士，用手指在嘴边挨了挨，护士询问是否不适，老人摇摇头，指了指护士手中的护理记录单，看了看笔。护士递上纸笔，老人用颤颤巍巍的手写下"护士没吃饭"5个字，老人亲属随即为医护人员买来了食品。在这个过程中，医护人员用专业的技术及行动温暖了病人，病人也表现出对于医护人员的关心，这有利于良好护患关系的建立。

第四节 护士与其他人员的关系

一、医护关系

（一）医护关系模式

随着医学模式的不断演进，护理学已经形成了独立的理论和实践体系，成为一门备受瞩目的独立学科。医护关系模式也经历了显著的转变。传统的医生为主导与护士为从属的医护关系模式，已逐步转化为现代的独立—协作型模式，并衍生出了"并列—互补"的新型医护关系。"并列"，是指在治疗疾病的过程中，医疗和护理不再是简单的从属关系，而是两个并列的、同等重要的要素，它们共同构成了医疗护理体系。而"互补"则强调了护士与医生之间在专业知识、技能和经验上的相互补充与融合。这种医护关系具体表现在以下三个方面。

1. 相互依存，平等协作

医生和护士在治疗过程中是相互依存、相互影响、平等协作的。他们的地位同等重要，彼此间相互补充，缺一不可。这种协作关系不仅提高了医疗护理的整体效率，也为患者提供了更为全面和优质的服务。

2. 相对独立，不可替代

医生主要负责疾病的诊断、治疗方案的确定、治疗效果的评价，起着主导的作用；护士在护理过程中起主导作用，基于病人的具体需求，护士在生理、心理精神、社会文化等层面开展整体护理，涵盖心理护理、健康教育、营养护理以及多元文化护理等内容。医疗与护理相对独立，但各自的功能又不可替代，它们共同为患者提供全面的治疗与照护。

3. 相互促进，优势互补

医生与护士之间是一种相互促进、优势互补的合作关系。医生的准确诊断和治疗为护士的护理工作提供了基础；有护士的护理与努力，医生的诊治方案也会得到落实。二者相互协助弥补，保障医疗护理的质量。

(二)医护关系的影响因素

医护关系的影响因素包括四个方面。

1. 角色压力过重

医院中,医护双方往往承受着巨大的工作压力。当人力资源配置和岗位设置不尽合理时,这种压力会进一步加剧,导致双方情绪不稳定、易怒、易躁,甚至紧张不安。这种情绪状态不仅影响个人的工作表现,也容易导致医护之间的关系紧张。

2. 角色理解欠缺

医护之间的沟通是确保工作顺利进行的关键。然而,当沟通不畅时,误解和过分要求等问题便会出现,进而引发双方的相互埋怨或指责。这种情形不仅会破坏原本应有的平等合作关系,还可能对医疗护理服务质量产生负面影响。

3. 角色心理差位

社会上对医护角色的传统认知往往停留在"主导—从属"的阶段。这种认知有时会导致医生在言谈举止中流露出过强的优越感或支配欲,从而伤害到护士的自尊。这种心理层面的差异也是影响医护关系的重要因素。

4. 角色权利争议

随着护理专业的快速发展,护士的专业自主权也在不断完善。然而,在部分医生心中,传统的医护关系模式仍然存在。这导致在某些情况下,医生会因对护士角色的误解而产生权利争议,进而影响双方的关系。

(三)护士在促进医护关系中的作用

护士与医生应构建并维护和谐的医护关系,这种关系对于促进医疗工作的高效运作及提升整体服务质量起着至关重要的作用。护士可以从以下着手,促进良好医护关系建立:护士应主动向医生宣传护理的专业特征和内容,争取医生的理解和支持争取支持。护士与医生应相互尊重,相互学习,取长补短,护士要虚心向医生求教,从更深的理论角度把握疾病的诊疗过程,获得更多专业知识和信息。医护之间需要相互尊重、相互信任、精诚合作,支持及推动"医护一体化"的工作模式建设,加强医—护—患三方密切沟通。在为病人提供健康服务的过程中,医生和护士需增进彼此的理解与体谅,认识到对方工作的艰辛,护士更应以尊重为基,积极与医生协作,共同高效完成医疗护理任务。

二、护际关系

护士之间的关系统称为护际关系,涵盖了护士之间、护士与上级护理管理者之间,以及护士与实习生之间的相互作用。一个融洽、和谐的工作氛围对于提升整体工作效能和推动医院的和谐发展至关重要。

(一)护际关系模式

1. 优势互补型

这是护际关系中最为普遍和典型的一种模式。在护理团队中,每位护士都拥有自己独特的优势和专长,同时也存在某些不足。通过互补协作,我们能够充分发挥各自的优势,弥补彼此的不足,形成一种动态的、互相促进的合作关系。

2. 指导学习型

在庞大的护理队伍中,实习护士、护士、护师、主管护师、副主任护师、主任护师等不同资质的人员共同构成了这一完整的体系。他们之间不仅存在同事之间的合作关系,更有着明确的层级关系和指导学习的机制。从实习护士到资深护师,每个阶段的人员都在不断地学习、成长,同时也为下一阶段的人员提供指导和帮助。

3. 合作竞争型

在合作共事的前提下,为了促进护理事业的发展、护士的不断进步,还存在围绕护理工作方法、科研成果、工作质量、服务态度等方面开展竞争的竞合关系。

(二) 护际关系影响因素

影响护际关系的因素包括以下四个方面。

1. 工作因素

由于医院护理工作繁杂、紧张,护士需要值夜班,往往休息不好,且护理工作压力大,随机性强,变化大,护理要求高,护士很容易产生负面情绪,影响与周围护士的关系。

2. 性别因素

护士多数为女性,女性心思细腻、敏感,加之工作压力大,容易产生一定的情绪波动,影响与周围人的人际关系。

3. 管理因素

护士长与护士之间构成了明确的领导与从属关系,即管理者与被管理者的架构。护士长面临各种临床管理、人际交往、科研等压力。需要恰当地处理好与护士的关系。否则角色缺失,容易引发矛盾。

4. 年资因素

鉴于工作经历、教育背景等差异,新老护士间在工作上可能产生矛盾。需要彼此取长补短,敌对状态不利于良好工作氛围的建设及新护士的成长。

(三) 改善护际关系的方法 ♯

1. 相互理解,互帮互学

护士之间的交流应注重理解与尊重。护士长作为团队的引领者,应以身作则,展现平易近人、耐心热情的态度,同时善用非权力影响力来引导团队。在团队中,不同资历的护士应相互尊重、关心,并相互学习。年轻护士应积极向年长护士请教,而年长护士则应耐心传授经验,形成互相学习、共同进步的良好氛围。

2. 换位思考,团结协作

护理工作的完成离不开团队的整体协作。每位护士都应有主动协作的意识,不仅完成自己的职责,还要在团队中积极贡献。在遇到困难时,护士之间应相互支持,共同解决问题。同时,护士应学会换位思考,理解他人的工作难点,为彼此的工作创造便利。护士长作为团队的协调者,应深入了解每位护士的特点和需求,确保团队工作有序进行。

护士在处理工作中的人际关系时,应不断学习和提升自己的沟通技巧和人际交往能力。通过实践和学习,护士可以更好地理解他人、表达自己,从而建立更加和谐的人际关系。

三、护士与其他工作人员之间的关系

医院是一个有机整体,例如病人的康复需要依靠很多部门的团结协作,提供优质的医疗护理服务,各部门相互配合。护士需积极构建与医院后勤、营养科及各级管理层的协作桥梁,主动跨部门沟通,营造和谐工作环境。在此过程中,应秉持人际关系的基本准则,有效配合各方工作,同时不忘对来自各部门的支持与协助表达诚挚的感激之情。

模块三

护理的美

第九章 护理沟通

> **学习目标**
> 1. 能阐述人际沟通的含义和类型。
> 2. 能理解人际沟通的层次和影响因素。
> 3. 能掌握护士的沟通技巧和健康教育技巧。
> 4. 能正确运用人际沟通技巧进行护患间有效的交流。
> 5. 能运用健康教育技巧开展健康教育,坚持预防为主,提高全民健康水平。

情境导入

张女士,40岁,因胃部疼痛3小时入院,入院诊断:胃溃疡伴瘢痕性幽门梗阻。入院3天后在全麻下行胃大部切除术。术后行胃肠减压、腹腔引流。术后第二天早晨,护士遵医嘱为病人做口腔护理,但病人表情紧张,连连摇头,并示意让护士离开。

请思考
1. 进行口腔护理前,护士应如何与病人进行沟通,以取得她的理解与配合?
2. 经过沟通,病人配合护士完成了口腔护理,做完口腔护理后,护士应如何与病人沟通?

语言作为人类独有的符号系统,是人类文明的关键标识,更是传递信息的首要载体。语言沟通具有直接、迅速、灵活、丰富和传神的特点,这是其他沟通方式难以取代的。

第一节 人际沟通概述

人际沟通是人们生存发展最基本的生存需求和生存技能。这种交流不仅深刻影响着个体的身心健康状态,还是自我认知、人际联结构建、社交需求满足以及人生目标实现的重要途径。特别是在护理领域内,沟通的地位无可替代,它构成了护理服务的核心。优质的沟通对于营造一个充满支持与理解的护理环境至关重要,它促进了护患之间的理解与信任,提升了双方的满意度,巩固了护患关系的和谐基础,进而为医院的整体和谐氛围贡献了不可小觑的力量。因此,在护理实践中,强化沟通技巧,提升沟通质量,是每一名护理工作者不可或缺的责任与使命。

一、沟通的相关概念

（一）沟通的概念

沟通一词，源自古代的"开沟使两水相通"的概念，如同《左传·哀公九年》中所述，它象征着将原本断开或分隔的两部分连接起来。在现代语境下，沟通指的是信息发送者遵循共同规则，利用特定媒介将信息传递给信息接收者，并通过反馈来确保双方对信息的准确理解。这一过程不仅实现了信息的交换，更促进了双方之间的相互影响和关系的建立。

（二）人际沟通的概念

人际沟通是运用语言及非语言符号进行多维度信息、情感与思想交流的过程，它超越了单纯的信息传递，深入到彼此的思想共鸣与情感交融之中。在人际沟通中，双方不仅仅是信息的传递者，更是情感和思想的共享者。因此，人际沟通的品质往往取决于双方彼此的关注度和投入程度，只有双方真正投入并理解对方，才能实现高质量的沟通。具体而言，人际沟通蕴含四大核心要素：确保信息及其深层含义的准确传达与接收；旨在影响双方认知、行为并构建稳固人际关系；涉及意见、情感、愿望等多方面的双向交流与影响；在沟通过程中展现出的高度互动性与相互响应。

二、人际沟通的类型

人际沟通，根据所使用的符号系统差异，可大致分为两大类：语言沟通与非语言沟通。

（一）语言沟通

语言沟通是以语言文字为主要媒介的沟通方式，它因其准确性、有效性和广泛性而被广泛应用。根据表达形式的不同，语言沟通又可细分为口头语言沟通与书面语言沟通。

1. 口头语言沟通

口头语言沟通是一种直接的交流方式，双方通过对话即时传递信息并促进心灵的互动。其优势在于能够迅速传达信息，并即时获得对方的反馈。在这种方式下，信息可以在最短的时间内传送，并在最短的时间内得到对方的回复。如果接受者对信息有疑问，迅速的反馈可以使发送者及时检查其中不够明确的地方，从而及早地发现错误，使信息准确传递。尽管有"及时"的优势，但口头沟通失真的潜在可能性很大。当信息经过多人传送时，参与的人越多，信息失真的可能性就越大。

2. 书面语言沟通

这种沟通方式依赖于书面文字进行，实现了从"可听性"到"可视性"的转换。常见的书面语言沟通形式包括文件、书信、电子邮件、传真、手机短信和各种社交软件等。书面语言沟通的优点在于其不受时空限制、信息传递准确且便于长期储存。但相对而言，其信息传递的及时性和简便性不如口头语言沟通，且信息的反馈速度较慢。此外，书面语言沟通的效果还受到双方语言文字修养水平的影响。

口头语言和书面语言在沟通过程中各有特点，前者用词通俗、结构松散、句子简短，后者则通常用词文雅、结构严谨、句式复杂。在日常生活和工作中，这两种沟通方式常常结合使用。

(二)非语言沟通

非语言沟通则是借助非语言媒介,如仪表、服饰、表情、动作、肢体接触等进行的沟通,它在沟通过程中传递了超越字词之外的信息。非语言沟通与语言沟通相辅相成,共同构成了完整的沟通体系。相较于语言沟通,非语言沟通具有真实性、广泛性、持续性和情景性等特点。它能够表达语言无法表达的思想和情感,负载大量信息,且比语言符号更生动。著名心理学家艾伯特·梅拉比安曾提出一个公式,强调了非语言沟通在人际交流中的重要性。

非语言沟通在沟通中扮演着多种角色,如表达情感、调节互动、补充和替代语言、实现反馈和验证信息等。在使用非语言沟通时,我们需要注意适时、适地、适情、适人,即根据具体情况选择合适的非语言沟通形式,以达到最佳的沟通效果。

在临床上,护士可以利用非语言沟通技巧,如语气语调、表情、眼神、礼仪和姿势等,与病人进行有效的沟通,从而更深入地了解病人的健康状况和心理感受,满足病人的需求,建立良好的护患关系。

三、人际沟通的层次

在人际交往中,沟通的层次随着关系的深入和信任的积累而逐渐提升,每个层次都反映了沟通双方不同的参与度和情感分享。

(一)寒暄式沟通

寒暄式沟通作为人际互动的初步阶段,是社交场合的礼貌性开场,标志着最低级别的交流层次。它通常由简短的客套话构成,如问候健康、询问日常或评论天气,这些对话不触及个人隐私,思考负担轻,话题安全无害,能迅速打破初识的尴尬,促进关系的初步建立。然而,此类沟通的深度与参与度有限,若护患交流长期局限于这一层面,则可能阻碍深入对话的展开,不利于引导患者分享更有价值的信息与话题。

(二)陈述事实

陈述事实是指不加入个人意见,不牵涉人际关系,仅限于陈述客观事实的沟通。在信任尚未充分建立时,沟通双方更倾向于陈述客观事实,避免涉及主观意见和感情色彩。在医疗护理领域,这种沟通方式对于护士收集病人的健康信息尤为关键。护士应鼓励病人充分表达,避免打断其叙述,因为这些未经加工的信息对于全面评估患者状况及制定个性化护理计划至关重要。

(三)交换看法

交换看法是指沟通双方已经建立起一定的信任,可以彼此交流想法和意见的沟通。随着信任的加深,沟通双方开始分享彼此的想法和观点。这一层次上的沟通更具互动性,有助于增进双方的了解和共鸣。在护患关系中,此阶段允许双方就特定问题或治疗方案进行深入探讨与交换意见。护士应以关怀、同理心及信任为基础,运用语言与非语言方式鼓励病人表达心声,引导其畅所欲言。面对病人可能存在的非专业认知或独特观点,护士需保持尊重,避免流露出任何轻视或嘲笑的迹象,以维护患者的信任感,促进其持续参与讨论,共同探索最佳护理路径。

(四)分享感受

分享感受是指双方充分交流情感和感受的沟通,是在沟通双方彼此有了安全感、不再存有戒心时所进行的沟通。当沟通双方建立起足够的安全感和信任时,情感分享便成为可能。在这一层次上,人们愿意分享内心的感受、情绪反应和情感体验。护士在护患沟通中应展现出共情能力,理解并尊重病人的情感体验,以增强病人的信任感和安全感。

(五) 沟通高峰

沟通高峰是指在沟通过程中产生完全一致的、高度和谐的情感共鸣。是人际沟通中最理想的状态,表现为沟通双方产生完全一致、高度和谐的情感共鸣。这种沟通层次不仅体现了双方的深度理解和信任,也展示了人际关系的最高境界。护士在与病人沟通时,应努力营造这种氛围,以促进护患关系的和谐发展。

总体来说,人际沟通的深度层次取决于沟通双方的信任程度和分享真实感受的意愿。护士在与病人沟通时,应尊重病人的选择,不强迫其进入更高层次的沟通。同时,护士也应对沟通层次进行评估,以便及时发现并解决可能存在的问题,确保护患沟通的顺利进行。

四、人际沟通的影响因素

在人际沟通中,达到有效沟通的目标受到众多因素的共同影响。这些因素既有源自信息发送者和接收者的个人特质,也涵盖了沟通环境、组织结构和媒介选择等多个层面。

(一) 环境因素

沟通环境对人际沟通的效果具有显著影响。其中,噪声、距离和隐秘性是三个关键的环境因素。

1. 噪声

任何与沟通无关且对沟通产生干扰的声音都被视为噪声。这些噪声可能来自外部环境,如汽车喇叭声、电话铃声等,也可能来自沟通现场,如无关人员的谈笑声。噪声会分散沟通者的注意力,影响信息的准确传递,甚至使沟通者感到烦躁。因此,护士在与病人沟通时,应选择一个相对安静的环境,避免噪声的干扰。

2. 距离

沟通者之间的身体距离也会影响沟通效果。适当的距离有助于形成融洽的合作氛围,而过近或过远的距离则可能引发防御、敌对或相互攻击的气氛。护士在与病人沟通时,应注意保持合适的距离,以减轻病人的心理压力,增强沟通的亲近感。

3. 隐秘性

隐秘性是指沟通环境的私密性与对个人隐私的尊重。当沟通内容涉及个人隐私时,沟通环境的隐秘性尤为重要。若沟通环境缺乏隐秘性,病人可能会感到不安,影响沟通的深度和效果。在护患交流情境中,鉴于病人常对个人隐私保持高度敏感,护士需敏锐评估并保障沟通环境的私密性。包括选用无干扰的私密空间进行对话,适时请求第三方人员回避,或是采取降低音量等措施,以减轻患者心理负担,确保沟通顺畅且有效。

(二) 个人因素

个人因素在人际沟通中发挥着关键作用。这些因素主要包括心理因素、生理因素和社会文化因素。

1. 心理因素

人的个性心理特征和心理活动存在很大的差异,在人际交往中,沟通活动也往往受到人的多种心理因素的影响,有时还可能引起人际沟通障碍。

(1) 情绪因素。情绪涵盖喜悦、愤怒、哀伤、欢乐、悲痛、恐惧及惊讶等多元因素,均直接作用于沟通成效。积极的情绪能激发沟通者的兴趣;反之,消极情绪则会削弱信息传递与接收的自然流程。特别是,当沟通者陷入负面情绪时,信息解读易生偏差,如愤怒或激动状态下,可能导致对沟通内容的冷漠忽视或反应迟缓,从而影响沟通质量。因此,护士需具备细腻的洞察力,敏锐捕捉病人内心的情感变化,并同步修炼情绪管理能力,确保自身情绪状态不成为有效沟通的阻碍。

(2) 个性因素。个性是个体对现实环境所持态度及其行为模式的心理映射,深刻影响沟通效果。通常,拥有热情、直率、健谈、开朗及善解人意等特质的人,能更轻松地建立沟通桥梁;相反,性格内向、孤僻、固执、冷漠、狭隘或自我中心的人,则在沟通中面临更多挑战。护士应具备识人之能,理解不同性格类型的沟通特点,从而在交流中灵活运用策略,既展现自身优势,也规避个性中的不利因素,通过不断自我调整与提升,逐步精进沟通技巧,成为沟通领域的佼佼者。

(3) 认知能力。认知反映了个体对周遭事件的理解与诠释,受个人经历、教育水平及生活环境等多重因素影响,展现出独特的深度、广度与类型。具备广泛知识、高认知水平及丰富阅历的个体,往往能跨越认知界限,与不同背景的人顺畅交流。这是因为信息传递时,发送者依据自身知识框架编码信息;接收者则依赖其既有知识与经验解码。若信息超越接收者的认知范畴,沟通效果将受限,甚至导致沟通障碍。认知水平的差异可能影响沟通效果,护士在与病人沟通时,应避免使用过于专业的术语,以确保信息的准确传递。

(4) 态度。态度是个体面对客观事物时所持有的稳定心理倾向,它体现在多样化的行为模式中,对个体行为起着导向作用。在沟通行为中,态度是影响沟通的重要因素,尤其是积极、真诚且充满热情的态度,能够有效促进沟通的启动与顺畅进行。

2. 生理因素

影响沟通的生理因素包括:永久性生理缺陷,如弱视、听力障碍、失明及认知障碍等;暂时性的身体不适如疼痛、饥饿、寒冷与疲惫等,年龄因素,如幼儿与老年人等。这些生理因素均能在不同程度上对沟通效果产生影响。护士在沟通中需评估个体的生理状况,灵活采取策略。针对特殊疾病状态,如气管插管或气管切开导致的沟通障碍,护士应改变沟通方式,如利用画板交流、唇语解读等非传统手段进行沟通。

3. 社会文化因素

社会文化因素是一个多维度的集合,它涵盖了知识、信仰、价值观以及习俗等要素,这些要素不仅塑造着个体的行为准则,还深刻影响着人际沟通的方式和效果。

(1) 价值观念。价值观是人们对于事物重要性的主观评判,它指导着我们的行为选择和对现实世界的评价。由于个体的价值观不同,人们对于同一事物的态度和反应也会有所差异,这种差异有时可能导致沟通的障碍。正如古语所言:"道不同,不相为谋",价值观的冲突可能会阻碍有效的交流。

(2) 文化习俗。不同的文化传统为人们的沟通方式提供了独特的框架。在文化传统相近的群体中,沟通往往更加顺畅,人们更容易建立起基于相互信任的沟通关系。然而,当沟通双方来自不同的文化背景时,理解和尊重对方的文化习俗就显得尤为重要。在护患沟通中,护士需要深入了解并尊重病人的文化背景和民族习俗,以确保信息的准确传递和情感的共鸣。

(3) 社会角色。社会角色为人们的沟通行为设定了特定的模式和规范。只有符合社会期待的沟通方式,才能获得他人的认同和接纳。例如,在师生关系中,老师可以以亲切的方式鼓励学生,而学生则需要保持适当的尊敬。同样地,在护患关系中,护士的沟通行为也需要符合其职业角色的要求,展现出大方、得体、稳重而不刻板,理性而不冷漠,热情而不随意的特点,这样的沟通方式更容易获得病人的认同和信任。

4. 语言因素

在人际沟通中,语言文字的表达存在固有的局限性,因为同一事物或概念可能拥有多样化的表达方式,同时,相同的表达方式也可能蕴含多重意义。因此,沟通技巧在语言运用中显得尤为重要,包括语音、语法、语义、语词结构、措辞以及表达方式的选择,它们共同影响着沟通的最终效果。对于护患沟通而言,护士的语言选择尤为重要。恰当的语言不仅能有效减轻病人的痛苦,还能为他们带来心理上的安慰;因此,护士应不断提升自己的语言表达技巧,确保在沟通中传递准确、恰当的信息。

除了语言因素外,组织和媒介因素同样对人际沟通产生显著影响。庞大的组织结构和繁多的层次可能导致信息传递的失真,因为层次越多,信息在传递过程中发生扭曲或遗漏的可能性就越大。此外,沟通媒介的选择不当或操作错误也可能导致沟通的失败或误解。

第二节 沟通技巧

一、护士的语言沟通技巧

语言是人际关系的桥梁与交往的媒介。护士通过恰当的语言沟通,不仅能有效舒缓病人的身心痛苦,还能消除他们的疑虑,进而激发他们战胜疾病的信心。

(一) 护士语言沟通的修养

1. 情感性

白居易曾言:"感人心者,莫先乎情。"在护理工作中,语言的情感性显得尤为重要。它不仅是信息的传递,更是心灵的沟通。护士的语言应流露出对病人的关爱与关注,让病人感受到温暖与支持。

2. 礼貌性

礼貌用语是建立良好医患关系的基石,礼貌用语的恰当运用,体现了对他人的尊重,也是构筑友好关系的开端。护士在与病人交流时,应始终保持礼貌,用"您好""请""谢谢"等词语营造尊重、平等、和谐的氛围,自然而然地赢得患者及他人的好感与理解。在与病人的交往中,护士应注重"七声":病人初至有温暖的迎声;治疗之际有亲切的呼声;操作失误有诚挚的歉声;合作之时有感激的谢声;遇见病人有主动的询问声;接听电话有问候声;病人离院有送别声。

3. 知识性

护士的语言离不开扎实的医学知识。只有具备丰富的专业知识，才能言辞利达。病人处于病痛之中，尤为渴求基于专业知识的健康指引与清晰解释，空洞的慰藉虽有心却力不足，难以触及实质。故而，护士需深化专业学习，勤于思考，不断精进医学理论，同时拓宽视野，广泛吸收跨学科知识，确保沟通中能够言之有据、言之有物，为病人提供真正有价值的信息与支持。

4. 审慎性

语言的力量是巨大的，它既能化解矛盾，也能加剧冲突。护士在与病人沟通时需严格自律，对于不当之言保持缄默，谨慎选择言辞，避免消极与伤害性话语，尤忌背后议论，玩笑亦需分寸，承诺不轻许，以防善意之举反成误事之源。面对疾病带来的心理挑战，患者往往处于敏感与脆弱的心理状态。作为护士，要尊重病人权益，维护其精神安宁，在沟通中要高度的细致与谨慎，选择适当的时机和场合进行交流，灵活把握沟通的深度与广度，以确保信息的有效传递。

5. 规范性

为确保信息的准确传递，护士的语言表达应既清晰又准确。有效的沟通建立在信息收发两端的高度一致性之上，即传递的信息与接收者理解的信息相吻合。护士在与病人交流时，应主动采用双方都能顺畅理解的共同语言体系，确保信息传递的顺畅与高效。

6. 治疗性

医学之祖希波克拉底，曾言医生之利器有三：语言、药物与手术刀。其中，医生的语言，其效力堪比手术刀，既能抚慰人心，亦能无意间造成伤害。护士作为医疗团队中不可或缺的一员，其语言的治疗性尤为显著。恰当而温馨的话语，如同春风化雨，给予病人心灵的慰藉与情感的愉悦，对促进康复大有裨益。反之，若言辞不当，则可能触发患者的负面情绪，如不满、愤怒、恐惧乃至忧郁，这些心理阴霾不仅阻碍康复进程，甚至可能加剧病情。护士应认识到语言的潜在力量，它既是沟通的桥梁，也是治疗的媒介，在工作中积极发挥语言的治疗作用。

（二）护士语言修养的提升

护士的语言修养对于构建和谐的医患关系、提升护理服务质量至关重要。因此，护士需要重视并不断提升自身的语言修养。以下三点是提升护士语言修养的关键策略。

1. 从"心"开始

"言为心声"，语言不仅仅是交流的工具，更是内心世界的映射。护士应从内心出发，培养高尚的道德情操和职业素养，将爱心、耐心和同理心融入日常交流中。通过深化内心修养，护士的语言将更富有温度，更能传递出对病人的关怀与尊重。

2. 严在平时

护理工作具有高度的专业性和服务性，要求护士的语言必须准确、规范。护士应时刻牢记自己的职业角色，以职业规范为指导，确保语言符合医疗服务的需要。在日常工作中，护士应注重语言的规范性、得体性和礼貌性，避免使用医学禁忌语，努力营造和谐、尊重的沟通氛围。

3. 重在积累

语言修养的提升是一个持续不断的过程。护士应不断学习新知识、新技能,拓宽自己的知识面和视野。同时,护士还应注意在日常工作中积累语言经验,及时总结反思,不断提高自己的语言表达能力。通过持续学习与积累,护士将逐渐形成一套得体、专业的护理语言体系,为病人提供更加优质的护理服务。

(三) 护士的语言沟通方式

护理工作中,交谈无疑是最为核心的语言沟通方式。护士通过交谈不仅能有效采集病史、收集关键资料、核对信息,还能实施心理护理、进行健康宣教,并征求病人的宝贵意见。在较为正式的护患交谈中,我们可以将其划分为三个阶段:谈话的准备阶段、深入阶段和圆满结束阶段。每个阶段,护士都需要运用不同的技巧和沟通策略。

1. 谈话准备阶段

(1) 准备。无论是评估性交谈还是治疗性交谈,都需要有一个明确的目的,护士交谈前需充分准备,确保沟通精准高效。具体内容有:①护士的准备:因此,护士在交谈前应了解病人的基本情况、选择适当的交谈时间、明确交谈的目标,并可能的话,制定一个交谈计划或列出提纲。②病人的准备:护士还应关注病人的准备情况。这包括确认病人的身体状况是否适合交谈,是否有待解决的基本需求(如口渴、如厕等),以及为病人选择一个舒适的体位。③环境的准备:环境对于交谈的效果有着重要影响。护士应确保交谈环境安静、私密,避免外界因素的干扰。例如,可以关闭门窗、拉上屏风,确保交谈的私密性,并在交谈期间避免进行其他治疗和护理活动。

(2) 称谓。恰当的称谓能愉悦人心,护士应基于情境,以礼相待,亲切称呼病人,为后续的沟通奠定良好的基础。

(3) 开场。开场技巧的运用对塑造病人对护士的初步印象至关重要,进而影响护患关系的建立与交谈成效。为了自然开启交谈,适度寒暄是必要之举,旨在缓解紧张气氛,拉近彼此距离,营造和谐的交流环境。开场方式多样,①温馨问候,如询问对方"今日身体状况如何?"或"昨晚休息得可好?"展现关怀之情。②体贴关怀,根据天气变化,如提醒"天气转凉,请多添衣物以防感冒",传递温暖与细心。③真诚赞美,如称赞"您今天看起来精神焕发"或"小朋友,你真是个勇敢的小勇士",增强对方的自信心与好感。④寻找共同点,如提及"您的女儿刚来过,真是个孝顺的孩子"或询问"您正在读的书很有趣吧?",这些方法均有助于自然而然地开启对话,为后续深入交流奠定良好的基础。

2. 谈话深入阶段

当进入谈话的深入阶段时,这不仅是实现沟通目标的核心环节,更是构建护患关系的重要阶段。在这个阶段,护士需围绕病人的需求与健康问题,灵活运用沟通技巧来深化交流。以下是该阶段常用的技巧及其要点。

(1) 提问。提问不仅是信息收集的工具,更是引导谈话的航标。通过有效的提问,护士能够获取更全面、精准的资料。

① 提问一般分为封闭式与开放式两种。封闭式提问,作为一种限制性强的提问方式,旨在引导病人在预设的范围内作答,如"您是否发热时伴有头痛?"或"有无咳嗽症状?",此类提问高效快捷,便于医护人员迅速获取关键信息,但可能限制病人的表达空间,减少情感

交流及额外信息的获取。开放式提问则鼓励病人自由表达,不设界限,如询问"您对手术有何看法?"或"需要我们提供哪些帮助?",这种方式赋予病人更多自主权,促进深入的情感释放与真实情况交流,为医护人员提供丰富的病人资料,但相应地,也需更多时间投入。在护患交流中,护士智慧地结合使用这两种提问方式,特别是在进行全面护理评估、搜集详尽健康信息时,既能确保信息的快速收集,又能深入了解病人的内心世界,构建更加全面且人性化的护理沟通桥梁。

② 提问时应注意的问题。首先,避免采用"连珠炮"式的连续提问,应给予病人充分的思考时间,以缓解交谈的紧张氛围,同时减轻病人的疲劳感与压力。其次,坚持中心导向原则,确保所有提问均紧密围绕交流的核心目标,循序渐进,条理清晰,有助于双方深入理解与探讨。再者,融入温情关怀,提问不仅是获取信息的手段,更是传递护士关心与温暖的方式,让病人在交流中感受到被重视与呵护。

(2) 倾听。倾听是深入了解病人的关键。在谈话深入阶段,护士应全神贯注地聆听病人的讲述,捕捉病人的情绪变化与需求。在护理沟通中,倾听是一项至关重要的技能。它要求护士全神贯注地接收并深入理解对方在交谈中传递的所有信息,这涵盖了语言及非语言的部分。以下是关于倾听的几点重要指导。

① 完整倾听。在言语交流中,语言与副语言相互交织,共同构建信息的完整传递。语言作为理解的核心,而副语言则以其独特的方式增强或修正语言信息的解读。倾听艺术要求我们不仅要捕捉字面含义,还需敏锐感知副语言中的微妙信息。副语言分为辅助语言和类语言两部分。辅助语言涉及声音特质,如音质、音量、语调、语速、节奏及重音,它们作为词语的辅助,深刻影响着信息的情感色彩与精确性。类语言则涵盖无明确语义的声音表达,如感叹词、笑声、哭泣声及呼吸声等,这些声音虽无固定意义,却能深刻传达言外之意。同一语句,因副语言的差异,可能蕴含截然不同的情感色彩,如"你好"一词,在不同副语言的修饰下,可转化为真诚问候或讽刺意味。简单的话语在副语言的修饰下,能够承载复杂的情绪,如热情、关怀或愤怒。有时,语言的直接表达可能不够真实,甚至含有谎言或反讽,但副语言却能揭示隐藏的真实情感,使沟通内容超越字面,触及更深层次的含义。例如,病人在回答护士的询问时,拖长的"嗯"声可能透露出对服务质量的微妙不满,这种非直接的表达需要护士细心捕捉并深入探究。作为护士,在与病人的交流中,应当具备解读副语言的能力,结合具体情境,敏锐捕捉并准确理解病人的真实意图与感受。

② 专注倾听。倾听者须全身心地投入,来显示对对方的关注,这样才能使对方畅所欲言。专注程度如何则取决于倾听者是否在"额外空余时间"集中注意力。多数人的说话速度在每分钟125~150字,但大部分人的思考的速度是语速的3~4倍。即在谈话期间,倾听者每分钟约有400字的额外空余时间。一名好的倾听者会运用额外空余时间来考虑自己是否准确理解了说话者所要表达的信息、是否捕捉到说话者的意图、说话者的感觉如何、自身对这个信息有何观点等。不善于倾听的人则会在这段时间内去想一些和说话者说话内容无关的事情,导致注意力不集中。因此,要做到有效倾听,必须在额外的空余时间里保持专注,并利用这部分时间去思考对后续该做出如何的反应,才能为后续的沟通做好铺垫。表达专注的方式如下:面向对方,保持合适距离和体姿;全神贯注,保持目光接触;适时适度反馈;不随意打断对方的诉说;不急于作判断等。

③ 准确倾听。为确保沟通的有效性,护士需要确保"听到的＝说出的"。这意味着护士需要运用核实技巧来验证自己的理解是否准确,并了解病人是否已正确理解自己的表达。核实技巧包括重述、改述、澄清以及归纳总结等方式,这些技巧有助于减少误听误解,提高沟通的准确性。在核实过程中,护士应保持客观,避免加入主观意识和感情,以确保信息的准确传递。

(3) 阐释。阐释是护理沟通中不可或缺的一环。面对病人心中的疑问和顾虑,如诊断详情、治疗反应、病情严重度及预后注意事项等,护士应采取主动姿态,提供精准而细致的解答。这一过程旨在帮助病人深入理解自身状况,从而减轻其担忧与恐惧。同时,护士还应适时给予安慰与鼓励,增强病人的信心与安全感。阐释的基本步骤与方法:①信息收集。首先,护士应全面收集病人的谈话内容,包括其语言表达及非语言行为,以获取完整的信息。②内容理解。护士应努力理解病人所传达的信息内容及其背后的情感色彩。③清晰传达。在掌握了病人信息后,护士需用通俗易懂且易于接受的语言,将自己的观点、建议或意见清晰地传达给病人。特别注意语言的科学性、准确性、针对性、通俗性和委婉性。

(4) 安慰。在医疗实践中,安慰扮演着举足轻重的角色,正如那句古训所言:"有时去治愈,常常去帮助,总是去安慰。"病人在病痛的折磨下,往往感到迷茫、无助,甚至产生恐惧和悲观。因此,护士作为病患的重要支持者,需要掌握有效的安慰技巧。常见的安慰方式有两种:

① 礼节性安慰。这种安慰方式通常较为简短和客套,旨在传达对病人的关心和愿意提供帮助的意愿。例如,护士对新入院病人说:"我是您的主管护士,有任何需要您都可以告诉我,我会尽力协助您。"然而,在运用这种安慰方式时,需要避免过于虚泛,以免让病人感到冷漠。

② 实质性安慰。实质性安慰,不仅限于一般的同情和道义支持,而是更侧重于实际的指引和启发。以下是一些实用的安慰方法:

第一是激励法。强调医生的专业能力,如提及科室医生的丰富经验和专业水准。鼓励病人自身,指出他们对抗疾病的优势和康复的潜力。肯定治疗方案的有效性,如强调该方案已对众多患者产生积极效果。

第二是对比法。根据病人的具体情况,我们采取个性化比较策略,即将病人者与病情相似但恢复较好的病例进行比较,例如,可以提及"与您同病的另一位病人,起初情况远比您复杂,现已明显恢复了,所以,您的病很有希望好转或治愈的",通过对比,激发病人内心的积极力量,增强病人的信心和希望。

第三是正向专业指导法。面对患者在初步治疗后病情未显改善、反复或加剧的情况,常伴随的疑虑、紧张乃至恐惧心理需引起高度重视。在此情境下,我们倡导实施积极的专业引导策略,通过精准的专业知识与技巧,直接且有效地回应患者的关切与不安。以眼部手术后的患者为例,若遭遇常见的并发症如眼部出血,进而引发暂时性的视力丧失,患者极易陷入对永久性视力损伤的深切忧虑之中。针对此类情况,护理人员应主动运用其深厚的专业知识,向病人解释失明的成因,强调失明仅为暂时状态,随治疗进程有望恢复。通过专业的指导与解释,缓解或消除患者的恐惧情绪。

第四是转移法。对于过度关注病症而产生不良情绪的病人,采用转移注意力的方法,包括鼓励患者的家属前来探访,通过分享患者关心与感兴趣的话题,帮助其暂时从疾病中抽离。同时,在确保不影响其他患者的前提下,可以播放患者偏好的音乐、电影等视听内容,或是引导患者阅读其钟爱的杂志、书籍,以此多途径地实现注意力的有效转移与分散,从而减轻其心理负担,促进更加积极的心态调整。

(5) 应答。在护理工作中,应答是对病人提问或疑问的直接反馈。随着交流的深入和病人对护士信任度的提升,病人往往会提出一些关切的问题,如关于康复预期、治疗进展、费用明细等。这些问题对护士而言,既是挑战也是责任。若处理不当,不仅可能损害护士的专业形象,甚至可能引发护患之间的误解和纠纷。护士需要灵活掌握应答的技巧。对于简单明了的问题,可以直接、准确地回答;涉及诊疗和预后的问题,应当确保与医生的答复保持一致,避免给病人带来混淆;面对病人的质疑或不满,首先要耐心倾听并核实情况,然后及时、公正地给出答复;对于不确定或无法立即回答的问题,护士应坦诚地向病人说明情况,如:"关于这一点,我目前还不能给您确切的答案,但我会尽快咨询专家或查找相关资料,稍后再给您回复。"同时,也可以指引病人向其他专业人士寻求解答。

(6) 沉默。在人际交往中,沉默不仅是话语间的空隙,更是一种富含深意的交流方式。在交谈的进程中,沉默能够传达出无声胜有声的效果,它是有声语言的另一种形式的延伸与升华。正如《荀子·非十二子》所述:"言而当,知也;默而当,亦知也。"这表明了沉默的恰当运用,同样能体现出智慧和理解。在护理工作中,沉默技巧的运用显得尤为重要。首先,它为病人提供了回忆和思考的空间,使他们有机会整理思绪,倾诉心声。其次,沉默也为护士提供了观察病人反应、思考应对策略的时间。此外,沉默还能作为一种非言语的表达方式,传递出对病人意见的默许、不认同甚至抗议,也能表达对病人的深切同情和坚定支持。使用沉默时也需要注意掌握恰当的时机,过长的沉默可能会导致沟通的中断,护士应在适当的时机打破沉默,确保沟通的顺畅进行。

3. 谈话结束阶段

(1) 结束语。在护患交流过程中,当交流的目标和内容达到预期效果时,为了巩固沟通效果并促进未来的护理合作,护士应巧妙地运用结束语。这不仅包括总结式的总结要点、道谢式的表达感激、关照式的细心叮嘱,还可以采用征询式的询问病人意见或道歉式的对可能的疏忽表达歉意等语言技巧来结束交谈。

(2) 注意事项。当护士准备结束谈话时,应注意以下四点以避免给病人带来不适或误解:①尊重对方的交流节奏:避免在对方情绪高涨、表达欲望强烈时突兀地中断谈话,应给予对方充分表达的机会。②不过度延长话题:如果话题已经自然结束或病人表现出厌倦的迹象,不要勉强延续谈话,以免让病人感到不适。③留意对方的非语言暗示:通过病人的表情、动作等非语言信息,敏锐地捕捉他们的需求和反应,以适时调整谈话内容和结束时机。④微笑结束:微笑是一种积极的沟通信号,能够传递出护士的友善和关心,是结束谈话的最佳方式之一。

二、护士的非语言沟通技巧

在人际沟通中,语言固然是核心,但非语言沟通同样扮演着不可或缺的角色。非语言沟通,虽不如语言直接明了,却往往能更深刻地传递情感和态度,对语言沟通起到重要的补充和强化作用。

（一）护士非语言沟通的素养

非语言沟通的内涵十分丰富，每一个眼神交流、微笑、手势，甚至是短暂的沉默，都可能承载着重要的信息。在护患关系中，护士需要特别注重非语言沟通的技巧和修养。

1. 尊重病人

在非语言交流中，护士展现的态度深刻反映了对病人的尊重程度，这是沟通的基本准则。尊重的核心在于将每位病人视为平等的个体，即便面对疾病挑战，也确保他们的心理平稳，维护其固有的尊严，不让疾病成为被忽视或歧视的理由。

2. 运用适度

在深化沟通效果的进程中，护士巧妙融入重音、手势及体态语言等非言语元素以增强表达，但需审慎把握尺度，避免"画蛇添足"。过量使用此类非言语元素可能会削弱核心信息的传达，甚至成为干扰，影响沟通的流畅性与深度。因此，护士需精通平衡之道，确保非言语沟通的运用既丰富又恰到好处。

3. 举止端庄

在长期的社会生活中，形成了某些动作约定俗成的动作忌讳。如跷二郎腿并抖动脚尖、打哈欠、伸懒腰、挖鼻孔、掏耳、剪指甲等行为以及不适当的自我修饰等，这些行为不仅损害个人专业形象，还可能削弱与病人沟通时的信任基础。护士在公共场合应展现高度的职业素养，保持举止的端庄与得体，注意维护护士的良好形象。

4. 因人而异

病人千差万别，其非语言沟通方式亦各具特色。在护患沟通中，护士需秉持同理心，深入倾听并巧妙提问，以精准捕捉病人的内在情感与真实需求。灵活调整非语言沟通的形式与内容，以确保沟通的有效性。

5. 注重反馈

在护理交流的过程中，护士需具备敏锐的洞察力，细致观察病人目光流转、表情微妙变化及身体语言的细微调整，这些非言语信号往往是其内心真实感受与理解的直接反馈。通过及时接受和正确理解这些反馈，才能实现有效的信息交流。

6. 非语言沟通与语言沟通相结合

在探讨沟通艺术时，非语言沟通虽占据举足轻重的地位，但语言沟通同样不可或缺。在护患互动的广阔舞台上，有效沟通的实现依赖于非语言与语言沟通的完美融合。护士在言语交流的同时，辅以温柔的眼神交流、得体的手势辅助等非语言元素，能够极大地丰富沟通层次，增进理解与共鸣。

（二）护理工作中的非语言沟通形式

在护理与患者的互动中，非语言沟通形式扮演着至关重要的角色，它们丰富多彩，有时甚至超越了语言的界限。这些非语言符号，如身体的姿态与动作、面部的表情与目光、人际空间与距离、仪表的修饰与装扮、手势的呈现与变化，都是护患交流中不可或缺的元素。

1. 身势语

身势语，又称身体语言或体态语，是通过个体的目光、表情、动作和姿势等无声的方式来表达情感、传递信息的沟通形式。是人际互动中最为直观且普遍认可的非言语沟通手段。在护理与患者交流的情境中,身体语言因其直观性和强大的表现力,扮演着至关重要的角色,其影响力不容忽视。身势语主要有以下两种。

(1) 身体动作。动态的身势语主要通过身体的运动来表达信息。例如,当病人表现出紧张或不安时,他们的双手可能会不自觉地扭动;当病人家属试图进入抢救室时,护士可以通过双臂外展的姿势来示意阻止;夜间查房时,护士轻轻掩上房门,展现了对病人的关怀与尊重;而当听到病人的呼叫时,护士迅速的反应则体现了对工作的负责和对病人的关心。

(2) 身体姿势。静态的身势语则通过身体的姿态来传达信息。例如,在与领导交流时,有些人可能会因为紧张而表现出"正襟危坐"的姿态;而在倾听病人讲述时,护士可能会微微前倾身体,以表达对对方的尊重和关注。这些常见的身体姿态,在护患交流中,往往能够传递出深刻的情感和信息。

2. 手势语

手势语在非语言沟通中占据着举足轻重的地位,它涵盖了握手、招手、摇手以及手指的各种动作等。手势语作为人类历史进程中形成并发展的独特交流方式,源远流长。有研究表明,手势语可能是人类最初的语言形式,而非有声语言。古罗马政治家西塞罗曾言:"一切心理活动都伴随着手势等动作。"这进一步强调了手势在沟通中的普遍性和重要性。手势的种类繁多,每种都承载着特定的意义和信息。

(1) 情绪性手势。这类手势直接反映了说话人的内在情感,如高兴时的拍手、悲痛时的捶胸、愤怒时的挥拳等。它们与沟通者的情绪紧密相连,使得情感表达更加生动具体,给人留下深刻印象。

(2) 表意性手势。通过手势来传达具体的信息或特定的含义。这些手势往往具有约定俗成的性质,其含义明确,并可能因文化、地域等因素而有所差异。例如,招手表示邀请,摆手表示拒绝或禁止。在特定场合,如聋哑人的哑语、交警和体育裁判的手势,它们成为了沟通的关键。

(3) 象形手势。用于描绘事物的形状或特点,使对方对描述的事物有具体而明确的认知。这类手势在表达时可能带有夸张的成分,以加强表达效果,如用手臂的伸缩来描绘物品的大小或长短。

(4) 象征性手势。通过手势来代表某些抽象的概念。在讲述时,使用象征性手势能够帮助听众更好地理解并产生共鸣。常见的象征性手势包括"O"形手势(也称"OK"手势)、"V"形手势和拇指手势等。

3. 面部表情

面部表情作为非语言沟通的一种重要形式,其在信息传递上具备极高的精细度和直观性。这种非语言形式在人际沟通中发挥着关键作用,能够清晰地传达出人的喜、怒、哀、乐等多种情绪,并且极易被他人察觉和感知。虽然面部表情通常是自然流露的,但经过训练,个体也能有意识地控制面部肌肉以表达特定的情感。面部表情所传达的基本情绪如愤怒、恐惧、厌恶、悲伤、惊讶和快乐,在跨文化背景下也展现出相似的感受和理解。

在护理工作中,护士尤其需要掌握并合理运用面部表情,其中微笑和目光是两个至关重要的元素。

(1) 微笑。微笑被誉为人际交往中最具吸引力和价值的面部表情,它不仅是礼貌和关怀的象征,更是护士与病人之间建立信任和亲近感的桥梁。一个发自内心的微笑应当真诚、自然、适度、适宜,能够给病人带来温暖和安慰。

(2) 目光。目光作为人际沟通的重要载体,能够直接反映出一个人的情绪和态度。护士在与病人沟通时,应善于运用目光来表达不同的信息、情感和态度。在目光沟通中,护士应平视病人,以示尊重和平等;注视病人的时间应控制在一定范围内,以维持交流的舒适度和专注度。同时,护士应避免长时间目不转睛地盯着对方,这是不礼貌的表现。在交谈时,护士应将目光停留在对方两眼到唇心的倒三角形区域,这是社交场合中常用的凝视区域。

4. 界域语

界域语,作为人际沟通中不可或缺的非语言元素,由美国学者爱德华·霍尔提出,它聚焦于人们在沟通中如何感知和利用空间与距离。相较于身体语言专注于身体的动态和姿态,界域语更多地关注个人空间与周围环境的互动,以及这种互动如何影响沟通效果。

(1) 个人空间。在社交场合中,每个人都倾向于维护一定的个人空间。这种空间被侵犯时,人们往往会感到不安和焦虑,因为它打破了人们心理上的安全界限。在医疗环境中,病人需要适应从家庭私密空间到陌生且公共环境的转变,这常常导致他们对个人空间丧失的感知和焦虑。护士可以通过一系列措施来缓解这种焦虑,例如使用屏风分隔病床、尊重病人对床边物品的控制权,以及在进入病房前敲门等。

(2) 人际距离。人际距离反映了交往双方间的物理距离,这一维度在人际交往中扮演着沟通关系微妙信号的角色。霍尔依据其深入研究,界定了四种空间区域,用以诠释不同层级的关系亲密度:

① 亲密距离,即0.5米以内,这一范围内能清晰感知对方的生理特征,如气息、体温,通常仅限于夫妻、伴侣及至交之间。护士若因职业需求进入此空间,需提前征得病人同意并解释缘由。

② 个人距离(朋友距离),范围在0.5至1.2米之间,它巧妙地平衡了亲密与尊重,既传达了友好与温馨,又保持了适当的个人界限。此空间常见于熟识的朋友、同事及护患间的日常交流。

③ 社交距离,介于1.2至3.5米之间,此区域内的交流更多体现为一种非私密的、正式化的互动,适用于社交聚会、商务会议等场景。在护理实践中,面对敏感或异性患者时,采用此距离有助于缓解对方的紧张感。

④ 公众距离,则是指3.5米以外的广阔区域,常见于大型活动如演讲、集会等,旨在容纳众多听众而非个别对话。

需要注意的是,这些距离并不是固定不变的,它们会根据交流对象的身份、所处环境、交流性质及双方关系的动态变化而灵活调整。特别是个人距离的运用,更需细致考量双方的文化习俗、亲近程度、社会地位差异及性别意识等因素,以确保沟通的有效性和病人的舒适度。

5. 体触语

体触作为一种特殊的行为语言,通过人体各部位间或人与人之间的接触和抚摸来传递情感和信息。心理学研究揭示,触摸和身体接触能引发深刻的情感体验。哈佛医学院的约翰·瑞提教授曾强调:"人类对触摸和被触摸的需求是本能的,这种需求是推动人类探索与创造世界的动力之一。"体触的形式丰富多样,每种形式都承载着特定的意义与情感,成为表达强烈情感的有效途径。例如,抚摸、握手、偎依、搀扶和拥抱等,都是人们日常生活中常见的体触形式。在人际沟通中,这些体触动作能够传达关心、体贴、理解、安慰和支持等情感。值得注意的是,体触的运用并非一概而论。它受到家庭、性别、年龄、文化等多重因素的影响,导致不同个体对体触的感知、接受和运用存在显著差异。因此,在人际交往中,我们应当审慎地运用体触这种沟通方式。

6. 其他非语言符号系统

(1) 服饰语。服饰语作为人际交往中的外在装饰性符号,不仅直观展现了个人的文化素养、审美情趣、身份地位,还折射出心理特征和社会特征,以及对交往对象的态度。通过服饰语言,人们能够直观地感受到穿戴者的文化素养、审美偏好、社会地位、经济实力等多维度信息,同时,它也微妙地透露出穿戴者的心理状态、社会角色及对待交往对象的态度倾向。具体而言,性格沉稳者倾向于选择庄重得体的服饰,而性格开朗者则可能偏爱新颖时尚的装扮。正式活动中,恰当的着装不仅彰显了对活动的重视,也是对他人尊重的体现。在护理工作中,护士的服饰选择尤为重要,得体专业的着装不仅为病人带来视觉享受,更传递了专业与尊重,增强了病人的信任感和安全感。

(2) 颜色。色彩在人际交往中扮演着重要的角色,它直接影响人们的交际心理。色彩以其独特的视觉冲击力,激发并塑造着人们的情绪反应,赋予了色彩鲜明的表情特征。暖色调如红、橙、黄,如同温暖的阳光,能激发人们对温暖的向往与亲近感;而冷色调蓝、绿、青、紫,则如清风拂面,带给人内心的宁静与沉思。色彩的深浅变化,还微妙地关联着人们的空间感知与心理重量感,浅淡之色似远方轻云,深邃之色则如重石压心。更进一步,色彩的意义远不止于此,它们在社会文化的熏陶下,承载了丰富的象征意义。以中国为例,红色既是喜庆与热情的象征,也暗含了冲突与警示的意味;绿色则普遍代表生机与和平,与成长、青春及希望紧密相连;蓝色,源自浩瀚的天宇与深邃的海洋,赋予人们平静与深远的联想;黑色,则因其深邃莫测,常被赋予神秘、庄严乃至敬畏之情。在人际交往中,个体巧妙地运用色彩,根据交流的场景、对象及目标,挑选服饰色彩与环境色调,传达个人情感与意图,从而实现良好的沟通效果。

(3) 气味。气味作为非语言符号之一,对人际沟通中的心理感受有着不可忽视的影响。在人际交往中,气味扮演着调节心理氛围的微妙角色。多样化的气味能够触动人心,激发独特的情感共鸣与联想。举例来说,一位女性身上那不经意间流露出的淡雅香水气息,往往令人联想到其追求的高雅生活态度;相反,过于强烈或不悦的香气,则可能给人留下粗俗或轻率的印象。另一方面,面对携带明显异味如口臭、浓重汗味,或是食物残留如大蒜、韭菜气息的人士,人们往往倾向于保持一定距离,以避免不适感。在医院,消毒水的特有气味成为了一种无形的信号,它不仅标识着清洁与卫生的环境,还无形中强化了病人对自身状况及所处治疗环境的认知。而医护人员在病房与走廊点缀以鲜花,其散发出的清新芬芳则如同温柔的抚慰,有助于缓解病人的紧张情绪,促进心灵的宁静与放松。

(4) 时间。时间在人际互动中扮演着重要的信息传达者。譬如,提前赴约,常被解读为对约定的尊重与珍视;而迟到现象,则可能映射出对活动的不够重视、行程规划的不周,或是刻意营造的某种距离感。在高度时间导向的社会文化里,等待往往超越了表面行为,成为衡量身份、尊重乃至社会层级的一种微妙方式,"尊贵"常伴随着对时间的严格掌控,倾向于与有备而来者交流,而非随意挥洒时光于他人。此外,时间还扮演着衡量人际关系深度与质量的标尺。研究揭示,个体间共享时间的多少,深刻影响着彼此在心目中的位置,成为预测关系亲密度及相互理解程度的关键指标。

第三节 护患沟通

护士的语言,既是与病人沟通的桥梁,更是疾病治疗中的关键要素。通过恰当、温馨的语言表达,护士能够有效缩短护患之间的距离,让病人感受到安全与温暖,从而强化他们战胜疾病的决心和信心。这种积极的交流还能促进护患之间的信任与理解,进而提升整体护理治疗的成效。当护士以礼貌、诚恳、自然、友好的态度与病人交谈时,有助于病人更准确地认识和理解自己的疾病状况,从而减轻心理负担,实现心灵的抚慰。然而,不恰当的语言使用可能会引发心理层面的疾病。正如古希腊名医希波克拉底所言:"了解患者的内心世界,比单纯了解疾病的本身更为重要。"因此,护士在面对不同性格、气质、性别、年龄、职业、文化和修养的病人时,应采取个性化的交流策略。这包括灵活运用语言技巧,以及非语言沟通方式,如肢体语言、面部表情等,以确保信息传递的准确性和有效性。通过这样的个性化沟通,护士可以最大限度地发挥语言的治疗功能,提升护理质量,最终实现治疗和护理的目标。

一、病人入院时

由于对陌生环境和人员的不熟悉,容易产生孤独、恐惧和焦虑等情绪。此时,他们迫切需要了解与自身疾病相关的各类信息。护士应展现高度的职业素养,主动、热情地迎接病人,面带微笑,以亲切、尊重的语言与病人交流。在紧张的工作中,护士也不应忽视对入院病人的接待,保持平稳的语速和语调。护士在接待病人时,应起立让座,并主动为病人介绍与其相关的医务人员。接过病人手中的物品,引导他们到自己的病房,并详细介绍病房环境、生活设施、同室病友、医院的规章制度及要求、病人的权利和义务,以及主治医师和与病人相关的简要护理措施。

在健康教育方面,护士可以这样说:"您好!我是您的责任护士,现在将为您安排床位。请您跟随我,我会为您介绍您的床位和周围环境。我们会协助您了解医院的各种规定,包括作息、诊疗、护理、开餐和探视时间等。您的同室病友张大爷非常热情,他会帮助您更快地适应这里。请您与我们紧密合作,共同面对治疗与护理。祝您早日康复。"此外,护士还需关注病人的日常生活需求,如提供热水、开水、饭菜等,并告知病人负责其诊疗的医生姓名、病房护士长的姓名。护士还应提醒病人注意保管贵重物品,如有需要,可交由护士代为保管。最后,护士应为病人测量体温,确保他们得到及时的医疗照护。

当病人经过治疗护理后病情好转,达到出院标准时,护士应以诚挚的态度向他们表示祝贺,并及时通知其亲属,协助办理出院手续,确保出院流程顺畅。在此过程中,护士需对病人进行详尽的出院健康教育,涵盖饮食调整、药物服用、休息建议、功能锻炼方法及定期复查的重要性。同时,护士还需向病人亲属传授必要的护理知识和技能,以确保病人在家中也能得到妥善的照顾。

为了不断提升护理质量,护士应主动征求病人对护理工作的意见和建议。对于慢性疾病和老年病人,他们可能因长期疾病困扰而自我护理能力较弱,对出院后的生活感到担忧。因此,护士在住院期间应加强对这些病人的自我护理教育,鼓励他们树立自理信心,并协助他们制订出院后的生活护理计划。同时,护士还需与家属紧密合作,确保病人在家中得到充分的支持和照顾。

二、在病人出院时

护士应热情地将其送至病房门口或电梯口,用温馨的语言如"请走好""请慢走""请多多保重"等表达祝福和关心,但应避免使用"再见"或"欢迎下次再来"等可能引发误解的词语。例如,护士可以这样说:"林小姐,我很高兴地告诉您,您的病情已经好转,可以出院了。请您去住院部办理出院手续,并领取您的药物。接下来,我会详细告诉您药物的服用方法和回家后需要注意的事项。如果您对我们的服务有任何建议或意见,请随时告诉我们。最后,祝您回家后康复顺利,生活愉快。请慢走,一路平安。"

三、临床日常护理时

临床日常护理涉及病人日常生活的各个方面,从晨、晚的常规照护,到口腔、头发、皮肤的细致护理,每一项都体现了对病人无微不至的关怀。在执行治疗措施时,如打针、发药、导尿等操作,护士应以热情的语言和态度,向病人传递关心和安慰,同时确保操作的准确性和病人的舒适度。

四、健康教育时

健康教育是护理工作中不可或缺的一环,它通过传递健康知识,帮助病人改变不良习惯,促进康复。护士作为健康教育的主要执行者,应采用多种教育方式,如讲座、指南阅读和实际操作演示,结合病人个体差异,用通俗易懂的语言进行科学讲解。此外,选择合适的环境和时间,以及配合正确的操作示范,是确保健康教育取得良好效果的关键。

五、病人临终时

临终关怀是一项充满挑战和温情的工作。面对生命的终结,护士应以全方位的关怀和尊重,陪伴病人度过最后的时光。在护理过程中,护士应正确运用态度、表情、体态和手势,展现职业道德和人文关怀。整洁的着装、和蔼的态度、柔和的眼神、真挚的表情、亲切的语言以及轻巧的操作,都能为临终病人带来安全感、信任感,减轻他们的恐惧、焦虑和孤独。

在向癌症晚期及临终病人说明病情时,医生和护士应保持一致的口径,以诚恳的态度和温和的语言,向病人传递清晰、规范的信息。对于病人应该知道的内容,要如实告知,让他们放心;而对于暂时不宜透露的信息,则应谨慎保密,以维护病人的权益和尊严。

在临终护理过程中,护士应根据病人的心理反应阶段,采取适宜的沟通方式和护理语言。

否认期:当病人初次得知自己罹患不治之症时,往往会产生强烈的心理冲击,并试图否认这一事实。在与这类病人交谈时,护士应避免直接提及病情严重或无法治愈的字眼,而是采取温和、鼓励的语气,如"请相信医生的专业判断"和"我们会尽力为你提供帮助"。

愤怒期:随着病情的发展,病人可能会进入愤怒期,对周围人产生敌意,甚至对医护人员和家属发脾气。护士在此阶段应展现高度的理解和宽容,用平和的态度和微笑来安抚病人,同时劝说家属给予病人更多的关爱和支持。

协议期:当病人从愤怒期过渡到协议期时,他们开始接受疾病的事实,并期待通过治疗来延长生命。此时,护士应给予病人更多的安慰和劝说,通过询问病人的需求和意愿,如"你觉得这样安排可以吗?"或"我现在为你做治疗,你觉得如何?"来增强病人的信任感和合作意愿。

忧郁期:在忧郁期,病人开始意识到自己的病情无法逆转,并可能产生安排后事或见亲友的愿望。护士应尽力满足这些需求,同时避免在病人面前表现过度悲伤,以免加重其心理负担。可以通过创造温馨的环境和提供适宜的音乐来缓解病人的忧郁情绪。

接受期:在生命的最后阶段,病人多处于虚弱和衰竭状态。此时,护士除了提供常规的治疗和护理外,更应注重家属的安慰和支持。对病人要轻声细语,避免大声喧哗,并帮助他们回忆过去的美好时光,让他们在关怀和温暖中安详地离去。

六、社区护理活动

社区护理,作为一种多维度的护理服务,其特点在于整合了卫生宣教、预防保健、治疗护理以及情感指导等多个方面,旨在提供连续、协调、便捷且个性化的护理服务。这种综合性的服务模式对护士的专业素养和能力提出了更高的期待,具体体现在以下四个方面:

首先,护士需要展现卓越的护理素质,包括仪表的端庄与大方,以及精湛的护理操作技艺。这些素质和能力是确保护士能够独立完成家庭护理、健康教育等社区护理工作的基础。

其次,在进行家庭护理时,护士需要特别注重语言的使用,采用礼貌性和安慰性的语言来与居民交流,展现其专业性和人文关怀。同时,护士应遵守职业道德,不议论他人,不接受任何形式的赠请或红包,尊重并爱护居民家庭的一切用物。

再者,社区护理的开展需要与其他社会工作团体进行紧密的协作,共同致力于社区精神文明的建设。这种跨领域的合作不仅能够提升护理服务的整体质量,还能够为居民提供更全面、更贴心的服务。

最后,针对残疾人,社区护理还应提供专门的康复护理服务,帮助他们恢复生理功能,提高生活质量。这需要护士具备相应的专业知识和技能,以及耐心和细致的工作态度。

综上所述,社区护理活动对护士提出了多方面的要求,包括专业素养、职业道德、跨领域合作能力以及针对特殊群体的服务能力等。这些要求不仅体现了社区护理的综合性特点,也展现了护士在促进居民健康方面所承担的重要角色。

七、其他护理活动

（一）术前护理

对于即将接受手术的病人,他们往往渴望了解手术的具体细节,包括手术方案、麻醉方法以及术前需注意的各个环节。护士应详尽地为他们解释,涵盖术前戒烟、预防感冒的重要性,术前准备的意义,如为何需要术前 12 小时禁食、4 小时禁水,以及术前皮肤准备、肥皂水洗肠等措施的目的。同时,术前还应向病人说明术后可能使用的氧气吸入、引流管、导尿管等医疗设备的用途,以减少他们的恐惧感。此外,术前练习深呼吸、床上使用便器、咳痰等技巧,以及熟悉术后监护室环境、介绍手术医生和责任护士,都能有效增强病人的安全感。

（二）儿科病房护理

儿科病房的护理具有其特殊性。儿童模仿能力强,好奇心旺盛,因此护士的言行举止对他们影响深远。护士应以整洁、美观的着装,友好、和蔼可亲的态度,以及清晰、柔和的语音语调与儿童交流,多用"小朋友"和"同学"等称呼,少用命令式语句。通过温柔的语言和热情的关怀,与儿童建立良好的关系,减轻他们的不良情绪。同时,护士还应根据儿童的心理特点,采取特殊护理措施,如关怀、爱护和亲近他们,鼓励他们团结友爱,分散他们对治疗的注意力,耐心讲解治疗的必要性,以及组织集体活动等方式,使儿童在愉快的环境中接受治疗。病房环境的布置也应适应儿童的特点,营造活泼欢快的气氛。

（三）检查护理

在疾病的诊断、治疗和病情观察过程中,科学的检查方法至关重要。护士在协助病人进行检查时,需详细介绍留取标本的具体方法和注意事项,并在收到检查结果后向病人解释,以消除他们的疑虑。例如,在血液检查中,护士应事先向病人解释抽血的目的和必要性,以及抽血不会对身体造成不良影响等,以增加病人对检查的信任和合作。同样,在为病人进行导尿等操作时,护士应详细解释操作过程、安全性和必要性,以消除病人的不安和紧张情绪。

第四节　健康教育的技巧

健康教育是一项以提高全民健康水平为目的,通过健康知识传播,干预个体、群体和社区健康相关行为,改变不健康的行为或方式,消除或减少健康危险因素,维护和促进人群健康的有计划的教育活动。护理人员的重要职责之一是通过健康教育唤起民众的健康意识,使他们改变不良的生活习惯,进行有利于健康的行为。因此,了解和掌握健康教育的概念、目的、意义及基本任务等,有助于护理人员实现护理"减轻痛苦、维持健康、恢复健康、促进健康"的目标任务,并在健康管理工作中发挥积极作用,全面促进社会人群的健康水平。

一、健康教育的概念

健康教育的定义很多,但基本含义相似,均包含通过某种教育方式改变人的生活习惯。

1991年第14届全国健康教育大会提出：健康教育绝不是一般卫生知识的传播、宣传和动员，它的着眼点是行为问题，是人们建立与形成有益于健康的生活方式和行为。由此可见，健康教育不仅是简单地传授健康知识，还要使人们树立健康观念，并逐渐形成健康的行为习惯。健康教育侧重研究人的心理变化及社会因素对健康的影响，唤起人们对个体健康和社会健康的自觉性及责任感，积极投入到卫生保健活动中。

二、健康教育的类型

健康教育的类型多种多样，从宏观角度可分为语言教育、形象化教育、电化教育和综合教育四大类。

语言教育包括授课、咨询、讨论以及报刊、书籍、小册子等；形象化教育包括示范表演、模型展示、实物展示等；电化教育包括电视等多媒体；综合教育包括角色扮演、病例讨论、游戏等。健康教育应根据教育对象的特征、教育的内容及现有教学条件选择相应的健康教育类型。

三、健康教育的程序

健康教育是一项复杂的、系统的社会教育活动，必须遵循科学的程序，采用合理的方法，才能达到教育目的。健康教育工作成效与组织、管理、实施等各环节息息相关，了解和掌握健康教育的程序及方法，有助于护理人员在工作中为服务对象提供优质高效的健康教育。健康教育程序包括评估学习需求、确立教育目标、制订教育计划、实施教育计划及评价教育效果五个步骤(图9-1)。

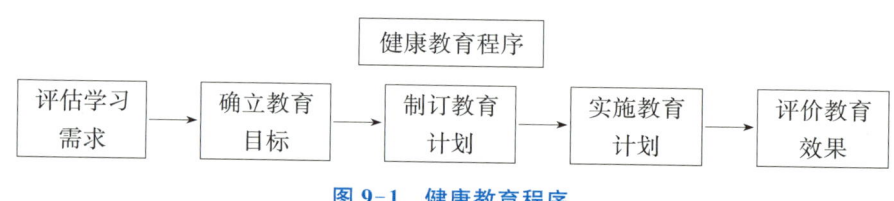

图9-1 健康教育程序

四、健康教育

(一)沟通

健康教育的实施有赖于与学习者的沟通，因而有效沟通是基础。护理人员需运用语言和非语言沟通技巧，清楚准确地传递相关信息，注意观察学习者的反应，倾听其需求和意见，尊重学习者，从而增强其参与健康教育活动的意愿。

(二)针对性的健康教育

由于学习者的性别、年龄、文化层次、职业、社会经济地位及面临的健康问题不同，其对健康教育的需求和接受能力可能存在差异。护理人员对各类群体和个人进行健康教育时，需评估这些差异，设计不同的教育方式和内容，满足不同学习者的需求。

(三)选择教育的时机

教育时机一般宜选在学习者情绪稳定的时候进行。根据学习者的年龄、体力、精力等特点，进行随机性的教育，教育时间一般为15～30分钟，原则上不超过30分钟。

(四) 方式多样化

研究表明，相较于单一的健康教育方式，多样化的健康教育，如专题讲座、墙报、电视录像和同伴教育等，会提高学习者接受健康教育的积极性。随着现代信息技术的进步，健康教育应注意利用新的信息传播技术，如互联网、智能手机等，开拓健康教育的新渠道和新形式，提高学习者的接受度。

(五) 注重理论与实践相结合

护理人员在帮助个体和群体掌握基本健康知识，提高自我保健意识和能力的过程中，应注意将理论知识和实际应用相结合，循序渐进地传授相关内容或技能，并促进学习者真正理解和掌握，自觉在实际生活中学以致用。

(六) 创造良好的学习环境和氛围

物理环境嘈杂、光线偏暗、温度过高或过低均会影响教育效果。此外，护理人员的状态以及学习者的兴趣和热情会影响教育气氛。因此，应尽量提供安静、光线充足、温度适宜和教学音响设备良好的物理环境，并积极调动学习者的学习热情，营造良好的学习氛围，以保证教育效果、达到教育目标。

综上所述，健康教育是以疾病预防为首要任务，以健康相关行为为特定目标，将健康信息传播作为主要干预措施的系统活动。健康教育活动的目的是促使人们改变不良的生活习惯，自觉采纳有益于健康的行为和生活方式，从而达到预防疾病、促进健康和提高生活质量的目的。健康教育对于提高人群的健康素养，促进国家的卫生事业发展具有重要意义。护理人员可以通过多种途径及方法，对服务对象实施健康教育，以达到促进全民健康的目的。

第十章 护理礼仪

学习目标
1. 能理解礼仪的概念、礼仪的基本原则和基本功能。
2. 能形成主动培养良好礼仪的自我意识。
3. 能在学习生活中运用好社交礼仪。
4. 能在岗位实践中综合运用好社交礼仪、职业礼仪等。

情境导入

护士小张刚刚毕业来到医院上班,工作很忙碌,她的护士服也被红色、蓝色、黑色水笔的油墨染得到处都是颜色,帆布面料的护士鞋也是黑黑的,看着脏兮兮,因为忙碌,早上紧致的发髻也变得松垮。护士长提醒她注意仪表,好好洗洗护士服和护士鞋,适当漂白一下,头发多用卡子固定好,但是护士小张却不以为意地说:"没事的,病人只关心我干活好不好,不会关心我的衣服、鞋子白不白净,更不会留意我的头发的。"

请思考
1. 护士小张的观点正确吗?为什么?
2. 你会怎么做呢?为什么?

根据医药卫生体制改革总体部署,要求临床护理应以病人为中心,进一步规范临床护理工作,改善护理服务,提高护理质量,努力为民众提供安全、优质、满意的护理服务。这对从事医疗卫生行业的工作人员的礼仪修养提出了更高的要求。知书达理、以礼待人是当代护理专业学生必备的人文素养。

第一节 礼仪概述

孔子说:"不学礼,无以立。"战国末期思想家荀子在《荀子·修身》中说过:"人无礼则不生,事无礼则不成,国家无礼则不宁。"明末清初的思想家颜元曾说:"国尚礼则国昌,家尚礼则家大,身尚礼则身修,心尚礼则心泰。"自原始社会礼仪萌芽,到现代社会的礼仪规范,礼仪一直是衡量人类社会文明的重要标准。礼仪通过某种精神力量,影响并制约着人类的行为活动。

一、礼仪的基本概念

(一) 礼仪

"礼仪"是由"礼"和"仪"两个字组成的,最初"礼"和"仪"是分开使用的。在古代,"礼"的含义十分丰富,概括起来主要有三:一是指等级制度及相应的礼节;二是指尊重和礼貌,孔子曰"礼者,敬人也";三是指礼物。与"礼"相比,"仪"的内容更具体:一是指容貌和外表;二是指礼节和仪式;三是指法度与准则。

礼仪可以分为广义和狭义两种。广义的礼仪近似于"礼",涵盖了生活方式、伦理风范、制度法规等方面,反映了社会的整体文化与规范。狭义的礼仪指的是在人际交往中被广泛认可的行为准则和规范,是对礼貌、礼节、仪表、仪式等具体形式的统称,强调了人与人之间互动的基本礼节和行为标准。其中,礼貌指的是人们在日常生活中遵循的基本行为规范,通过各种方式表达尊重和友好,例如使用尊称、主动问候、表示感谢等。礼节是在人际交往中通过语言和动作形式来表示尊重的一种方式。仪表指的是个人外在的表现,包括容貌、服饰等。仪式是在庄重场合中为表示敬意和隆重而进行的规范化活动,如会议的开幕式或各种颁奖仪式等。

综上,礼仪的综合含义以下四个方面:第一,从道德角度来看,礼仪是道德和仁义的具体体现,通过行为准则和规范来表达对他人的尊重和关爱。正如古语所说,"道德仁义,非礼不成",礼仪是道德实践的基础;第二,从文化角度来看,礼仪深受不同文化传统、风俗习惯、宗教信仰及时代发展的影响。每个社会都有其独特的礼仪规范,这些规范不仅反映了文化的多样性,还体现了历史的传承与演变;第三,从文化角度来看,礼仪深受不同文化传统、风俗习惯、宗教信仰及时代发展的影响。每个社会都有其独特的礼仪规范,这些规范不仅反映了文化的多样性,还体现了历史的传承与演变;第四,从社交角度来看,礼仪是促进和谐人际关系的关键。各方遵守礼仪规范,有助于建立相互尊重、理解和合作的社交环境,使人际关系更加和谐美好。

(二) 礼仪的起源与发展

从我国历史发展的角度来看,礼仪的演变过程可以划分为以下5个阶段。

1. 礼仪的起源时期

礼仪起源于原始社会,礼仪起源于原始社会。旧石器时代的中晚期,礼仪开始萌芽,虽然简单且虔诚,但尚未形成阶级性。此时的礼仪主要包括明确血缘关系的婚嫁礼仪、区分部族内部尊卑等级的礼制、为祭天敬神设立的祭典仪式,以及人们在交往中表示礼节和恭敬的动作等。

2. 礼仪的形成时期

在夏、商、西周时期,我国进入奴隶社会。统治阶级为了巩固统治,将原始的宗教礼仪发展成符合奴隶社会政治需求的礼制,礼仪因此打上了阶级烙印。这一时期,我国第一次形成了较为完整的国家礼仪和制度。例如,"三礼"——《周礼》《仪礼》《礼记》成为了最重要的礼仪学著作。自汉代起,这些著作成为制定礼仪制度的经典,被称为"礼经"。

3. 礼仪的变革时期

春秋战国时期,儒家代表人物如孔子、孟子、荀子对礼教进行了深入研究和发展,对礼仪的起源、本质和功能进行了系统而全面的阐述。使礼仪不仅在实践中得到广泛应用,更在理论上得到了深刻的解析和发展。孔子强调"礼"不仅是仪式和形式,更重要的是其中蕴含的道德和伦理。他认为礼仪是人与人之间和谐关系的体现,是维护社会秩序的重要手段。

4. 礼仪的强化时期

自秦汉到清末,从秦汉到清末,礼仪在中国封建社会中发挥了维护等级秩序的重要作用。这个时期的礼仪制度不仅是社会规范的体现,更成为巩固封建统治的工具。礼仪首先体现了对君主的绝对尊崇,规定了女性对男性的从属地位,进一步强调了父权的至高无上,宗教和祭祀礼仪也在这一时期得到了高度重视。这些礼仪制度通过强化尊卑分明、等级严明的社会结构,成功地维护了封建社会的长期稳定。

5. 现代礼仪的发展

中华人民共和国成立后,传统礼仪在继承基础上进行革新,去除封建糟粕,发展出符合新时代要求的礼仪体系。我国对传统礼仪进行了系统梳理,保留并发展了尊老爱幼、礼貌待人等中华优秀文化传统,并注入了社会主义核心价值观。随着中外交流日益频繁,国外的优秀礼仪传入我国,如国际会议礼仪、商务交往礼仪等,丰富和完善了我国的礼仪体系。现代礼仪形成了以平等、友好、相互帮助、团结为原则的基本框架,提倡平等相待、友好相处,强调人与人之间的尊重和理解。这一时期的礼仪规范不仅关注形式,更强调内在的道德和伦理要求,倡导诚实守信、互助合作的社会风尚。各类礼仪书籍相继出版,涵盖社交礼仪、商务礼仪、职业礼仪等各个方面,为社会各界提供了详细的礼仪指导。随着社会的进步和行业的专业化发展,各行各业纷纷制定了相应的礼仪规范,如医疗行业的护理礼仪、服务行业的服务礼仪、教育行业的教师礼仪等,提高了行业服务质量和专业水平。在当今社会,礼仪呈现出多样化的特点:国家层面有国事访问、外交活动等国家礼仪;民族层面有各民族独特的节庆礼仪和风俗习惯。这些多样化的礼仪规范相互交织,共同构成了丰富多彩的人类礼仪文化。

西方文明史也是礼仪的演变史。早期西方社会,为了避免冲突和战争,逐步形成了一系列礼仪规范。比如,举手礼最初是为了表示自己手中没有武器,逐渐演变为今天的握手礼,以示友好和信任。中世纪是西方礼仪发展的鼎盛时期,这一时期的礼仪不仅限于社交场合,还涵盖了宗教、军事和法律等多个方面。古希腊哲学家苏格拉底、柏拉图、亚里士多德在他们的著作中也有许多关于礼仪的论述,为西方礼仪的理论发展奠定了基础。文艺复兴时期,礼仪开始更多地适应社会平等关系的需求,变得更加简洁和实用。在现代,随着全球化进程的加快,世界各国和各民族的礼仪和礼节规范相互影响,交织成丰富多彩的人类文化。

(三) 礼仪的基本原则与基本功能

1. 礼仪的基本原则

礼仪规范内容十分广泛,并因文化传统、风俗习惯、宗教信仰等差异而有所不同。然而,无论何人、何时、何地,在实施礼仪时都应当遵循以下基本原则。

(1) 敬人原则:尊重他人是礼仪的核心。我们应以真诚和宽容的态度对待他人,平等相待,始终怀有敬意,避免任何损害他人尊严的行为,更不能侮辱对方的人格。同时,要保持对自我的尊重。尊重他人是礼仪的情感基础,只有在相互尊重的氛围中,人际关系才能和谐愉快。

(2) 遵守原则:在社交活动中,每位参与者都应自觉、自愿地遵守礼仪,规范自己的言行举止。这是对行为主体的基本要求,也是个人素质的体现。礼仪的遵守不仅仅是外在行为的约束,更是内在品格的反映。

(3) 自律原则:礼仪规范由"对待他人的做法"和"对待自己的要求"两部分组成。在学习和实践礼仪时,最重要的是自我管理,这需要在实际应用中进行自我约束、自我控制、自我反思和自我检点。"己所不欲,勿施于人"体现了自律的原则,对个人的要求是礼仪的基础和起点。

(4) 平等原则:礼仪是建立在平等的基础上的,其核心问题是尊重彼此以及满足相互之间获得尊重的需求。平等是礼仪的核心,对任何交往对象都应该一视同仁,给予同等的礼遇。

(5) 真诚原则:真诚是人与人交往的基本态度,它体现了一个人外在行为与内在品德的和谐统一。运用礼仪时,务必以诚待人,言行一致,表里如一,不得口是心非、阳奉阴违。

(6) 宽容原则:在应用礼仪时,要严于律己,宽以待人。多理解、体谅和包容他人,不要苛求责备。不必强求他人与自己完全保持一致,也不能用一个标准去要求所有的人。

(7) 从俗原则:"十里不同风,百里不同俗"这句话形象地说明了在人际交往中,由于国情、民俗和文化背景的差异,礼仪要求也会有所不同。礼仪交往要求人们尊重对方、入乡随俗,而不要妄自尊大、自以为是,或简单地否定其他民族和国家的习俗。

(8) 适度原则:运用礼仪时,必须注意技巧,特别要注意把握分寸,合乎规范。在与人交往时,首先要感情适度,既要彬彬有礼,又不能低三下四;其次是要谈吐适度,既要坦率真诚,又不能言过其实;最后是要举止适度,既要优雅得体,又不能夸张造作。

2. 礼仪的基本功能

(1) 促进交流:礼仪是人际交往的润滑剂,能消除初次交往时的戒备心理和距离感,使人际交往在和谐、融洽的气氛中进行。作揖礼、握手礼、微笑礼、拥抱礼等都是向对方表示友好的方式。礼仪是维护人际关系和谐发展的重要手段,当冲突发生时,礼仪的约束力和自我控制力使双方相互礼让,以礼相待,从而化解矛盾,促进沟通。

(2) 塑造形象:礼仪是打造良好形象的基础。从个人角度而言,礼仪有助于提高个人修养、气质和吸引力,指导人们不断提升和完善自己。尊重他人、言谈举止得体,才能给人留下良好印象。从团体的角度来看,礼仪是组织文化形象的重要内容,如果团体成员都遵循礼仪规范,就能赢得公众的好感和尊重。

(3) 教育示范:礼仪是人类社会进步的产物,保留了丰富、优秀的传统文化。实施礼仪教育,通过评价、劝诫、示范等教育方式,纠正人们不恰当的行为习惯,可以引导人们遵循礼仪原则和规范,协调各种人际关系,维持社会生活的和谐与秩序。人人学礼仪,可以提升整个社会的综合素质。

(4) 维护秩序:作为一种社会行为标准,礼仪对人们的行为具有显著的规范作用。礼仪在维持社会秩序方面,发挥了法律所不能替代的作用。社会的进步与稳定、邻里之间的和谐、同事之间的信赖与合作,都依靠礼仪的基本准则和要求。人人讲礼仪,社会更和谐。

第二节 社交礼仪

社交礼仪是在日常生活、工作和交往中应当遵守的行为准则。它涉及个人的言行举止,能够准确地反映出一个人对他人、对自己以及对生活的态度,所谓"细节见精神"即是如此。因此,不管是居家、工作,还是聚会、访友,都应处处体现出良好的礼仪修养和风范。

一、会面礼仪

(一) 称谓礼

称谓是称呼的另一种表达方式,是人际交往的起点,也是成功互动的重要因素。适当的称呼不仅表示对对方的尊重,同时展现了自己的良好礼仪,能够拉近彼此的心理距离。

1. 称呼在日常交际中的作用

(1) 表示尊重:得体的称呼能很好地传达出对别人的尊重和友善,如"王师傅""李老师"和"张大姐"等。

(2) 明确人际关系。在不同的情况下,使用不同的称呼,意味着交往双方人际关系的不同。可根据交往对象、交往情景和交往目的,采用不同的称呼。如某病区护士长,下属和病人称她"刘护士长",实习护士称她"刘老师",长辈喊她"小刘",同窗好友可直呼她姓名。

2. 称呼的一般规则

(1) 遵循惯例:称呼应依照对方的民族、文化、传统和风俗习惯。

(2) 注重场合:在不同的环境下,应使用适当的称呼。

(3) 入乡随俗:称呼应尊重个人的习惯和当地的风俗。

3. 常用的称呼方式

(1) 泛尊称:即在一般社交中都可以使用的通称,如"女士""先生""小姐""夫人"。

(2) 职务称:如"马主任""陈院长""黄厅长"。

(3) 职业称:如"王会计""朱医生""林护士"。

(4) 专业技术职称,如"陈教授""刘总工(程师)"。

(5) 亲属称,如"董奶奶""李爷爷""江大叔""吴大姐"。在非正式场合,对非亲属人士使用亲属称谓,可以增添亲切和热情的感觉。

(6) 爱称或昵称,这是关系亲密的人们之间使用的亲切称呼。

4. 不恰当的称呼

(1) 替代称谓:用其他语言符号代替常规称呼。例如,将排在第三位的人称为"三号"。在临床护理工作中以床号代替病人姓名的称呼是不可取的,在"三查八对"后应根据病人的具体情况使用恰当的称呼。

(2) 容易引起误会的称呼。如网购时,卖家经常称呼买家"亲""宝贝"等,有时会让买家不适应。因此,这类称呼在公共场合使用时要慎重。

(3) 蔑称。蔑称是对人的轻蔑的称呼,它与"尊称"正好相反,不用为好。

(二) 介绍礼

介绍是传递信息,使交流双方相互了解的过程。在社交场合中,这是认识他人的一种方法,也是开始沟通、增进了解和建立联系的常见方式。

1. 自我介绍

自我介绍是向他人展示自己,使对方了解和认识你。内容应真实准确,态度要自然、亲切、友好,关注对方反应,时间一般控制在1分钟内。若有可能,最好先递名片再自我介绍,以加深对方印象。如果有介绍人在场,自我介绍则不合适。自我介绍有三种形式:① 应酬式,仅说出姓名,不涉及其他信息;② 工作式,介绍单位、职务、姓名;③ 社交式,在非公务活动或者私人聚会中使用,旨在拉近人际距离,找寻共同点。若已知对方是老乡,介绍时则可突出自己的籍贯,以缩短距离。

2. 介绍他人

介绍他人是由第三方为互不相识的人作介绍是一种交际方式。基本原则是"位尊者优先知情",即先向年长者介绍年轻者,先向职位高者介绍职位低者,先向主人介绍客人,先向病人介绍医生。优先知情权旨在让受尊敬者掌握主动,其顺序是:先称呼位尊者,再介绍被介绍者。如需在多人场合介绍,应按次序或由左至右、由右至左次序进行,以免厚此薄彼。

介绍时,一般站在被介绍者旁侧,上身略向被介绍者倾斜,伸出靠近被介绍者一侧的手臂,手臂角度根据距离调整,手腕伸直保持用力,手心则向上,拇指与四指稍稍分开,四指自然合拢,指向被介绍方,眼神随手势而动,面带微笑投向被介绍者。被介绍者应以微笑、致意或握手等作为回应,并使用"您好""久仰大名""幸会""很高兴认识您"等语句表达礼貌与问候。

根据交往的场合、情景和目的,介绍内容各有侧重。内容不同,介绍方式分为四种:① 标准式,适用于较为正式的场合,介绍包括姓名、单位、部门、职务等信息。如,"请允许我向大家介绍,这位是医院护理部的王丽主任";② 简介式,适用于日常普通社交场合,可简单介绍身份和姓名。如,"让我来介绍下,这位是张护士,这位是罗护士";③ 强调式,适用各种场合,旨在强调特殊关系,达到引起重视的目的。如,"李护士长,这位是我的学生刘某某,她下周轮转到您科室,开始实习工作,请您一定严格要求,多多关照";④ 推荐式,适用于正式社交场合,常见以举荐为目的,因此介绍内容以被推荐者的优势为重点。如,"赵院长,这位是夏某某博士,她在心血管疾病的护理方面有新研究,请您在方便时提供更多学习交流机会"。

(三) 致意礼

致意是日常交往中一种常见礼仪,即所说的打招呼。

1. 致意的方式

(1) 微笑致意:眼神平视对方,轻轻微笑,传递出诚挚的问候。这是应用最广泛的一种致意方式。

(2) 点头致意:稍微低头,表示向对方问候。注意不要剧烈摇头,也不要连续点头。

(3) 举手致意:伸出右手,掌心向外,轻轻挥手以示问候。挥手致意通常不伴随声音,也不需反复摆动或幅度太大。

(4) 脱帽致意:微微欠身,摘下帽子,将帽子保持在肩膀高度,向对方致意。如果是熟人迎面而过,也可以不摘帽,只需轻轻掀动一下帽子以示问候。

(5) 鞠躬致意:全身或上半身稍微前倾。

2. 致意的基本规则

年轻人应首先向年长者致意,下属先向上司致意。如果没有长幼尊卑之分的时候,男士先向女士致意。在临床护理工作中,护士向病人致意。

3. 致意的注意事项

(1) 区分致意场合。挥手致意普遍用于向距离较远的熟悉的人打招呼;在不适合交谈的场合,如图书馆、音乐厅、会议、剧院、等,点头或鞠躬致意均可。

(2) 把握致意时机。通常情况下,见面时即进行致意。

(3) 选择致意位置。优先考虑位于正面时致意。

(4) 表达致意态度。致意时应真挚诚恳,当对方向自己致意时,应及时回礼。

(四) 握手礼

握手是人们见面时相互致意最常用的方式。

1. 握手的正确姿势

握手的正确姿势应是面向对方而立,握手时彼此最佳距离为1米,表情自然,面带微笑,目视对方,口道问候,腰板挺直。右手手掌与地面垂直,拇指张开,四指并拢,掌心微凹,手掌和手指全面接触对方的手,稍稍用力一握。握手的时间一般持续1~3秒。遇到长者、身份较高者,上身应略前倾15°,头微低。

2. 握手的先后次序

握手时伸手的先后顺序遵循"位尊者先伸手"的原则,由尊者先伸手,对方予以及时响应。在公务场合,先后次序取决于职位、身份;而社交休闲场合,则取决于年龄、性别、婚否。一般而言,在上下级之间,上级先伸手;长辈与晚辈之间,长辈先伸手;男女之间,女士可先伸手;主客之间,见面时是主人先伸手,分别时是客人先伸手。双方见面时,下级、晚辈、男士以及客人应先问候,等对方伸手后再与之相握。

3. 握手的注意事项

(1) 手应清洁:握手前,要脱掉手套,手应该是清洁的。当女士身着礼服、礼帽、戴手套时,可以不脱去手套。

(2) 用心握手,力度适当。握手时不可一边握手,一边东张西望。目光注视对方的时间最好为4~6秒,这是最有礼貌的社交注视时间。不要戴着墨镜与人握手,患眼疾或眼部有缺陷者例外。握手的力度要得当,过重或过轻都不适宜,尤其不要只是短暂地触碰一下指尖,这会给人缺乏真诚的感觉。

(3) 站立握手。除非是年老体弱或者有残疾的人,否则均要起身站立而不能坐着握手。

(4) 自己手部不洁或患有疾病和创伤之时,应说明原因并对不能握手表示歉意。

(五) 鞠躬礼

鞠躬的起源可以追溯到中国的商代,当时有一种祭天仪式称为"鞠祭",即将牛、羊等祭品弯曲成鞠形,放置在祭坛上以表敬意和虔诚。此传统逐渐演变为现代的鞠躬礼,通过弯身行礼来显示对他人的尊重。

1. 鞠躬礼的应用

鞠躬礼适合在庄重或欢庆的场合,也可以用于一般的社交活动。它可以用来表示感谢、告别、问候或悼念等。具体情形包括：①晚辈向长辈、下属向上司、学生向教师表达敬意；②演员向观众致谢，服务人员向顾客问候，护士送别病人；③领奖前后、重要讲话前后；④告别或悼念时。

2. 鞠躬的姿势

行礼时，保持身体端正，手臂自然下垂。男性双手放在身体两侧，女性双手交叠在身前，面对受礼者，距离大约为2到3步远。以上半身为轴，身体向前弯曲。不同的前倾角度代表不同的意义：①15°礼，用于问候和欢迎，视线落在对方面前1.5米处；②30°礼，用于表示感谢，视线落在敬礼者脚前1米处；③45°礼，通常用于道歉，眼睛需注视于对方脚部；④90°礼，仅用在悼念或忏悔等场合。

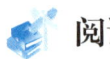 **阅读材料**

深情的鞠躬

有张老照片，因展示出了百年前和谐的医患关系而广为流传。黑白照片中，一名四五岁、穿着长衫的中国男童与一名头戴礼帽身穿西装的洋人互相鞠躬。这是1900年左右，时任广济医院（现为浙江大学医学院附属第二医院）院长的英国人梅滕更查房，面对病儿的鞠躬致谢，深谙中国礼数的梅医生也深深鞠躬回礼。

2017年12月7日，同样温情的一幕发生在武汉市中心医院后湖院区儿科门诊。一名3岁男孩向该科杨惠琴主任医师鞠躬致谢，杨惠琴深深鞠躬回礼。男童的父母说，3岁的军军（化名）在家中突发高热，被送至医院时意识模糊，双眼上翻，四肢抽搐，牙关紧闭。杨惠琴迅速将孩子放在治疗床上，把头偏向一侧，快速撬开孩子牙关，将自己的手指伸了进去，帮孩子抵住舌头。随后对孩子进行了退热、镇静等治疗。半小时后，军军情况好转。12月8日，父母带军军到医院输液复查。走出诊室后，父母对军军说，快谢谢杨奶奶。懂事的军军向杨惠琴鞠躬致谢。看到孩子这么可爱，杨惠琴也深深鞠躬回礼。在场的护士拍下了这一感人场景。

二、邀约礼仪

(一) 邀约的使用

邀约通常指邀请和约会。邀请是通知亲朋好友或相关单位参加某个礼仪活动或进行既定安排的会面。邀约体现了交往中的礼仪规范，同时让双方都做好相应准备。邀约时，应根据被邀人的不同，选择适当的方式，其中时间和地点要清晰准确。

(二) 邀约的方式

1. 书面邀约

较为庄重和隆重的活动通常使用正式请柬。请柬可以邮寄或由专人递送，尊长的请柬应由活动举办者亲自送到。请柬应制作精致，通常采用硬质卡片纸，颜色多为红色，也可以使用其他喜庆雅致的颜色，注意民间忌讳黑色和黄色。书写请柬时，封面和内文格式应符合礼仪规范，内容要措辞文雅，简明准确，情感谦逊真挚。递送请柬的时机，不要过早或太晚，避免对方忘记或准备匆忙。

2. 口头邀约

一般事务多用口头邀约。口头邀约可以通过电话、托人转达或当面邀请。口头邀约时，语言要清晰明确，避免含糊其词，否则会给对方造成客套或诚意不足的印象。邀请态度应庄重、认真，避免随意造成对方感到生疏怠慢。如果距离邀约日期较远，应在临近时再次当面或电话确认，以免对方遗漏。

三、通信礼仪

（一）电话礼仪

1. 拨打电话礼仪

（1）选择恰当时间。一般情况下，工作电话应在上班时间拨打，私人交流则选择业余时间，避免在用餐、睡眠或节假日打电话。如果不得已在这些时间沟通紧急事宜，务必在开始时向接听者道歉："很抱歉打扰您。"此时应尽量简短。在国际交流时，则需注意时差。

（2）控制通话时长。打电话时应简明扼要，避免冗长。在拨打电话前，最好先梳理明确自己需要表达的内容，以节省通话时间，通常电话时长一般不应超过3分钟。

（3）体现文明礼貌。电话接通后，首先应表达问候，并介绍自己的单位和姓名，简要说明来意。如果需要对方找人或转告，使用"麻烦您"或者"劳驾"。通话过程中，话筒与嘴距离4厘米左右；挂电话前要使用再联系、再见等道别语，并轻放电话。如果通话中断，拨打者应主动重新拨打并解释。若拨错号码，及时表达歉意。

（4）注意语言。通话时应保持端正姿势，语气友善，语速适中，音量不宜过高，面带微笑，吐字清晰。专心通话，不可进食或一心二用。想象对方就在眼前，让声音充满活力和亲和力，展示良好的语言形象。

2. 接听电话礼仪

（1）及时接听。一般情况下，电话铃响两到三声时接听较为适宜。

（2）得体应答。使用礼貌用语，个人接听时主动自报姓名；工作电话接听时应报部门或单位名称，录音电话则报本机号码。

（3）必要时记录。对于重要电话，应记录关键信息，例如来电者、单位、事由及回复需要等，交流中的关键内容应重复确认。

（4）位高者先挂机。通话结束时，通常由地位高者先挂断电话，若彼此地位相同，则主叫方先挂电话。

3. 手机礼仪

（1）避免干扰。在课堂、音乐会、电影院、会议或重要谈话时，将手机调至静音或振动模式，必要时应关机。即使接听电话，也应到无人处，降低音量，不要大声喧哗。

（2）公共场所。在地铁、公交车等公共场所，尽量使用耳机接听电话或收听语音消息。耳机能够有效避免声音外放，减少对周围人的干扰。选择使用入耳式或头戴式耳机，确保声音不会外泄，保证自己能听清对方的同时也不影响他人。

（3）特殊场合。在飞行过程中，出于安全考虑，不要拨打或接听电话；在加油站内，手机信号可能引发火花，存在引起爆炸的潜在危险。因此，在加油时应避免使用手机，包括拨打、接听电话和发送信息；驾车时使用手机会分散注意力，增加交通事故的风险。因此，在驾驶时应避免拨打和接听电话。

（4）社交场合。在正式或非正式的社交场合中，例如宴会、会议或聚会时，应将手机放在包内或上衣口袋中，而不是挂在脖子上或别在腰间。这不仅避免了随时拿出手机的冲动，也显示了对场合和他人的尊重。

（5）避免不当行为。尽量避免借用他人手机；不要在公共场合或与他人交谈时炫耀手机的功能或新款式，这样会显得不成熟和不尊重他人；不要偷拍他人；不要使用恐怖或不文明的铃声，确保在公共场合或安静的环境中不会引起他人的不适或反感。

（6）专业场所。临床护理工作时，手机调至静音，不要在病人面前接打私人电话，这不仅是不专业的行为，也可能影响病人的情绪和治疗效果。在工作时间不要玩手机，确保专注于护理工作和病人的安全。如果需要使用手机进行工作相关的操作，如查阅资料或联系同事，应在适当的地方和时间进行，以不打扰病人为原则。

（二）即时通信软件应用礼仪

在互联网时代，即时通信软件如微信、QQ等被广泛使用，这些工具以其便捷性极大地方便了我们的沟通和交流。然而，使用这些软件时，我们也需注意细节礼仪，以确保交流的顺畅和愉快。以下是一些使用即时通信软件时应注意的礼仪：

1．互动礼仪

遵循尊者优先的原则，在添加好友或加入群组前，应征得对方的同意。主动扫描二维码添加好友后，记得发送问候语，以示礼貌和尊重。例如，添加好友时可以发送"您好，我是某某，请问方便加个好友吗？"这样能够让对方感受到你的尊重和诚意。当你看到好友发来的消息时，应尽快回复，避免长时间不回应，给人留下"失踪"的印象。尤其是在对方问你"在吗"并收到你的回答后，不要突然停止对话，这样会显得非常不礼貌，特别是在与长辈和尊者交流时更应注意这一点。如果你暂时无法回复，可以先简单说明情况，比如"稍后回复您，正在忙"，以免对方误会。

2．发送信息

仔细斟酌信息的内容和数量，避免不文明语句和错别字，尽量在一条信息中说清事情，不宜过长。避免连续发送短信息，如"老师/在吗？/有件事/是这样的……"。信息应传递正能量，不要让人困扰，尽量不刷屏。不转发无根据、敏感或欺诈性信息，尤其是包含"如不转发就……"的信息。尊重对方的时间和流量，避免在休息时间随意留言。

3．语音与视频

紧急情况或在人多的地方尽量避免使用语音。发送语音信息时掌握好时间，每条语音不要发满60秒。拨打语音或视频电话时要考虑对方的流量和所在地点，声音不外放，以免影响他人，并保护个人隐私。

（三）书信礼仪

1．书信的书写礼仪

书信的书写应符合相应的格式规范。信封上须填写邮政编码、收信人地址及姓名、寄信人地址及姓名，这些信息均有其固定的位置。正确的书写方式不仅能确保信件准确送达收信人，还体现了对邮政工作人员的尊重。

信件通常包括开头、正文、结束语、祝福语和落款五个部分。书写内容时，应注意格式规范,并尽量认真、准确、真实地表达信息与情感,可以通过反复通读,精炼语言及逻辑。正文要条理清晰,语气应视对象而定。结束语应表达祝福,如"此致敬礼"或"祝好"。落款处则要签名并注明日期。国际上通用的"五C"原则,即礼貌(courtesy)、清晰(clear)、简洁(concise)、完整(complete)、正确(correct),不仅书信礼仪基本规范,也能促进礼貌高效的沟通。

2. 书信的收发礼仪

寄信时应遵守邮政规定。信笺应整齐折叠,信封要密封完好,确保信件在运输过程中不会损坏。收到信件后,应仔细阅读并及时回复,以表示对寄信人的尊重。如果不能立即回复,可以先发送简信告知对方。未经允许,私人信件不可公开或传阅。

(四) 电子信件礼仪

电子邮件应用广泛,包含了生活、学习及工作各个方面,因此遵守电子信函礼仪显得尤为重要,不仅可以确保交流的顺畅和礼貌,同时展现个人的素养和对他人的尊重。

1. 电子信件内容的撰写

(1) 电子邮件应有标题,不能留空。标题应简短,并能概括信件内容的主旨。回复邮件时,应根据回复内容修改标题,使收件人能快速了解邮件主题。

(2) 信件语言应行文通顺、简洁明了,多用简单短句和词汇。在一封邮件中尽量把相关信息说清楚准确,避免产生误解。

(3) 内容应尽量稳妥,避免涉及纠纷、隐私等敏感话题。不要在邮件中讨论可能引发争议或泄露他人隐私的内容。

(4) 附件数量不宜超过四个。若附件较多,则压缩成一个文件,方便收件人下载和查看。

2. 养成良好的传送习惯

(1) 防毒措施。发送邮件前,应使用杀毒程序扫描文件,确保不将带有病毒的邮件发给对方,保护双方的计算机安全。

(2) 减小容量。尽量减小邮件附件的容量,考虑收件人的下载速度和邮箱容量限制。可以通过压缩文件或使用云存储链接的方式发送大文件。

(3) 注意格式。发送附件时,应在邮件正文中提醒对方并说明附件内容,最后在邮件结尾处落款。

(4) 日期准确。定期检查计算机系统的时间和日期,确保发送邮件的时间和日期标示准确无误。

(5) 及时收发。保持邮箱常开状态,及时接收回复邮件。及时回复不仅是礼貌的表现,也是确保信息传递有效的重要手段。

(6) 群发密送。发送群发信件时,使用密件抄送(BCC)方式,这样每个收件人只能看到信的内容以及自己的地址,避免了其他收件人地址被滥用,保护隐私。

四、馈赠礼仪

(一) 礼品的选择

1. 礼品选择的原则

(1) 纪念性。礼品并非需要特别昂贵,但应具有纪念价值,即强调友情和记忆,而非价格。

(2) 独特性。选择礼品时应有独特之处,经过精心构思,使其与众不同。根据接受者的性别、年龄和兴趣爱好来选择,以满足对方的喜好。

(3) 便携性。对于外地客人、老年人或体弱者,礼品应便于携带。避免选择易碎、沉重或不便携带的物品。

2. 礼品选择的禁忌

在选择礼品时,应避免选择那些违反社会规范或有碍社会公德的物品,如盗版 CD 或黄色光盘。此外,过于昂贵的礼品,如珠宝首饰,也不宜作为一般馈赠礼品。破旧的物品(古玩文物除外)同样不适合作为礼物。应特别注意避免选择违背对方宗教信仰和民族习俗的物品,以及不符合接受礼物者个人习惯的礼品。此外,带有明显广告的物品也应避免,以免显得不够诚意和尊重。

(二) 礼品赠送的注意事项

1. 赠送者应注意

(1) 选择恰当时机。送礼时需特别注意把握好时机。例如,在生日、节日、庆典等场合,礼物应提前赠送或当天送达;探望病人时,则住院期间送礼为宜。拜访主人时,进入门时赠送礼品较合适;道贺、道喜时,在见面时立即赠送;接待客人时,则应在客人离开前赠送。礼物最好当面赠送,但对于节日贺礼或年礼,可以选择邮寄或派人送上门。在临床护理中,可选择合适的时机为病人赠送小礼品,如儿童节礼物、老人节贺卡、生日贺卡或节日祝福等,这不仅表达了关心,也能增进医患关系。

(2) 必要时说明。在赠送礼品时,务必要对礼品进行必要的说明,告知对方送礼的具体原因。例如,可以简要说明礼品的意义、选择的初衷以及希望对方接受的心意。这有助于对方更好地理解和接受礼品,也体现了送礼人的诚意和用心。

(3) 适当包装。礼品的包装也需要特别注意。适当且精美的包装不仅能提升礼品的整体档次,也能体现对收礼人的尊重和重视。

2. 受礼者注意事项

(1) 受礼大方。在接受礼品时,应主动迎向对方,双手接过礼品,并放置在适当的位置,以示对赠送者的重视和感谢。接过礼品后,应表现得大方得体,避免显得过于拘谨或不自在。

(2) 表示感谢与欣赏。收到礼品后,最好当面拆封,并对礼品表示欣赏和感谢。这不仅能让赠送者感受到你的真诚和礼貌,也能增进双方的情感交流。

(3) 学会拒绝。对于那些无法接受或不便接受的礼品,应当场拒绝,并礼貌地解释原因。尽量在接受礼物后的 24 小时内退还,可以显示出礼貌和考虑周全。

(4) 礼尚往来。接受他人的赠礼后,应在适当时机回赠,以示敬意。回赠的礼品不一定要贵重,但应体现心意和尊重。

(三) 鲜花为礼

1. 花的形式

送花有多种形式,每一种形式都有其独特的适用场合。花束通常用于探望亲友、探视病人或庆祝婚礼等场合。盆花适合长时间养殖,适合有养花爱好的人或乔迁之喜。花篮在隆重场合的祝贺活动中是理想选择,而花圈则专门用于丧礼。

2. 花的通用寓意

不同品种的花各有其独特的象征意义。例如,玫瑰象征爱情,水仙代表尊敬,橄榄象征和平,康乃馨代表亲情。花的色彩也有不同的象征意义,例如红玫瑰象征爱情,而黄玫瑰则有绝交的意思。在中国,双数往往寓意"好事成双",而西方,则用单数表达祝福。不同的包装和搭配也能赋予花束不同的寓意,需根据具体情况选择合适包装。

3. 送花的场合

结婚庆典适合送颜色鲜艳、香气浓郁且寓意美好的花卉,如牡丹、月季、百合、玫瑰等,以增进浪漫氛围。生子庆祝适合送色泽淡雅的花卉,如剑兰和康乃馨,象征清新、温暖和伟大。乔迁之喜适合送稳重贵气的盆景,以示隆重。探病时选择兰花、剑兰、玫瑰等,避免送香味过浓或白色、黄色花卉。丧事适用白莲花、白菊、白玫瑰或素花,象征怀念和惋惜。

4. 花卡

在送花时附上一张祝福卡片,可以使这束花更加出色,表达更深的祝福和心意。祝福卡片不仅增添了花束的意义,也让收花人感受到更多的心意和关怀。

第三节 护士基本礼仪

一、护士仪容礼仪

严范孙先生,南开学校的创始人,要求学生保持整洁和端庄的仪表:"面必净,发必理,衣必整,钮必结。头宜正,肩宜平,胸宜宽,背宜直。勿傲、勿暴、勿怠、宜和、宜静、宜庄。"周恩来总理在南开中学求学期间,将此作为言行和仪表的规范准则,在主持国内外各项重要工作中,始终保持着公认的优雅风度。

(一) 仪容的概述

仪容通常指人的外貌和整体形象。优美仪容不仅反映了个人对美的追求,还展现了对他人的尊重和礼貌。它不仅展示了个人的修养,也代表了特定专业的社会形象,提升精神面貌的同时,展现所在单位的管理水平。因此,护士的仪容是护理管理中不可忽视的重要方面。

仪容包含三个层次:首先是自然美,指的是先天的相貌和外观,这是由遗传决定的,是仪容美的基础。其次是修饰美,通过根据礼仪规范和个人条件,扬长避短,对仪容进行设计和修饰,塑造出反映个人特质的形象。修饰美不仅限于化妆和发型,还包括整体的仪表整洁度。最后是内在美,通过不断学习和自我提升,提高文化、艺术和思想水平,培养出真诚心灵和优雅气质,做到内外兼修,这是仪容美的最高境界。

护士的仪容美是这三个层次的有机结合,只有具备自然美、修饰美和内在美,才能真正展现出护士的职业风采和专业形象。在护理工作中,护士通过保持整洁、端庄的仪容,不仅提升了个人形象,也为患者创造了一个舒适、温馨的就医环境,增加了患者对护理工作的信任和满意度。

(二) 护士仪容美的内容与要求

1. 仪容的自然美

年轻护士,端正面容及青春活力的形象能够激发病人对美好生活的憧憬,并在心理上产生积极的影响。仪容美的精髓不在于彻底改变容貌或是浓妆艳抹,而在于展现自然和谐之美。自然和谐的仪容主要体现自然特征,与其职业、环境、年龄及身份保持一致。对于护士来说,自然美的仪容应体现出她们的镇定、优雅、恬淡和端庄,这种形象不仅符合护士的职业要求,也与医院环境相得益彰。

2. 仪容的修饰美

(1) 头发修饰。

① 头发护理。基本要求勤于梳洗,保持头发清洁无异味,去除污垢;定期修剪,保持适中长度。发型和发饰应得体,符合职业特点和社会规范,例如,护士应避免使用夸张发饰、奇异颜色和怪异发型。

② 发型修饰。评价发型美感,不仅在于造型的美观,还要考虑与个人的脸型、年龄、环境、职业、身材\性格、气质及季节的协调,从而达到整体一致的和谐美,发型与职业的匹配尤为重要。医务工作者应选择庄重、简洁、卫生的发型。女性护士可选择短发或长发,但工作时,无论是否佩戴工作帽或护士帽或,前发不宜过眉、后发不宜过肩,避免侧发。长发盘成发髻,可用卡子将短发别在耳后,发饰简洁,不宜夸张。整体形象应利落、清爽、干净。男性护士不留长鬓角,不宜前发触及额头,避免侧发触及耳朵,后发不触及衬衫领口,不剃光头。

(2) 面容修饰。护士的面容修饰要求其形象庄重、整洁而简约。具体要求如下:

① 眼睛与眉。泰戈尔曾言:"一旦学会了眼睛的语言,表情的变化将是无穷无尽的。"眼睛是心灵的窗户,因此要保持清洁,及时清理眼部分泌物。如佩戴眼镜,应选择适合的款式,确保方便、美观、舒适和安全。工作场合,惯例不佩戴太阳眼镜,否则会给人一种冷漠的感觉。眼睫毛是眼部美的组成部分,可适当描画眼线,咖啡色眼影和睫毛膏均可,以增强眼部的美感。眉毛的长短粗细及形状各有不同,我国古代偏好细长的"柳叶眉",表现美和温柔;现代则更注重眉毛个性,有的选择"一"字眉,给人以成熟与稳重的感觉;有的选择略带锋芒的"剑"眉,显得果敢和坚毅。定期修眉,并用黑色、浅棕或咖啡色眉笔修饰,可达到清秀眉目的效果。

② 耳部。耳朵是容易被人注意到的部位之一,因此在清洁面部或洗浴时,需关注耳道清洁。社交或工作时,避免在公众场合掏耳,工作时,护士不宜佩戴夸张的耳饰。

③ 口鼻部。鼻子处于面部中央,位置明显,对容貌影响较大。笔挺的鼻梁可强化面部立体感。保持鼻孔清洁,修建鼻毛,清除鼻尖黑头是保持鼻部美观的重点。经常清洁鼻部,避免用力擤鼻或当众挖鼻孔。若有不适,清理鼻涕时,应使用纸巾或手帕,避免声响过大。口部清洁需定期洁牙及认真刷牙。由于护士需要频繁与病人交流,上班前应避免食用有强烈气味的食物,如韭菜、大葱、大蒜等。对于因胃肠疾病导致的口腔异味的情况,首先应及时治疗,并注意避免正面近距离对人讲话,必要时可随身携带口腔清新剂。

④ 唇齿部。唇部位于脸部下方,容貌中其重要性仅次于眼睛。由于唇部活动频繁且形

态可塑性高,无论是微笑、闭嘴还是说话,唇形的表现都至关重要。理想的唇部应具备明确的轮廓、适中的厚度以及自然的红润色泽。因此,日常的唇部修饰应选择接近自然色调的唇彩或唇膏,例如豆沙色、粉色或橙色,避免使用过于鲜艳的红色或其他显眼的颜色。男性护士应保持面部清洁,定期剃须,不宜留胡子。现代牙科美容技术,如洗牙和牙齿整形,为提升唇齿美感提供了良好条件,使得唇红齿白更显健康美丽。

⑤ 颈部。颈部作为支撑头部的重要部位,以挺直、无皱为美。对于颈部较短粗的人,可以通过发型和衬衫领来修饰。为了体现端庄和严谨,护士领口应扣好所有纽扣,保持颈部挺拔,不宜仰头或频繁摇头。伏案工作时,应注意颈部活动与休息。

(3) 肢体修饰。手臂和腿部的修饰也十分重要。手臂在社交中使用频繁,被视为"第二张名片"。护士的手应保持清洁和保护,必要时进行消毒,不佩戴手表和戒指。定期修剪指甲,长度不超过指尖,不留长指甲,不涂夸张的指甲油。避免在公众场合修剪指甲。正式社交或学术活动中,肩部不应暴露在衣物之外。腿部在近距离接触中经常被他人注视,不可忽视。工作场合,男性护士不应暴露腿部,即上班时不穿拖鞋和短裤;女性护士工作服可配长裤或短裙、连裤袜或长筒袜,注意袜筒边缘不应暴露在护士服之外,不宜选择露趾凉鞋。保持脚部卫生,袜子和鞋子应勤换洗,常备一双袜子替换,避免在他人面前脱鞋、修剪趾甲或整理袜子。

综上所述,护士应具备安详和悦、自然亲切的面容,能够传达健康和活力,对护理对象具有美的鼓励。由于护士职业特殊性,应加强身体锻炼、营养均衡、面容保养以及仪容修饰,以保持表现力,体现专业风采。

二、护士仪态礼仪

(一) 仪态的概念及仪态美的标准

仪态指日常生活中,无论静止还是活动时,身体各部位之间的协调与配合。它是精神气质的外在反映,是个人精神状态的外在表现,能够传达个体的态度、情感和思想。英国哲学家培根在《谈美》中提到,形体美优于色彩美,而行为之美优于形体之美。通常而言,男性举止应表现出力量感、沉稳、健康、自然和大方;女性则宜展现微笑、动作敏捷。仪态美的基本原则包括:文明、礼貌和优雅。文明指的是举止大方自然、高雅有教养;优雅指行为规范,有风度且具有人格魅力;礼貌则指举止得体,对人友善,体现出尊重和善意。

日常生活中,护士仪态美可以对护理对象产生积极影响,被称为是建立维系护患关系的关键因素。

(二) 护士仪态美的内容

护士行为应传递出优雅、健康、朝气,其仪态体现着对病人的关心、对习俗的敬重、对礼仪的遵循和对自身的尊重。具体表现包括以下部分:

1. 站姿

站姿是仪态美的重要基础,也是保持优雅风度的关键。护士的站姿应传达出挺拔、舒展、美观、庄重、大方、亲切和充满活力的印象。正确的站姿要求头部和颈部保持正直,下颌微微收起,目光柔和,面带微笑,表情自然。胸部挺起,腹部收紧,双肩水平且放松,腰部直立,臀部微提。女性护士的双手可以自然贴于大腿两侧或在小腹前轻握,双腿并拢,双脚则呈"V"字形,脚尖间距10到15厘米,或呈"T"字形,重心均匀分布在两脚之间,既展现庄重、优雅的体态,又符合节力原则。男性护士的双臂应自然下垂,双手贴于大腿外侧,双脚宜平行,与肩同宽。站立时避免不良姿势,如抖动双腿、靠墙、双手叉腰和勾肩搭背等,以免给人无精打采或散漫的感觉。

2. 坐姿

坐姿规范是展示优雅仪态的核心要素。一个得体的坐姿需要综合考虑角度、深浅和舒展三个方面,以达到"坐如钟"的标准。为确保从就座到离座的每一步都显得得体、自然、优雅,护士不仅需要留意坐姿,还需注意入座和离座的动作。遵循礼仪,尊者先坐,以避免尴尬局面。护士的坐姿应展现谦逊、诚恳、安静和沉稳的气质。细节如下:

(1) 在就座时,应走到椅子的前方,与椅子保持约半步的距离。然后将一条腿轻轻向后移动,用腿部感知座位的位置,确保合适后再轻柔地坐下。落座时,用双手轻抚护士服的裙摆,然后缓缓坐下,显得端庄优雅。整个过程应沉稳自如,不慌不忙,动作轻柔无声,以体现良好的修养。

(2) 坐定后,通常只占椅子前1/2至2/3的空间。头部应朝向交流对象,目光注视对方,保持腰背挺直,胸部略微前倾,肩膀自然放松。双膝并拢,双手自然放在膝盖上或椅子扶手上,或者轻握置于大腿上部。男性可以双膝稍微分开,双手放在膝盖上。入座时应无声无息,双眼平视,胸部挺起,腰背挺直。避免摇头晃脑、上身前倾、手部移动和脚部乱动等不良姿势。

(3) 起身时,应轻巧稳健,保持身体自然平衡。先将一脚向后收半步,然后平稳站起,离开座位时动作轻柔且从容,避免突然起身或发出声响,避免慌乱。确保离座时不遗漏物品,不需返回取东西。

3. 走姿

走姿是在空间中移动的基本方式。护士行走时应保持抬头挺胸,步伐轻盈,展现出活力与优雅的形象。标准的走姿要求目光平视前方,上身保持直立,两臂自然前后摆动(大约30度),步伐轻盈均匀,行走路线笔直。需要特别注意避免鞋底拖地、东张西望、方向不定、低头行走、鸭步或八字步等不良习惯。

在引导病人时,护士应一边行走一边适度抬起右手或左手,掌心向上,五指并拢,以肘部为轴指示方向或介绍目标。行走时,上身稍微转向病人的侧前方,以便更好地与病人互动和交流。当护士离开病房时,应先后退数步再转身,以示对病人的礼貌和尊重。在狭窄的走廊里与他人相遇时,护士应面向对方,点头致意,以表示礼貌。

推治疗车时,身体应略微前倾,治疗车与身体保持约30厘米的距离。护士双手扶住治疗车扶手,肘部自然弯曲呈钝角,确保治疗车平稳前行。进入病房前,应先停稳治疗车,轻敲门后推门而入,确保动作轻柔,以免打扰病人,严禁用治疗车撞门。通过这些详细的走姿规范,护士能够在工作中展现出专业的素养和优雅的形象,从而有效地建立和维护良好的护患关系。

4. 蹲姿

在工作中,护士有时需要蹲下取物或进行操作,此时应遵循节省体力和保持优雅的原则。如果需要拾捡物品,应走到物品侧后方,首先右脚后退约半步,然后缓慢下蹲。下蹲时,头部和肩部保持与站立时相同的姿势,两腿紧靠,用后腿稳定重心,以脚尖和脚掌支撑身体。避免弯腰和翘臀,以保持得体的形象。

5．手势

(1) 垂放。多用于站立时。自然垂放,掌心向内,可叠放或握于腹部前侧,或双手下垂,掌心朝内,贴放于大腿外侧,保持手指自然弯曲,手腕放松。

(2) 背手。用于站立或行走时,既能展现威严,又能保持冷静。双手相握置于身后,保持胸部挺起,头部微抬,目视前方。

(3) 持物。动作应自然,既可以单手持物,也可以双手持物。持物时五指并拢,均匀用力,注意轻拿轻放,避免粗鲁动作。

(4) 递物。递送物品时,应双手递送,若不便双手递送,则使用右手。此时,为对方留出接拿空间,目光注视对方,面带微笑。

(5) 鼓掌。用于表示支持、欢迎或祝贺,常见于演出、演讲、会议或欢迎活动。右手掌心向下,有一定节奏地拍击掌心向上的左手,手掌高度应与胸部平齐,保持力度适中,节奏均匀。

(6) 指示。适用于引导或指示方向。若需指示方向,上身则稍向前倾,眼睛看向目标方向,面带微笑同时关注对方反应,手臂应平直,手指并拢,掌心向上或侧向。

6．持物

护士常拿的物品包括病历夹、治疗盘和记录本等。持治疗盘时,双手应托住治疗盘底部和两侧,肘关节弯曲成90度,治疗盘距离胸骨柄前方5厘米左右,同时夹紧双侧肘关节,确保治疗盘稳固,不接触护士服。进出房门时,禁止用脚踢门,应先停稳治疗盘,用手轻推门后再进入。持病历夹或文件时,左手应持右缘上部的1/3或1/2处,放于侧胸上1/3处,右手托右下角。动作应协调,病历夹与身体呈小锐角,保持自然,避免僵硬。

7．递接物品

递文件时,应将文件正面向对方,双手递出,确保对方能方便接拿。如果使用的是文件夹,应将文件夹的开口向对方,方便取阅。递剪刀时,应将尖部朝自己或朝下,以确保对方安全。接受对方递品时,应站起后双手接物,并点头示意或口头致谢,以表示礼貌和尊重。

三、护士服饰礼仪

服饰不仅具有实用功能,还承载着丰富的文化内涵和心理意义。它既是保护身体的工具,也是展示个性和表达思想的媒介。在现代社会中,了解和掌握服饰的多重功能,对于提升个人形象和社交能力具有重要意义。服饰还被视为无声的语言,传达着个体的审美意识、生活态度和社会地位。例如,在正式场合穿着得体的西装或礼服,可以显示出一个人的职业素养和社会地位,而休闲场合的穿着则可以表现出个人的个性和生活态度。心理学家认为,"一个人的服饰不仅表达情感,还显示着智慧和思想。穿衣习惯透露出价值观和人生哲学。"通过服饰,一个人可以表达自我认同,传递信息,甚至影响他人的感受和行为。服饰的选择和搭配,不仅仅是个人风格的体现,更是个人内心世界的外在表达。

(一) 着装的基本原则

服饰是一门造型的艺术,穿着核心原则为"量体裁衣"。"量体"不仅指测量个人体型,如身高、体重，还包括考量个人精神面貌、气质素养以及具体着装环境。

1. TPO 原则

TPO 原则强调着装需三要素：时间（Time）、地点（Place）及场合（Occasion）。此要求被视为服饰礼仪基本准则，选择服装时应兼顾这三个要素，以达到得体和谐的目的。

（1）时间：一年四季和一天之内的不同时间段，着装的类别、造型和款式应随之变化。例如，冬季穿保暖冬装，夏季穿透气夏装。护士服也分为冬装和夏装，需根据季节适宜选择。

（2）地点：在室内或室外、工作岗位或家庭等不同地点，着装款式应有所不同，避免"一成不变"。去医院工作时，穿着应正式、优雅，不宜穿着暴露；外出时，需尊重当地的传统和风俗。

（3）场合：衣着需与场合相协调。例如，护士上班时不应穿吊带或热裤，以免在高峰期上下电梯时产生尴尬；参加学术会议时应选择庄重典雅服饰；朋友聚会、郊游等场合则应穿着舒适轻便；参加婚宴时应穿得喜庆雅致；若出席追悼会时，则考虑肃穆冷色调着装。

2. 适应性原则

每位护士需了解自己的肤色、身材和脸型等，在生活中培养审美力，不因工作穿着护士服而忽略日常着装，具体注意如下：

（1）与年龄相适应。年轻护士可选择富有朝气和浪漫风格的服装，以展现青春的活力。中年则应倾向于选择正式的西装套装以及优质休闲装，以体现优雅和稳重的气质。

（2）与肤色相适应。若肤色较白，服装选择上有较大的自由度，适合各种色调。肤色较黑时，宜选择明亮、浅色，如淡黄、粉色、象牙白等，以增加肤色的亮度。肤色较黄，则适合选择浅蓝色服装，以提升肤色的清新感。

（3）与体形相适应。如体形偏胖，应选择"V"字领或纵向开领、有修长效果的服装，深色、暗色及竖条纹有助于显得紧致。体形较瘦时，可选择带有褶皱或花边的服装，颜色方面宜选择有膨胀感的浅色、亮色和大图案的服装。

3. 整体性原则

护士在上下班时的着装虽然时间不长，但依旧至关重要。为增进病人对护士的信任，服装应从整体上进行周密设计，以展现协调美观的形象，充分展示护士的优雅、端庄与大方，给病人和同事留下良好印象，提升团队整体形象。着装时需注意以下两点：首先，遵循传统搭配，例如穿正装时应配皮鞋，避免使用运动鞋或凉鞋；其次，保持整体协调，服饰各部分应互相呼应，展现整体美感。例如，饰品的选择应与服装的主要颜色相近或形成对比，以达到协调统一的效果。遵循这些要点，护士在上下班的短暂时间内，仍能保持良好的形象。

（二）护士服饰礼仪的内容与要求

由于医疗行业职业要求，护士服饰必须满足以下基本标准。

1. 护士服

护士服一般要求保持整洁，无皱褶、污渍和血迹，纽扣需全部系好；长度适中，以衣服长度刚好过膝、袖长至手腕为宜；腰部通过腰带调节，宽松适度；内衣不应外露，毛衣领口不能高于护士服领子，夏季裙子长度不应超过护士裙服长度，需配白色衬裙或白裤；口袋里不应放置过多物品；护士服面料应透气、不透明、易于清洗和消毒。此外，护士服可根据环境和对象选择不同颜色和款式。例如，儿科选择儿童容易接受的彩色或粉色；监护室、手术室可选择短上衣搭配裤子以便于工作，颜色可选择象征健康和生机的绿色。在特殊医疗场景中，需要选择特定服饰，如手术服、防护服和隔离服等。

2. 护士帽

护理实践活动中，常用的护士帽有两种：燕帽和圆帽。

（1）燕帽。燕帽适用于一般工作区域，如普通病房或门诊的。燕帽边缘的彩色条纹通常为蓝色，象征着责任及尊严，并且具有职称或职务的含义：一道表示护师或护士长，两道表示主管护师或科护士长，三道表示护理部主任或副主任。佩戴燕帽时，短发应前不遮眉、侧不掩耳、后不过肩；长发应盘于脑后，发饰应选择素雅端庄的款式。燕帽需保持平整无折，佩戴时要端正，高低合适，距离发际约5厘米，发夹应宜选用与帽子或头发颜色相同的款式，并固定在帽子后部。

（2）圆帽。圆帽适用于隔离病区、手术室等，男性护士一般选择白色或蓝色圆帽。佩戴圆帽，头发需全部收纳至帽内，前遮刘海，后收发髻，帽子边缝置于脑后方，保持边缘整齐。

3. 护士鞋与袜

护士鞋应具备柔软的鞋底、低帮设计、平跟或坡跟，确保穿着时舒适且具备防滑性能。鞋子的颜色应与护士服相协调，优先选择白色、奶白色等浅色调，以确保整体外观的统一和专业。袜子的选择应以肉色、白色等浅色为主，避免深色袜子，以保持专业和干净的形象；必须时刻保持鞋袜的整洁，避免穿着破损的袜子，也不宜在公共场合整理袜子。穿着工作裙时，长袜边缘不应露出裙摆外，以保持优雅和整洁的外观。此外，护士鞋不得选择凉鞋，以确保工作中的安全和卫生标准。

4. 饰物

护士装饰品虽然随着时代的变迁有所变化，但依然以庄重、适宜工作为主，以体现护士的端庄、稳重、严谨。除日常的胸牌、秒表外，不应佩戴过多。因无菌技术要求，避免增加交叉感染风险，工作时避免佩戴手链、手镯、戒指及耳环。若佩戴项链，不应外露于工作服外。护士工作前，需将胸牌佩戴于左胸前，正面朝外，胸牌表面保持清洁。在护理实践中，通常需要护士表，可佩戴于左胸前，配上短链，用胸牌或胸针固定。由于表盘倒置，护士用手托起或低头时可查看时间，既卫生又便利。

5. 口罩

佩戴口罩需要完全遮盖住口鼻，至鼻翼上方一寸左右，确保四周无空隙。吸气时口罩内应形成负压，以此为适宜松紧度，达到有效防护的作用。传染病防护中，必须佩戴相应口罩，位置、松紧度要适当，否则不仅影响形象，而且无法发挥防护作用。例如，将口罩扯至鼻孔下方，给人一种随意、松散及不正规的感受。非治疗和非隔离情况下，避免戴着口罩交谈。

第四节　护理实践礼仪

护理工作是科学和艺术的结合，护士不仅要有扎实的护理理论知识和熟练的操作技能,还要学习广泛的人文社会学知识,以便提供更高质量的护理服务,促进护患关系的和谐,并推动医院的精神文明建设。

一、医院护理服务礼仪

(一)医院护理服务礼仪的基本原则

护士的礼仪直接影响护理队伍和医院的形象。礼仪可以通过护士的形象、态度和行为各方面展现。不论是在门诊、急诊、病房还是手术室工作的护士,以下五点是共同的基本礼仪原则。

1. 仪表行为端庄大方

护士应将对职业和病人的尊重体现在仪表和行为中,这不仅能增强病人的信任,也有助于建立互相尊重的护患关系。

2. 言语态度和蔼可亲

护理是科学与爱心的结合,护士的言语和态度对病人的情绪和治疗效果有直接影响。比如,接诊护士微笑并亲切接待刚入院的病人,可以有效降低病人的不安情绪。通常和蔼可亲的护士更容易给病人带来一定的安全感。

3. 操作技术轻柔娴熟

护理技术决定了护理服务质量。病人在患病期间不仅要忍受疾病的痛苦和精神压力,还要承受治疗带来的不适。护士在进行护理操作时,应动作轻柔、娴熟并符合力学原则,以减轻病人的痛苦和心理负担,让病人感到安全和舒适。

4. 护理服务主动周到

护士应重视主动服务,这是病人护理和治疗的重要组成部分。礼仪的核心是尊重,学会换位思考,多些关注,将被动护理转变为主动护理,才能为病人提供个性化和人性化的优质护理服务。

5. 工作作风认真严谨

护士的工作是维护和促进健康,减少病人疾苦,必须具备科学严谨的工作态度和慎独精神。每一个护理行为,包括一句话或一个简单操作,都关系到病人的健康。认真严谨的工作作风是做好护理工作的基础。

(二)护理操作中的礼仪规范

1. 操作前的礼仪

护士进入病房应该注意保护病人隐私,礼貌敲门进入后随手关门。进入病房后,应礼貌地向病人问好,适当询问病情和心情。在进行各种操作前,用简单礼貌的语言解释操作目的、需要病人配合的准备和可能的感受等,以减轻病人紧张,取得配合。

2. 操作中的礼仪

护理礼仪强调"以病人为重",在操作过程中,如涉及病人隐私,应适时遮挡并注意保暖,及时与病人沟通,了解感受。对待病人的态度要真诚、和蔼,结合语言和肢体沟通技巧,体现对病人的关心。

3. 操作后的礼仪

操作结束后,应及时询问、安慰和嘱咐病人,了解其感受及操作效果,交代清楚注意事项。尽快安置好病人的体位,对造成疼痛的操作给予安慰,并对病人的合作表达谢意。

护理操作中的礼仪规范不是一成不变的,护士应根据具体情况灵活应用各种护理礼仪,逐步将"尊重为本"等礼仪原则内化成自身的习惯性护理行为。

(三) 常见护理情境中的服务礼仪规范要求

医院内的护理服务礼仪规范在各种护理服务情境中具体体现出来。比如,在巡视病房、出入院护理等情境中,护理礼仪表现形式有所不同,护士必须了解这些不同情况的礼仪规范。

1. 接待病人入病区时

病区责任护士接待时应执行"3S"程序:起身相迎(standup),面带微笑(smile),目视对方(see);在自我介绍的基础上做到"五个一":递上"一杯水",讲上"一句暖心话",递上"一张椅",呈上"一张住院规则",介绍"一套入院须知"(包括病区环境介绍、医院制度介绍、主治医生介绍、同室病友介绍等),这将帮助病人尽快消除陌生感,增强其安全感和归属感。

2. 引领病人行走时

引领病人进病房时让病人靠右侧或内侧行走,护士在病人左前方,既能表示尊敬,也有利于随时照顾病人,不可左顾右盼,步速随病人或快或慢,遇到拐弯或台阶时要放慢脚步示意;下台阶或往过光滑地面时,应给予病人提醒,必要时予以助臂。护士在病区通道中遇到病人时,主动询问"是否需要帮助",表现护士主动服务的意识与关心。遇到病人轮椅从背后过来时,停步,向旁边退半步让路。

在带病人进病房时,让他们靠右侧或内侧行走,护士走在病人左前方,以示尊敬和随时照顾病人。不要左顾右盼,步频应随病人或快或慢,遇到台阶或拐弯时应放慢脚步示意;过往光滑地面或下台阶时,应提醒病人,必要时给予助臂。在病区通道中遇到病人时,护士表现出主动服务的意识和关心,可以询问"是否需要帮助"。当坐轮椅病人从背后过来时,停下来,向旁边退让半步。

3. 回答病人问题时

应认真倾听,耐心回答,交谈时需与病人保持恰当距离(60~120厘米);保持视线接触,最好与病人的目光在同一高度,以体现护士对病人的尊重以及相互间的平等;注意语言与肢体沟通技巧的适当应用。

4. 护士巡视病房时

每天清晨值班护士交接班时对病人问好,晚上熄灯时道晚安;并在巡视病房时主动询问病人是否需要帮助。

5. 陪同病人乘电梯时

为了保证病人安全,在乘坐无人管理的电梯时,要先进电梯,一只手按开关,保持电梯门开启,另一只手引导病人进入;下电梯时应让病人先下;如果乘坐有人管理的电梯,要让病人优先进出电梯。

6. 病人出现不礼貌行为时

护士应保持冷静和克制,避免与病人发生冲突。如果自身有过错,需要主动道歉;如病人发脾气,避免在其情绪激动时争论,待其平静后再解释;如遇紧急、恶劣事件,护士应保持镇静,注意自身安全,并马上报告上级及安保部门。在任何情况下,与病人争吵甚至发生肢体冲突都不可取。

7. 送病人出院时

护士应该向即将出院的病人表示祝贺,并感谢他们对护理工作的支持;询问病人对护理工作的意见和建议;应该耐心地指导病人出院后的家庭服药、饮食起居、健康锻炼以及复查、咨询、随访等注意事项。护士应该将病人送到病区门口或电梯门口,并嘱咐病人多保重,向病人道别。通常,道别时不说"再见",而是说"回去后多保重""记得按时复诊"等话。

二、社区护理服务礼仪

社区卫生服务中心(服务站)的礼仪与医院的基本相同,尤其在进行家庭健康指导时,护士应特别注意礼仪。

(一)提前预约,选择合适时间

进入病人家庭时,最好先打电话预约,一般安排在下午或晚上,尽量避开用餐和休息时间。

(二)佩戴胸卡,主动自我介绍

社区家庭访视时,从病人的心理需求出发,有时可以不穿工作服,但胸卡作为识别医护人员的重要标志必须佩戴。注意适当称呼病人及其家属,主动介绍自己以取得信任。

(三)做好准备,尽量提供方便

了解户主和病人的情况,准备好所需物品,尽量为病人提供便利。

(四)尊重主人,遵循入户礼仪

按照主人的安排落座,与主人交谈时身体稍微前倾,不随意挪动主人的物品。如需进入卧室、书房、卫生间或厨房等处评估环境时,一定要征得主人的同意。

(五)掌握时间,适时礼貌告别

应关注病人的身体状况,访问时间不宜过长,谈话内容应明确目标,了解需求后适时告辞,明白"客走主安"的道理。

三、涉外护理工作礼仪

随着中国与世界各国的交流与合作不断加深,医疗护理工作也逐渐走向国际化。因此,现代护士需要掌握一定的涉外礼仪常识,以适应涉外工作的需求。

涉外礼仪是指在对外交流中,为维护自身形象而对交往对象表现出的尊重与友好的约定俗成的行为规范。

(一)涉外护理礼仪的原则

1. 维护形象,不卑不亢

护理外籍病人时,应时刻注意仪容、表情和举止,不仅要符合护理礼仪规范,还要保持端庄自信。个人形象不仅体现个人的教养和品位,也代表国家、民族和单位的形象。涉外病房护理人员应自尊自爱,有责任和义务维护国格和人格。

2. 尊重风俗,求同存异

真正尊重病人,需尊重其风俗禁忌。涉外护理中,既要遵守国际礼仪惯例,又要兼顾病人所在国家或地区的礼仪和习俗禁忌。

3. 热情有度,把握分寸

护士对外籍病人应热情友好,但须掌握尺度,避免过度热情引起误会。

(二) 涉外礼仪的要求

涉外护理不仅要遵循通用的国际礼仪规则,还应注意东西方文化差异,特别注意以下三点。

1. 称谓礼

不同国家的称谓习惯不同,例如英国人姓名排列为名前姓后,口头称呼通常称姓,如"史密斯先生",正式场合则用全称。国际交往中,对男士一般称"Mr.",对女士则根据其婚姻状况称呼,未婚称"Miss",已婚称"Mrs."。相识的人之间不分年龄大小,皆可直呼其名。

2. 交谈礼

护士与外籍病人交谈时需要尊重对方隐私,除了必要的治疗护理信息收集外,避免询问个人婚恋、政见、收入、经历和信仰等。交谈时应注重眼神交流,适当表示关注与尊重,不要低头或躲避对方目光,以免引起对方怀疑或误解。

3. 致谢礼

接受赞美时,英语国家人的回应方式多为"互酬式"或"肯定式",即夸赞他人或肯定自己以表达愉悦之情。受人夸奖时,常用"Thank you"来回应。

第十一章 护士修养

> **学习目标**
> 1. 能理解护士的性格和气质特征。
> 2. 能阐述护士的性格和素质培养方法。
> 3. 能理解护士的素质要求和提高素质的重要性。
> 4. 能自觉提升职业修养,为从事护理工作奠定良好的职业基础。
> 5. 能提升护理服务能力,积极参与健康中国行动。

情境导入

王女士,初产妇,足月妊娠,入院待产。入院后情绪不好,因为环境变化而睡眠不佳,又担心自己身高不足1.5米而不能正常分娩。食欲差,面对丈夫和护士易发怒。

请思考

作为责任护士,你将如何安抚这位产妇的情绪?

护士在社会中是一个特定的职业群体,拥有整体的社会形象。护士群体形象在一定程度上是护理发展阶段和医院形象的标志和体现。护士修养的提升是一个长期的系统工程,需要通过社会、专业生活环境和护理专业自我的良性互动等过程来实现。通过教育,首先,提高护士对美的感受,提高护士创造美的能力;其次,加强护士塑造职业形象的训练,爱护自身形象;最后,护士要树立高尚的职业情操和品德,进行护理专业知识相关训练,提高自身修养。

第一节 护士性格

一、性格的概念

性格,作为人格特质中与社会环境紧密相连的核心部分,它深刻体现了个体对现实世界的稳定认知与相应行为模式的内化。这种心理特征不仅映射出个体对周遭环境及自身、他人、事物的独特视角与情感倾向,还通过多元化的态度展现,如自我认知上的谦逊与自负、自信与自满、自豪与自卑、开朗与羞涩等；在人际交往中表现为诚实与虚伪、善于社交与孤僻独处、无私奉献与自私自利等差异；以及对待事物时的勤劳与懒惰、细致入微与粗枝大叶、勇于创新与保守守旧等倾向。这些多方面的态度集合，共同勾勒出了个体性格的丰富轮廓。

性格并非一蹴而就或轻易改变的，它具备显著的稳定性，这种稳定性深刻影响着个体的行为决策与外在表现。性格的形成与发展，虽受遗传因素的潜在影响，作为其生理基础，但更为关键的是后天生活经验的累积与塑造。家庭氛围、学校教育、社会环境、个人经历及社会实践等多方面的因素，共同作用于性格的塑造过程，使得每个人的性格都成为了其独特生命历程的印记。这也意味着，性格并非固定不变，它在一定社会条件下展现出较强的可塑性，为个体性格的完善与成长提供了可能。

二、护士应具备的性格特征

护士应富有同情心、敏锐的观察力、积极勤奋、认真负责、耐心细心、诚实守信、情绪稳定、宽容大度、镇定果断和自强自信等性格特征。

（一）富有同情心

在护理的广阔天地里，同情心不仅是人性光辉的闪耀，更是连接护士与病人心灵的桥梁。它超越了简单的陪伴，是深入骨髓的理解与共鸣。正如勇气在困境中展现力量，同情心则在悲伤与痛苦中绽放温暖。护士，作为"白衣天使"，面对的是一群在身体或心理上承受重压的特殊群体，他们的世界充满了挑战与不易。南丁格尔说："护士必须要有同情心和一双愿意工作的手"，深刻揭示了同情心在护理工作中的核心价值。当病痛如影随形，护士的同情不仅是对患者苦难的感同身受，更是给予他们心灵上的慰藉与力量。这份同情如同春风化雨，能够触动患者内心最柔软的部分，拉近彼此的距离，促进更加顺畅与深刻的沟通，从而在无形中化解潜在的护患矛盾。护士的同情心能够激发患者的积极情绪，增强他们对治疗与护理的依从性。在同情心的照耀下，病人更容易建立起对康复的信心。同情心不仅是护士职业素养的重要组成部分，更是推动患者身心康复的精神动力。

（二）敏锐的观察力

敏锐的观察力根植于多元化的人生体验、敏捷的思维反应与深厚的学识积淀。对于护士而言，这种观察力更是其专业深度的体现，源自深厚的医学理论功底、广泛的临床实践积累、对职责的高度敬畏，以及灵活多变的思维能力。护士的敏锐感知力，是衡量其工作成效的关键标尺。在临床实践中，患者的每一丝病情变化、心理波动，药物的疗效、护理措施的效果，都依赖于护士的细致观察。护士的观察直接关系到疾病的诊断、预后的评估和病人的康复。敏锐的观察力是促进患者健康恢复、提升整体护理质量的关键。

（三）积极勤奋的工作热情

"勤奋是你生命的密码，能译出你一部壮丽的史诗"。在护理这一崇高领域，每一位杰出的从业者都秉持着积极向上、不懈探索的学习与工作热情。这种热情，首先体现在对知识的无尽追求上。随着科技的迅猛发展与医疗护理技术的日新月异，护士需在扎实掌握基础理论与技能的同时，勇于站在时代前沿，不断学习最新知识，拓宽学术视野，深化专业造诣，以精湛的技术和广博的知识为患者的健康护航。此外，这种热情还体现在对工作的全身心投入中。护理工作,虽繁复琐碎,却承载着生命的重量与希望的光芒。它要求护士如同辛勤的园丁,不畏辛劳,以高度的责任心和敬业精神,在病房的每一个角落播撒关爱与希望。只有那些勇于担当、勤于耕耘的护士,才能在患者康复的笑容中收获职业的满足与自豪,让护理事业因他们的勤勉而更加辉煌。

(四) 认真负责的工作态度

认真负责,这一品质是护理行业对每一位从业者的基本要求,也是其职业生涯中不可或缺的核心素养。在护理的世界里,服务的核心是人类最宝贵的财富——生命。鉴于生命的唯一性与不可再生性,护士所肩负的责任之重,不言而喻。因此,护士必须以最严谨的态度、最精细的操作,对待每一次护理任务,不容丝毫懈怠与疏忽。高度的责任感是驱动护士严谨工作的内在动力,它促使护士在每一个细节上都力求完美,确保患者的安全与福祉。对于护士而言,认真履行职责不仅是对患者生命的尊重与负责,更是对自身职业尊严的坚守与维护。在医疗护理的工作中,任何一点疏忽、马虎或草率都可能导致不可挽回的后果。这些后果的严重性,远超医护人员与病人的承受能力。

(五) 耐心细心

细心,不仅体现在对病情变化的敏锐捕捉上,如细致观察患者尿液的颜色与性状,为精准治疗提供依据;也贯穿于护理操作的每一个细节中,如精准选择静脉输液的血管,确保治疗过程的安全与舒适。此外,细心还渗透于心理护理与护理管理的方方面面,从捕捉患者情绪的微妙变化,到协调护患、医护之间的和谐关系,再到为特殊需求患者提供个性化的生活护理,如为躁动不安的病人细心修剪指甲,无一不彰显着护士的细心与关怀。而耐心,则是护士面对患者时不可或缺的品质。当患者因病痛或焦虑而情绪失控时,护士需以温暖的微笑和耐心的倾听给予安慰;当患者对治疗过程产生疑惑或不解时,护士需不厌其烦地解释与宣教,直至患者释然;当患者的需求看似琐碎不断时,护士仍需保持一贯的热情与耐心,为他们提供最贴心的服务,解除他们的痛苦与困扰。对护士而言,细心与耐心不仅是职业素养的体现,更是对患者深切爱心的具体实践。

(六) 诚实守信

诚实即真实、真诚、可靠与守信,诚实表现的是自尊与对别人的尊重。这一品质不仅映射出个人的道德风貌,更是成就卓越工作的先决条件。面对饱受疾病煎熬的病人,护士应以真挚的语言、诚恳的态度,树立起可信赖的形象。这份诚信,如同温暖的阳光,穿透病痛的阴霾,赢得患者的信赖与依赖,进而构建起基于相互信任的护患关系。同时,诚信也体现在护士的自我要求上。护理工作往往伴随着高度的独立性与自主性,这就要求护士具备"慎独"的精神品质,即在无人监督的情况下,依然能够坚守原则,遵循规章制度与操作规程,确保工作的准确无误。对于观察到的信息,护士应如实记录并报告,面对工作中的失误或过失,勇于承担责任,展现出高度的职业责任感与诚信精神。此外,诚信还关乎护士对护理职业的忠诚与热爱。只有对职业充满敬意与热爱,护士才能以满腔的热情与专注,全身心地投入到护理工作中去,为患者提供最优质的护理服务。

(七) 情绪稳定

情感是人的需要是否得到满足时所产生的一种内心体验,是人们对客观事物的喜、怒、哀、乐的态度。在护理领域,护士的情感体验尤为独特,他们面对的是身心受创、情绪波动的病人。这就要求护士要具备同情心、关爱与愉悦态度,以积极正面的情感去执行治疗与护理任务。护士,作为普通人,同样拥有复杂的情感世界。然而,护理工作的特殊性要求他们在工作中做好情绪管理,避免将个人的负面情绪带入工作场景,同时也不受病人不良情绪的影响。护士还应将自身的积极情绪,以恰当的方式感染并激励患者,为他们带去心灵的慰藉与希望。这种情绪上的正面影响,往往能够超越药物与技术的局限,成为促进患者康复的一股不可忽视的力量。

(八) 宽容大度

宽容,是一种美德,也是一种修养。它要求人们不仅要有容人之量,还需具备容事之胸怀。在护理这一充满挑战与情感的领域中,护士更需展现出非凡的宽容与大度。护理工作的本质决定了护士需与病人、家属及医生等多方紧密协作,这一过程中,难免会遇到意见不合、误解乃至冲突。尤其是面对身心俱疲、情绪不稳定的病人,他们可能因痛苦与焦虑而将负面情绪投射至护士身上。在此情境下,护士需展现出极高的职业素养,以宽广的胸怀包容病患的无心之失,以理解与忍耐的态度应对其过激言辞与不当行为。通过宽容与大度,护士能够拉近与病人之间的距离,有效缓解护患间的紧张关系,为病患营造一个更加温馨、和谐的康复环境。这样也将赢得病人、家属及社会各界的广泛尊重与认可,无愧于"白衣天使"的称号。

(九) 沉着果断

护理职业要求从业者具备沉着果断的处事能力,以应对临床工作中层出不穷的紧急情况。从病人病情的骤变到急诊的迅速应对,再到危重病人的紧急救治,每一个环节都考验着护士的冷静判断力与迅速反应能力。在医疗护理的紧张氛围中,犹豫不决往往意味着机会的流失,可能错失挽救生命的宝贵时机。因此,护士在不断提升专业技能的同时,必须锤炼出冷静应对、果断决策的能力。这种能力不仅关乎病人的及时救治,更关乎病人康复的整体进程与家庭的期待。护士的沉着果断,不仅是专业素养的体现,也是赢得病人及其家属信任的重要因素。

(十) 自信自强

自信,是面对挑战时内心坚定的力量;自强,则是持续向上、不懈努力的姿态。在护理领域,尽管存在与医疗专业的认知差异及护士个人知识结构的多样性,但每位护士都应树立坚定的自信,深刻认识到护理事业的独特价值与深远意义。为了强化这份自信,护士应秉持自强不息的精神,不断探索学习的新途径,拓宽知识边界,提升专业素养。这不仅是对个人成长的追求,更是对护士角色价值的肯定与塑造。护士应以发展的眼光审视护理专业与其他学科的差距,认识到这种差距是激励我们不断进步的动力源泉。每位护士都应自觉承担起缩小差距的责任,通过不懈努力,推动护理事业的持续进步与发展。

三、护士性格的培养

培养适应护理工作需要的良好性格,是成长为一个适应现代医学模式的、合格的、优秀的护理工作者的必修课。心理学视角揭示,性格的塑造始于婴幼儿期,初步轮廓在三岁前便已形成。随后,受到幼儿园、学校及社会文化的熏陶,不断丰富着个体的性格,直至青春期迎来性格发展的转折。青春期,作为生理与心理双重成熟的交汇点,不仅是性格发展的高峰期,也是性格重塑的黄金时期。在这一阶段,面对就业、恋爱、婚姻等人生重大课题,个体性格在生活的磨砺下经历着深刻的蜕变,原有的性格特征可能得到强化或调整,以适应更加复杂多变的社会环境,赢得社会的认可与接纳。因此,对于护理专业的学生而言,青春期是性格塑造的宝贵窗口。应把握这一关键时期,积极培养耐心、细心、责任心、同理心等护理职业所必需的性格特质,为日后的护理工作奠定坚实的性格基础。

(一)增强培养良好性格的自我意识

性格在人与环境的互动中逐渐形成,环境虽影响但非决定因素,需通过个体心理发展起作用。认识护士性格的重要性及不良性格的负面影响,是自觉改造性格的前提。因此,从护理学生时代起,就应自我审视,识别并正视性格中的不足之处,同时不断强化培养优良性格的意愿与行动。保持这种自我提升的意识,持之以恒地努力,逐步将个人的性格特点与护理职业所需的性格特征相契合,从而在职业生涯中展现出更加专业、高效的护理风采。

(二)树立正确的世界观与人生观

世界观,作为个人对宇宙万物及其相互关系的深刻理解,与个人的理想与信念紧密相连,居于认知体系的顶端,对个体的信念与追求起着引领与定向的作用。它不仅是个人行为决策的最高指导原则,也深刻影响着个体的性格特质与个性倾向。人生观,则是人们对生命本质、价值追求及生活态度的根本看法,是世界观在人生领域的具体体现。每个人的人生观都是在其独特的生活经历、教育背景及社会实践中逐渐形成的,因此各具特色。正确的人生观如同灯塔,照亮个人前行的道路,引导人们成为对社会有益、品德高尚的人;而错误的人生观则可能使人误入歧途,甚至成为社会的负面因素。

树立积极的世界观与人生观,对于塑造良好的性格至关重要。它们不仅是行为动机与目标的源泉,更是性格发展与完善的内在动力。在它们的指引下,我们能够以正确的态度审视自我、他人与世界,采取恰当的行动方式,为塑造积极向上、符合职业要求的性格奠定坚实的基础。

(三)加强自身的文化素质修养

知识的力量深邃而广泛,它不仅能够拓宽我们的认知边界,丰富人生体验,还能引导我们塑造更加完善的性格。阅读与学习,如同开启了一扇扇通往智慧与洞见的窗,让我们在汲取前人思想精髓的同时,也学会了如何更加深刻地认识自我,实现自我超越。"博采众长,补己之短",鼓励我们积极吸纳不同领域的知识与见解,以开放的心态完善自己的性格特质。除了专注于护理专业的精进外,我们还应广泛涉猎社会学、伦理学、医德、哲学及心理学等领域,这些多元化的知识体系将为我们提供丰富的精神养料,促进性格的全面发展与升华。

(四)营造有利于良好性格形成的环境

环境对一个人的性格形成有决定作用。这里的环境不仅涵盖了家庭,还延展至学校、社会以及个人错综复杂的社交网络。作为社会大家庭中的一员,我们的性格特质无不深刻反映着社会文化的烙印,正如古语所云:"近朱者赤,近墨者黑",环境的力量不容忽视。因此,构建一个包容、积极、友爱、团结与信任的生活环境,对于促进个体性格的健康成长至关重要。作为护士,我们虽置身于外部环境之中,更应成为自我性格塑造的主动者,学会在复杂的社会风气中保持清醒,抵御不良因素的侵蚀,做到"出淤泥而不染",坚守内心的纯净与高尚。

(五) 在护理实践中完善自己的性格

人的性格并非环境的简单产物,而是个体在社会实践活动中与环境互动、碰撞、融合的结果。实践是良好性格形成的重要的途径。优秀的护士不仅是护理技能的典范,更是性格魅力的化身,他们的言行举止如同春风化雨,对同行产生着深远的影响,成为性格塑造的积极力量。通过护理实践,护士能够直观感受到性格差异对工作成效的直接影响,认识到良好的性格特征是职业成功的基础。因此,在日常护理工作中,护士应主动将理论与实践相结合,不断反思与调整自己的行为方式,积极改善自身性格中的不足之处。同时,以护理界的杰出前辈和优秀人物为标杆,汲取他们的智慧与品质,将他们的良好性格特质内化于心、外化于行,从而不断提升自己的性格修养。

护理实践不仅是技术的磨砺场,更是性格的熔炉。在这里,每一位护士都能通过不懈的努力与探索,逐步塑造出更加完善、更加适合护理工作的性格特征。

第二节 护士气质

一、护士的气质

(一) 高洁而不高傲

护士,被誉为"生命守护者"与"爱的传递者",其职业精髓在于无私地将个人岁月奉献于健康事业,于病房之内默默耕耘,将青春与热情倾注于患者的康复之旅。这种无私奉献的精神,正是"纯洁"二字的生动诠释。然而,纯洁之中更需蕴含谦逊之美,避免"高傲"之态的侵蚀。高傲可能会筑起一道隔阂之墙,不利于护理工作的开展,更不利于病人的康复。因此,护士应秉持纯洁之心,以谦逊之态,贴近病人,用爱温暖每一个需要关怀的灵魂。

(二) 开朗而不浮躁

对于身处病痛之中的病人而言,一位乐观开朗的护士如同温暖的阳光,穿透阴霾,为他们的心灵带来慰藉与希望。这种积极向上的情绪如同春风化雨,能够感染并提升病人的精神状态,让他们在治疗过程中感受到更多的美好与鼓舞。然而,护士的开朗并非毫无节制的欢愉,而是建立在成熟与沉稳的基础之上。它不同于轻浮的"嬉笑打闹"或"心不在焉"的浮躁态度,后者只会让病人感到不安与不信任,从而削弱护患之间的信任纽带,破坏建立良好关系的基础。

(三) 沉稳而不迟钝

护士的稳重,体现在其护理操作的精准与流畅之中,每一个动作都透露出稳重与灵巧的完美结合;在言语交流时,她们言辞得体,思路清晰,展现出良好的沟通技巧;而在人际交往中,她们则以诚恳直率的态度赢得信任。这种稳重不仅为病人提供了可靠的安全感,还能有效稳定其情绪,营造出一个宁静和谐的康复环境,有助于病人保持积极的心态面对治疗。护士的稳重并非等同于迟钝。迟钝意味着迟缓、反应不敏、动作僵硬以及思维上的不连贯,这不仅无法传递出美的感受,还可能阻碍护理工作的顺畅进行,损害护士的专业形象,最终对病人的康复产生不利影响。

二、护士气质与护理工作

(一)了解护士不同的气质类型,能更好的做好护理管理工作

护理管理,作为确保高质量护理服务的关键环节,涉及对护士队伍的科学规划、组织、监控与协调,旨在为病人提供卓越的服务体验。在此过程中,深入理解每位护士独特的气质类型及其在不同工作环境中的表现差异,对于配置人力资源、提升工作效能具有不可忽视的作用。具体而言,黏液质护士,保守谨慎与应变不足,避免将其置于如妇产科等高压力、多变的环境中,以减少潜在的工作挑战。胆汁质护士,精力充沛但易冲动、细致欠缺,则需谨慎安排在儿科等对精确度要求极高的岗位。抑郁质护士,其易疲劳、面对困难时易退缩,提示我们在手术室等高强度、快节奏的工作区域应慎重考虑。多血质护士,灵活多变却也可能导致在需要高度严谨性的如血液透析室等岗位上的浮躁表现,需通过适当引导与管理来平衡其特质与工作要求。

(二)根据自己的气质类型,护士可以选择适合自己的护理工作方向

气质虽不决定职业道路的本质,却深刻影响着工作成效与职业满足感。护士在规划职业生涯时,若能明智地结合个人气质特征,便能显著提升工作效率与职业幸福感。具体而言,不同气质类型的护士可探索如下职业路径。胆汁质型护士,适合向护理管理领域迈进。多血质型护士,可考虑成为护理教育的中坚力量或外科专科护士。黏液质型护士,可以在护理科研或ICU病房的专科护士岗位上施展才华。抑郁质型护士,在护理科研领域能够发挥独到作用,推动护理学科的发展与创新。

第三节 护士素质

一、素质和护士素质

人的素质构筑于其天赋之上,经由后天的环境条件与教育塑造,形成了内化的、相对稳固的个体身心结构及其综合质量。这广义上涵盖了生理与心理的健全基础,以及通过持续学习、实践锤炼所达成的品德修养、智力能力、知识储备、思维模式、工作态度、审美取向、人格特质等多维度的提升。素质,实为个体对社会文化、科技知识及行为规范深刻内化与超越的体现,是衡量个人全面发展水平的重要标尺。其稳定性与可塑性并存,既非僵化不变,亦能在外界因素的作用下不断优化与提升。

衡量个人素质可以从多个维度,包括政治素质、思想素质、道德素质、业务素质、审美素质、劳技素质、身体素质、心理素质等。而护士素质,则是在此基础上,针对护理职业的独特性所衍生的特殊要求。它紧密融合于护理实践之中,通过专业教育与临床经验的双重滋养而逐步成型。对于护士个体而言,持续提升个人素养是职业发展的基石;而对于护理管理

者而言,强化护理团队的整体素质则是其职责所在。

二、提高护士素质的重要性

(一)有利于护理学科的发展

护理学科的进步与科学技术的飞跃及人类素质的普遍提升紧密相连,三者互为助力,共筑辉煌。随着医学科学的蓬勃发展,护理领域在理论框架、体系构建、服务范畴、技术革新及实践手段上均实现了显著飞跃,逐渐确立其作为独立学科的稳固地位。我国护理教育体系正经历从中职向高等教育的深刻转型,护理工作范畴亦从传统的医嘱执行拓展至涵盖心理护理、健康教育、疾病预防、保健指导及护理科研等多维度服务,彰显了护理职业的全面性与深远意义。护理学科的知识体系正经历着由专而博的深刻变革,不仅深化了原有的护理专业知识,还广泛吸纳了伦理学、管理学、心理学、营养学、美学等多学科精髓,形成了更为丰富多元的知识结构。护理服务的对象也从单一的病患群体扩展至健康人群,服务场景更是跨越医院界限,深入社区与家庭,实现了护理服务的全面覆盖与深度渗透。

面对这一蓬勃发展的态势,我们需认识到,护理学科作为一门充满活力的学科,其成长之路漫长且充满挑战。在此过程中,如何凸显护理专业的独特魅力,同时积极借鉴并融合其他学科的优势,以创新驱动发展,是每一位护士肩负的使命与责任。这要求护士不仅需具备扎实的专业素养,还需拥有开放的视野、创新的思维及不懈的探索精神,共同为护理学科的持续繁荣贡献力量。因此,提升护士素质不仅是护理学科发展的内在动力,更是其迈向更高水平、更广阔天地的必要条件。

(二)有利于提高护理质量

护理质量的优劣直接映射出护士队伍的整体素质水平,而高素质的护理人才则是确保高质量护理服务的核心要素。二者相辅相成,高素质护士的加入是提升护理质量不可或缺的前提。因此,要推动护理质量的全面提升,首要任务便是聚焦于护士队伍素质的优化与提升。每一位护士个人素质的增长,都将汇聚成推动整个护理团队素质跃升的强大动力。为实现这一目标,我们需从根本上加强护士队伍的建设,将目光投向护理教育的深化与革新。发展高等护理教育,旨在培育出更多经过系统训练、具备高水平专业素养的护理人才,为护理队伍注入新鲜血液,奠定坚实的人才基础。对于在职护士,我们亦不可忽视其持续成长的需求。应充分利用他们丰富的临床实践经验,通过系统化的培训,进一步拓宽其专业理论视野,深化对边缘学科知识的理解,从而实现护士综合素质的全面提升。

(三)有利于护理人才的成长

优秀护理人才是指在护理实践中具有较强能力,能以自己的创造性工作,为护理事业和人类健康做出较大贡献的护士。护理人才的成长轨迹交织着个人潜能的挖掘与社会环境的滋养。个人层面,重点在于综合能力的全面提升,包括专业知识、技能水平及职业素养,这些构成了其脱颖而出的基石。同时,社会的支持与引导亦不可或缺,如高质量的教育体系、整体护理队伍的专业氛围等,均为护理人才成长的外部驱动力。优质护理教育专家的存在,为护士职业生涯铺设了坚实的起点;而临床实践中,由资深护理专家、科研先锋及高效管理者构建的团队,则构成了滋养护理新秀成长的肥沃土壤;此外,一线护理团队中众多优秀成员的榜样作用,共同营造了一个积极向上的成长环境。鉴于护理人才成长的晚熟性、实践导向性和团队协作性,因此,培养策略应根植于扎实的学校教育基础,进而深化至临床实践中的系统化、规范化培训,确保培训过程既具针对性又富有成效。同时,倡导终身学习的理念,强调持续教育与自我提升的重要性,以全面促进护理队伍整体素质的提升与发展。

(四)有利于医院和卫生事业的全面建设

医院与卫生事业的全面进步,既需物质基础的稳固支撑,更离不开人才队伍的蓬勃发展。护士作为医院不可或缺的中坚力量,其数量占比显著,广泛分布于医院各部门,是医院运营与服务质量提升的关键所在。因此,护士队伍的整体素质及护理工作质量,直接构成了医院全面发展的重要评价指标。

医院的整体效能,集中体现在医疗与护理两大核心领域的服务品质上。医疗护理质量的提升,依赖于技术设备的现代化、技术水平的精进以及服务态度的优化。护理工作尤为特殊,它融合了专业技能、深厚知识与人文关怀,要求护士不仅精通护理理论与技术,还需具备强健的体魄、积极的心态、崇高的职业道德以及无私奉献的精神风貌。一支全面发展的护理队伍,是医院实现卓越服务、提升病人满意度、促进公众健康的关键。他们不仅能在日常诊疗中发挥关键作用,为病患带来身心的双重慰藉;还能在医疗技术创新与服务模式升级中贡献智慧,推动医院与卫生事业不断迈上新台阶,实现更加全面、可持续的发展。

三、护士应具备的素质

(一)政治思想素质

1. 政治素质

在当前社会主义建设的征程中,护士作为关键力量,应与国家同频共振,秉持爱国情怀,积极投身于社会进步与现代化的浪潮中。首要之务是坚定政治立场,拥护中国共产党的领导,恪守四项基本原则与改革开放政策,将个人职业发展与国家大局紧密相连,通过提升护理服务质量,直接贡献于人民健康与社会生产力的进步。同时,保持思想开放,紧跟国家政策步伐,积极参与政治学习,确保行动与党中央高度一致。

2. 思想素质

思想素质的核心在于树立正确的人生观、价值观与道德观。护士应树立崇高的职业理想,将守护生命健康视为己任,勇于在护理岗位上奉献青春与汗水。积极响应社会主义精神文明建设的号召,不断自我提升,力求成为"四有"新人,即有理想、有道德、有文化、有纪律,以良好的职业素养赢得患者与社会的信赖。此外,应培养自尊、自爱、自强、自制的职业精神,坚决抵制不良思潮,坚守护理职业的崇高性,成为推动社会进步的正能量。

3. 职业道德素质

护理工作承载着巨大的社会责任与使命,护士需具备高度的职业道德素质。这包括热爱护理事业,深刻理解其对社会发展的重大意义,增强职业自豪感和责任感。在具体实践中,应秉持高尚的护理道德,以病人为中心,无私奉献,不计个人得失。面对挑战与困难,应保持吃苦耐劳、团结协作的精神,不断提升专业技能,确保护理工作的质量与效率。同时,应坚守职业操守,公正对待每一位患者,用实际行动诠释护理职业的崇高与伟大。

(二) 科学文化素质

在当今这个知识爆炸的时代,文化科学素养对于护士而言,不仅是职业生涯的基石,更是推动护理学科持续发展的动力源泉。护士的知识储备深度与广度,直接关联到他们对护理科学的领悟力、实践能力及创新能力,进而影响护理工作的质量与学科的发展前景。

1. 现代护士应该具有高中以上的文化知识基础

护士需具备高中及以上的文化素养,这包括但不限于数学、物理、化学等基础知识,它们是理解医学、护理学专业理论的基石,也是高效执行护理工作的先决条件。护理管理者在规划继续教育时,同样应重视这些基础学科的强化,确保专业知识的学习能够建立在稳固的文化科学知识之上。

2. 至少学习一门本专业需要的外语,其水平应能满足自己工作的需要

随着全球化进程的加速,外语已成为护士获取国际先进护理理念与技术的重要工具。掌握至少一门外语,不仅能助力护士追踪国际护理前沿动态,为科研提供灵感与方向,还能促进国际护理经验的交流与学习,提升中国护理在国际舞台上的影响力与地位。

3. 具有现代管理知识学的基础知识,并能在临床护理工作中灵活运用

现代护理学科的发展,离不开管理学理论的渗透与应用。从危重症病人的精细化护理,到护理查房的高效组织,再到健康宣教与科研项目的实施,每一环节都蕴含着管理的智慧。因此,护士需具备现代管理学的基础知识,并能在临床实践中灵活运用,以实现护理资源的优化配置与护理服务质量的全面提升。

(三) 专业素质

1. 业务素质

护士的专业素养,核心在于其理论知识体系的完备度及将知识转化为实践服务的能力。这一体系呈现出阶梯式构建的特点:首先,稳固的基础教育,涵盖基础文化、外语及自然科学知识,奠定坚实的认知基础;随后,融入人文社科知识,拓宽视野,增强人文关怀;紧接着,是医学与临床学的深入学习,直接关联护理实践;进而,专注于基础护理与专科护理知识,实现专业技能的精准掌握;再向上,则是探索专业发展前沿与新兴科学领域,保持知识体系的更新与拓展;最终,达到护理科研与创新能力的顶峰,推动护理实践的不断进步。当前护理教育体系需平衡各层次教育的投入,避免过分偏重技术层面而忽视基础与人文教育,从而确保护士不仅能够胜任日常临床护理,更能具备向专科深化、科研探索等更高层次发展的潜力与视野。

在护理教育的国际视野与改革浪潮的推动下,我国护士的整体素质实现了显著提升。教育体系中,人文学科的重要性日益凸显,同时,专科护理、社区护理及健康教育体系持续完善。护理教育层次亦在逐步上移,从中专向高职高专及本科教育转型,而护理硕士与博士的培养规模与效率更是显著加快。这一系列变革,伴随着人民生活品质的提升、医疗科技的飞跃及整体护理事业的蓬勃发展,对护理人员的专业能力提出了更为严苛的标准。护士的业务素质要求如下:

第一,具备积极上进,刻苦钻研的精神。首要是,展现一种积极进取、勤于探索的学习态度。在护理工作中,能够主动反思实践,及时提炼经验,不断优化并提升自己的专业技能,力求技术层面的卓越与完美。同时,具备自我审视的能力,敏锐察觉自身存在的不足,积极寻求新知识的汲取与技术的新突破,从而不断丰富自己的理论知识体系,确保专业知识的广度和深度同步增长。

第二,具有系统的医学基础知识。尽管护理与医疗在职责上各有侧重,但两者紧密相连、相辅相成。护士对基础及临床医学理论的深刻理解,是其在临床实践中与医生紧密协作、共同致力于患者康复不可或缺的基础。通过这一知识框架,护士能够有效地成为医生的得力助手,携手实现促进患者健康恢复的共同目标。

第三,掌握全面而深入的护理知识体系。这包括基础护理与专科护理的理论与实践技能,它们构成了护理人员专业能力的核心与基础。

第四,拓宽知识领域,拥抱跨学科知识。随着医学模式的转变及卫生服务体系的扩展,护士还需掌握预防医学、公共卫生、营养学、食品卫生、妇幼保健、老年医学及康复医学等相关知识,以应对日益多元化的护理需求。

第五,培养科研思维与创新能力。这是推动护理学科发展,满足社会需求的必要条件。护士应具备参与科研、探索新课题的能力,为护理实践提供理论支撑与创新动力。

2. 技能素质

护理实践作为高度技能导向的领域,其核心在于将专业知识与技术精准地应用于临床操作与问题解决之中。卓越的护理技能与高效的问题应对能力,是保障护理质量、满足患者需求的关键要素。合格的护士需具备以下技能素养的全面提升:

第一,掌握正规、精确、熟练的护理操作技术。在医疗护理环境中,护士作为患者最为直接的服务者,其操作的精确性直接关系到病人的安全与治疗成效。因此,护士需不断精进自身技能,确保每一次操作都能达到专业标准。

第二,展现应对紧急复杂情况时的灵活应变能力。面对病人病情的急剧变化或突发事件的挑战,护士需具备敏锐的观察力、准确的判断力以及娴熟的技能,能够迅速而冷静地作出反应,实施有效的救护措施。在抢险救灾等极端环境下,更需展现出机智勇敢、沉着冷静的职业素养,确保伤员得到及时有效的救治。

3. 心理素质

护士常面临各种危机和突发事件,护理工作的性质使护士的生活作息不规律,工作不仅涵盖了与医生、病人及其家属的相处,还涉及医院内部的多方协作。鉴于护理工作直接关联人类的健康与生命,其紧张度不言而喻。因此,护士在拥有深厚理论基础、卓越护理技能及高尚职业道德的同时,更需构筑坚实的心理防线。心理素质的培养,对于护士而言至关重要,它涵盖了认知的敏锐性、情感的稳定性、意志的坚定性以及独特而健康的个性特征。这些心理素质的综合提升,使护士能够灵活应对工作环境中的种种挑战,有效满足患者的身心需求,同时确保自身的心理健康与职业福祉。从多维度解析护士必备的素质,可细化为以下6个方面:

第一,职业认同与正向态度。护士应秉持正确的人生观,对护理专业持有高度的认同与热爱,视其为一份充满职业荣誉感的事业,并展现出无私的奉献精神与稳定的职业心态,这是护理工作的基础。

第二,良好的记忆力。护理工作的精髓在于精细,每一项任务都蕴含着众多不可或缺的细微环节。护士需具备超凡的记忆力,确保在药物治疗等关键环节上,如药物的剂量、浓度、执行时间、作用机制及潜在副作用等，都能做到精准无误，以保障患者的安全。

第三，坚韧不拔的意志品质。面对职业生涯中突如其来的挑战，如患者病情急转直下、急诊救治、家属情绪波动以及工作负荷骤增等，护士需展现出顽强的意志力和坚韧不拔的精神，以冷静应对，保持工作热情，坚守岗位，追求个人职业理想的实现。

第四，敏锐的感知与洞察能力。护理工作要求护士具备高度的敏感性和深刻的洞察力，能够迅速捕捉患者的病情变化及情感波动，基于专业知识，预判患者的身心需求，为精准的诊断与治疗提供有力支持。

第五，良好的分析与评判性思维。在临床实践中，护士常需面对复杂多变的情境，快速作出决策。这要求护士具备卓越的分析能力和评判性思维，能够结合专业知识与患者的具体情况，灵活应对，有效解决各类问题。

第六，持续学习与创新精神。随着护理技术的不断进步和学科的深入发展，护士需保持强烈的求知欲和进取心，勇于探索新知，积极解决实践中的问题，不断更新知识结构，培养创新思维，为护理事业的进步贡献自己的力量。

4. 身体素质

护理工作本质上是一场体力与脑力的双重挑战。其特殊性在于，护士需随时待命，不分昼夜，这往往导致生活作息不规律，甚至可能出现体力极限的挑战。同时，守护病人健康与生命安全的重大责任，又赋予了护士繁重的脑力劳动任务。因此，一个强健的体魄成为了护士应对这些挑战的基础，确保他们能在高强度的工作环境中保持最佳状态。

第一，健康体魄，适应挑战。鉴于护理工作的复杂性，护士必须具备健康的身体和充沛的体力，以应对长时间的工作负荷和突发状况。为此，积极参与体育锻炼，培养个人兴趣爱好，以维持良好的身心状态，是每位护士不可或缺的自我提升方式。

第二，仪态端庄，赢得信赖。除了专业技能，护士的仪表与态度同样重要。文雅大方的举止、端庄稳重的风范、热情真诚的待人之道，以及整洁美观的着装，都是构建良好医患关系、增强患者信任感的关键。这样的仪态美，不仅能给予患者积极的心理暗示，促进康复进程，也是护士职业素养的直观体现。

第三，坚忍奉献，精神鼓舞。护士应以坚韧不拔、乐于奉献的精神面貌，面对工作中的一切困难与挑战。无论遇到何种情况，都应保持精力充沛、乐观向上的态度，为病人带去希望与力量。这种精神风貌，不仅能够激励病人勇敢面对疾病，也是护士自我实现与职业价值的重要体现。

第四，高效执行，井然有序。面对病情的多变和工作的琐碎，护士需具备高效的时间管理和任务执行能力。通过统筹安排、雷厉风行的工作作风，确保每一项任务都能井然有序地完成，为患者提供及时、有效的护理服务。这种高效与有序，不仅是护士专业素养的体现，也是提升整体医疗效率、保障患者安全的关键所在。

四、护士素质的培养

护理工作承载着维护公众健康与生命安全的重大责任，其质量直接映射于病人的心理状态、康复信念乃至整个康复进程之中。因此，塑造并持续精进护士的综合素质，不仅是个人职业发展的必由之路，也是护理管理领域不可忽视的核心任务。

第一,强化岗前培训机制,确保每位新入职护士在专业技能与职业道德上均能达到上岗标准。这一过程应深度融合护理伦理教育,激发其救死扶伤的使命感与责任感。

第二,构建积极向上的职业观念体系。护士应树立正确的人生观与价值观,深化对护理职业的热爱,将提升服务质量、优化病人体验视为己任,不断内化职业素养提升的重要性。

第三,鼓励学术交流与自我提升。通过参与自学考试、论文研讨、专业培训等多种形式,护士可以拓宽知识视野,深化专业理解,并将理论知识有效转化为临床实践中的智慧与力量,实现个人素质的全面飞跃。

第四,管理层面应加大对护士素质培养的重视与支持力度。通过创设良好的学习氛围,提供丰富的学习资源,以及实施科学公正的激励机制,管理者应在护理队伍中树立榜样力量,激发全体护士追求卓越的内在动力。

参 考 文 献

[1] 李小妹,冯先琼.护理学导论[M].5版.北京:人民卫生出版社,2021.
[2] 郭宏伟,徐江雁.中国医学史[M].5版.北京:中国中医药出版社,2021.
[3] 李晓松,章晓幸.护理学导论[M].4版.北京:人民卫生出版社,2018.
[4] 赵小玉,马小琴.护理学导论[M].北京:北京大学医学出版社,2015.
[5] 吴欣娟,王艳梅.护理管理学[M].5版.北京:人民卫生出版社,2022.
[6] 史瑞芬,刘义兰.护士人文修养[M].2版.北京:人民卫生出版社,2016.
[7] 王文姮,金胜姬.护理人文修养与沟通[M].3版.北京:人民卫生出版社,2021
[8] 秦东华.护理礼仪与人际沟通[M].2版.北京:人民卫生出版社,2019.
[9] 常平福.人际沟通[M].4版.北京:人民卫生出版社,2022.
[10] 赖利.护理人际沟通[M].隋树杰,徐宏,主译.北京:人民卫生出版社,2018.
[11] 李惠君,郭媛.医患沟通技能训练[M].北京:人民卫生出版社,2015.
[12] 余雨枫.护理美学[M].4版.北京:中国中医药出版社,2021.
[13] 袁长蓉,蒋晓莲.护理理论[M].2版.北京:人民卫生出版社,2018.
[14] 马斯洛.马斯洛需求层次理论[M].吴张彰,李昀烨,译.北京:中国青年出版社,2022.
[15] 安旭姝,曲晓菊,郑秋华.实用护理理论与实践[M].北京:化学工业出版社,2022.
[16] 刘俊荣,范宇莹.护理伦理学[M].3版.北京:人民卫生出版社,2022.
[17] 刘义兰,赵光红.护理法律与病人安全[M].北京:人民卫生出版社,2009.
[18] 汪建荣.卫生法[M].北京:人民卫生出版社,2018.
[19] 李洪峰.护理法律法规[M].郑州:郑州大学出版社,2018.
[20] 孙梦霞.护理法律实务[M].长沙:中南大学出版社,2018.
[21] 杨芳,黄金满.卫生法学[M].4版.北京:中国科学技术大学出版社,2023.
[22] 秦晓慧,邱大石.护理伦理与法律法规[M].北京:北京大学医学出版社,2019.
[23] 姚志彬.让人文照亮医学[M].广州:花城出版社,2017.
[24] 周三多,陈传明,刘子馨,等.管理学——原理与方法[M].7版.上海:复旦大学出版社,2018.
[25] 张鹭鹭,代涛.医院管理学[M].3版.北京:人民卫生出版社,2023.
[26] 王晓莉,徐贤淑,孙涌静,等.护理美学基础[M].北京:人民卫生出版社,2018.
[27] 胡立萍,邓兰芹,刘冬华.护理学临床实习指南[M].北京:人民卫生出版社,2015.
[28] 平燕汝,许虹.罗伊适应模式研究进展[J].健康研究.2021,41(5):538-541.
[29] 李雪纯,李佩佩,于晴,等.纽曼系统模式在我国护理领域相关研究的可视化分析[J].护士进修杂志,2022,37(19):1805-1809.
[30] Orlando I J. The Discipline and Teaching of Nursing Process:An Evaluative Study[M]. New York: G. P. Putnam, 1972.
[31] Orem D E. Response to:Lauder W. (2001) the Utility of Self-care Theory as a Theoretical Basis for Self-neglect[J]. Journal of Advanced Nursing,34(4):545-551.

[32] Roy C. Research Based on the Roy Adaptation Model: Last 25 Years[J]. Nursing Science Quarterly, 2011, 24(4): 312-320.
[33] Neuman B, Reed K S. A Neuman Systems Model Perspective on Nursing in 2050[J]. Nursing Science Quarterly, 2007, 20(2): 111-113.